U0021526

風靡全美的
MELT零疼痛自療法

全新增訂版

一天10分鐘，跟著頂尖專家筋膜自療，不靠醫藥解除全身的痛！

THE MELT METHOD

A Breakthrough Self-Treatment System
to Eliminate Chronic Pain, Erase the Signs of Aging,
and Feel Fantastic in Just 10 Minutes a Day!

蘇・希茲曼
Sue Hitzmann —— 著

林淑鈴 —— 譯

杏誠復健科診所院長
楊峯芘醫師 —— 審定

Contents 目錄 ....

PART 1

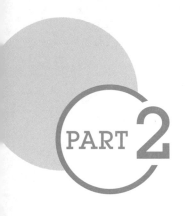

審定序

　　在復健科門診中，大部分抱怨疼痛的病人多屬於肌筋膜疼痛患者，即所謂的肌筋膜疼痛症候群，而造成這類疼痛的主要原因，是人體肌肉因過度使用而處於緊張狀態，進而造成局部血液循環不良，無法有效的把體內代謝的廢物如乳酸等帶走，累積在該處的代謝物就會刺激肌肉裡面的神經而引起疼痛感，疼痛又會造成肌肉更緊繃，如此惡性循環常常會演變成慢性疼痛，反反覆覆的發作更可能影響到睡眠，工作和生活品質。

　　不管是預防或治療肌筋膜症候群，保持正確的姿勢都是最根本的方法。我們每天起床一站立，脆弱的S型脊椎就要承受身體重量的壓迫，甚至是兩邊不均衡的壓迫，因為每個人都有慣用手，有些人站立習慣三七步，東西一直習慣背同一側，再加上工作環境擺設不良，久而久之就會造成肩胛、背部、骨盆兩側不平均，脊椎也受到不正常的壓迫而造成失衡。這也是病人常會抱怨：為甚麼疼痛總是固定在同一邊的原因！

　　此時除了藥物和復健治療來緩解疼痛，最重要的方法之一，就是將肌肉緊繃的地方放鬆，讓身體調整在正位。本書即是藉著使用軟式滾筒和簡單輕柔的運動讓身體恢復到正確的位置，達到重新平衡，對於紓解肌肉緊張和止痛有很明顯的效果。閱讀本書的過程中，也會忍不住拿起手邊的軟球跟著做起手部和足部的療法，很驚訝就這麼幾個簡單輕壓的動作，就可以感受到手部關節和肌肉的緊繃感降低了！

　　建議大家在做 MELT 療法時一定要配合書中提到的呼吸，在深呼吸的過程中可以緩和你的情緒，把身體意識帶到治療的部分，更可以感受到兩側緊繃或不均衡的筋膜，或許各位在做 MELT 療法的過程中，也能意會到作者所謂皮膚下的振動。如果你是熱愛運動的健康寶寶，練習 MELT 療法調整身體處在理想的正位，可以讓運動效果加乘，更可以減少運動傷害的發生。

　　身為復健科醫師除了幫病人解決疼痛，也會衛教病人正確的姿勢和適當的居家運動，避免疼痛復發，我想以後我也會引用 MELT 療法的觀念，更會推薦病人這本好書，希望大家都能達到健康且零疼痛的生活。

——台北醫學大學醫學系・哈佛大學Spaulding Rehabilitation Hospital進修

杏誠復健診所院長　楊峯苰

推薦序

從二〇〇六年開始比鐵人三項賽，平均每年會參加十二場大大小小的比賽，雖然持續再進步，但幅度一直有限，甚至到了二〇一〇年就幾乎停滯不前了，其中最大的障礙不是心肺能力，而是肌肉的問題。每次比賽到中後半段，呼吸和身體的代謝系統都還能正常運作，但肌肉時常不是抽筋就是硬得跟石頭一樣。雖然更認真練習，但成績到後來反而有倒退的趨勢。

很幸運地，在二〇一二年有機會學習自我按摩的技術，開始讓肌肉恢復彈性。按摩之後最大的好處就是之後的比賽都不再有抽筋的麻煩了，而且賽後肌肉痠痛的情形也大為減輕。

時常按摩的肌肉像是充滿彈性的橡皮筋，比賽過後雖然經過無數次強力的拉扯，還能保持彈性而不會有撕裂的肌肉就是好肌肉，對致力於長距離耐力賽的運動員來說，更是需要透過按摩來保持肌肉的彈性與韌度。

當然不可能每天都花錢找人按摩，因此自主按摩就成為我的最佳選擇。一開始只是花錢跟老師學習用泡棉滾筒來自主按摩的動作，像是如何按摩臀部、前大腿、後大腿、小腿等。但為什麼要按摩、該怎麼「按」?怎麼「摩」?以及背後的原理與目的其實都是一知半解。透過蘇・希茲曼在《風靡全美的 MELT 零疼痛自療法》中有系統的講解過後，讓我更清楚明白原來按摩不只是按肌肉，還含括「結締組織」和「神經系統」兩大部分，我也才知道「失去延展性」與「脫水」的結締組織是肌肉拉傷與關節過度緊繃的主因。

身體裡有一種會振動且充滿液體的組織，但整體來看又像是流暢如網狀般的間質（matrix），這就是希茲曼在書中不斷提及的結締組織，它不只有一種結構，而是一種支撐和保護我們身體的「系統」。這種系統的樣貌與其功能，會讓我一直想到傳統中醫的經絡與穴位！中國的穴位之謎已經被物理學家王唯工教授證明出來是微血管末端的共振處，所以傳統中醫師能透過把脈知道全身各穴位的共振強弱，藉此判斷身體各處健康與否，作者希茲曼的

手掌觸覺神經天生就異於常人，能感覺到微妙的振動，雖然小時候被視為怪胎，但她用追根穿底的研究精神，再加上多年來觸診身體各部振動節奏變化的經驗，發明了這套 MELT 療法，使我能去除常年訓練下來累積的慢性疼痛。

　　痛則不通，通則不痛。希茲曼認為會痛的地方就是「壓力卡住」了，因此她提出這套方法就是利用軟式滾筒進行「 MELT 動作」讓身體各部的水分都能暢通無阻。 MELT 與中醫經絡穴道間的關聯性讓我興味昂然，尤其是作者希茲曼透過西方的理性論調，把千百年來累積下來那種經驗式的中醫知識轉化為我們可以理解的語言，甚至可以獨立操作自療。

　　她把「 MELT 療法」簡化成4R，即為重新連結（Reconnect）、重新平衡（Rebalance）、再水合（Rehydrate）與釋放（Release），透過4R來消除卡住的壓力，壓力一消除身體自然就不會再疼痛了。器材也很容易取得，只要花個幾百元買一根軟式滾筒和一顆按摩球就可以在家自主進行，不一定要用特定的品牌，只要是直徑十五公分左右的長條圓柱體，能承受你全身壓上去的重量即可。按摩球也能用多種東西代替，像是棒球、壘球、高爾夫球皆可。

　　對於一般人來說， MELT 療法能去除你多年來的下背與肩頸疼痛。雖然這已經夠棒了，但對於我這種想要追求運動表現的人來說還不夠(我想要游、騎、跑得更快)，運動員不只要變得更健康，還要追求更強的身體，那就不能只有訓練，讀了這本書以後我相信更需要 MELT 療法這種自我抒壓的技術，來讓身體更有效地恢復，讓身體能面對來日更高強度的賽事。因為 MELT 療法的功效即在恢復，也就是說，就算你有最佳的訓練計畫和飲食習慣，如果沒有主動舒解結締組織中卡住的壓力，就無法使身體組織回復到正常的流動狀態，或者重新平衡神經系統。訓練後的各種疼痛也就因此產生，而 MEL療法T的目的就正是消除疼痛。對我來說， MELT 療法的技術使我的身體能在高強度的訓練與比賽後仍保持一種健康、有活力、輕盈且零疼痛的狀態，我希望你也能開始書中的自療步驟，親身體會到它帶來的好處。

　　　　　　　　　　　　——臺灣226k超鐵紀錄保持人　徐國峰

推薦序

透過 MELT 療法，蘇‧希茲曼引入最頂尖的資訊和創新的技術，讓任何人都能擺脫和遠離疼痛。對健身和醫療保健相關的專業人士而言，MELT 療法也讓他們有一些方法可以刺激客戶有動力去做防患未然的自我照顧。我個人認為，這是蘇投入人類筋膜學研究的精華。目前有愈來愈多的研究者投入人類筋膜的研究，這個領域長久以來一直被忽略，可是就人類解剖學而言卻是至關重要。多年來，蘇一直將筋膜這項重要概念搭配實用的工具，讓任何人可以用一種新的方式靠自己照料身體。任何能夠教人自助的實踐法，我都很推崇，MELT 療法就是這樣的方法。

過去十年來，我一路看著蘇開發 MELT 療法。她不顧一切地探索知識，在得到新知時還願意一遍又一遍地琢磨調整自己的觀點。她也孜孜不倦地努力去理解複雜的科學資訊，然後將它轉化成簡單和可以理解的重點概念。蘇關注人體的所有層面，而不光只是注意已經有文字紀錄的那些人體面向。她教各位的是如何照料你真正擁有的那副身體，與大部分健身產業專注的「肌肉身體」（muscle body）大相逕庭。人體有太多可以關注了，不光只有肌肉，而且在拓展我們的全身覺知上，蘇的努力可說是跨出了一大步。

會和我在實驗室研究解剖學的人都是非常少數、我私底下挑的族群。他們都是一些願意延伸自己觸角的人，而且懂得非常多，超出自己的訓練所學。當蘇第一次在實驗室上我的課程時，她已經是在健身圈占一席之地的人物，也是技術純熟的身體工作者。在一群從健身領域來的早期接受者當中，蘇算是很出眾的一位加入者。有些人就是那種你見到了，當下就知道自己永遠不會忘掉他們。蘇就是這種人。開心的是，我很榮幸從她上第一堂「回歸」（way back when）課後認識這個人。第一個星期我們一起做實驗時，我記得她這個人簡直就是火力全發。發亮的眼睛和強烈的渴望透露出她對當下的體驗全然專注，而且對自己的發現興奮莫名。這位小姐在自己工作上精神

奕奕，在我們研究奮戰的過程中也展現出充滿活力的性格和真摯的熱情。她和我說話的樣子就好像快要有什麼發現似的。帶著這股幹勁，驅動著她追根究柢地去看複雜的探究調查，這顯然也是蘇的福氣。

第一次有機會去看蘇在團體課分享 MELT 療法的訊息，是在紐約舉辦的一場大型健身研討會上。聽蘇的講課，讓我對她的方法敬重有加。她有系統地教大家如何自我檢測身體正位、開發身體覺知，並增強我們對筋膜系統的認知，以及這個系統如何與我們當下的感覺息息相關。接著她用小球和軟滾筒提出簡單、「做得來」的技術，這樣大家可以溫和有效率地啟動改善的力量。她特別強調溫和是身體達到正向改變的必要條件，拋掉那句盛行數十年的「吃得苦中苦，方為人上人」（no pain, no gain）的弔詭真言。單單這個觀點真的對大家就是莫大的幫助。

兩三年前，我和兒子外出散步，當時他十二歲。在他抱怨足部和腳踝疼痛時，我們沿街還走不到九十公尺。回到家，就想起蘇，我告訴兒子自己非常確定有方法可以幫助他。我接受過多項徒手治療模式的訓練，透過手法治療療程當然可以為兒子帶來一些改善。不過，這次我要他知道自己也可以自我照護。放了蘇的「手部和足部治療」的 DVD 影片，把球交給他，留他在那裡自己處理。我偷瞄了一、兩次，看到他跟著蘇的明確說明做。後來，我問他進展如何，他很開心地宣布疼痛不見了。讓我最激動的不是兒子擺脫疼痛了，而是他學會靠自己也能辦到。

蘇的工作讓我喜愛的另一點就是，她知道人體不是機器，也明白健康需要的不光只是修理好機械的問題。人體還有超複雜的化學、電和能量溝通系統需要得到支持幫助。當我們打通溝通的管道的時候，就能重建舒服感覺的基準經驗。

對人體預先特有的聲音，蘇的方法始終抱持著一種健康心態的尊重。她寧願我們對身體細緻的液體組織低聲訴說美好的感覺，也不要我們用疼痛無比的訊號對它們大吼大叫。根據數十年來我對身體的研究，這是我願意支

持的計畫。人體的智慧實在值得我們給予最大的憐惜。當我們處在疼痛狀態時，身體不是敵人，它是站在我們這一邊的。蘇的計畫結合這項事實，充分利用身體的智慧和精細的傳輸系統，為我們自身的健康鋪路。

　　蘇的 MELT 療法所蘊含的深度，絕大部分來自她在自我療癒的個人經驗基礎。蘇聚精會神地聆聽自己的身體，是身體熱衷的探險家。她的工作重心仰賴的是仔細注意身體的需要，以及身體真正的結構、解剖和生理。要將頂尖的科學轉化成安全、實用、普遍能進入的應用並非簡單的任務，然而在 MELT 療法中，蘇已經真的辦到了。

——吉爾・赫德利（Gil Hedley），「整體解剖」（Integral Anatomy）創辦人

二〇一八年新版序

　　真不敢相信我現在竟然要寫這本書平裝版的自序了。打從這本書於二〇一三年一月首度上市後，發生太多事了。

　　這本書由於受到極多人的青睞，讓它榮登《紐約時報》的暢銷書榜，還被翻譯成九國語言。目前全世界十五個國家已有一千多位教授MELT的講師，且有幾十萬人受惠於MELT療法。話說十年前，MELT療法還只是我在工作室一對一為人服務的方法，如今我竟然有機會可以在各大媒體分享這套技術，包括：〈奧茲醫生秀〉（*Dr. Oz*）、〈瑞秋‧雷秀〉（*Rachael Ray*）、〈早安美國〉（*Good Morning America*）、〈瑪麗蓮‧丹尼士秀〉（*Marilyn Denis*）、〈夜線〉（*Nightline*）、〈家家秀〉（*Home and Family*）等電視節目，以及《紐約時報》（*New York Times*）、《洛杉磯時報》（*Los Angeles Times*）等平面刊物，還有其他無數的媒體。這讓我興奮萬分。

　　自從上了〈奧茲醫生秀〉介紹讓人擺脫疼痛的MELT療法之後，我整整一年跑了三十個城市做書籍的宣傳活動，當中包括美國與加拿大的一百多家工作坊。我負責教的學員，男女老少皆有，體能水準也不一，其中包括：年輕的運動員、抱舊傷的瑜伽老師，還有一位九十四歲坐著輪椅來上課的阿嬤，幫她報名的孫女是覺得MELT療法或許會對阿嬤的手部關節炎有幫助。也有學員是罹患嚴重的糖尿病、神經病變、癌症與令人無力的背痛。有些人不良於行，必須靠助行器與拐杖；也有人是裝義肢或斷指。我簡直不敢相信竟然也有人是隨身跟著氧氣筒或手打著點滴來上課。還有人每次都得開車三小時以上來參加工作坊的課程，而且有不少人多年來飽受慢性疼痛之苦。總之，我的MELT療法讓數千人改變了。

　　我分享讓任何年齡層的人都能活出零疼痛人生的祕密。我告訴學員疼痛有解決之道，而這個解方是人體遺漏掉的一個環節，它也會讓大家立刻感受到改變。學員也的確感受到了。

　　從本書的宣傳活動中，我體悟到兩件重要的事。第一，無論身體狀況為何，MELT療法對任何人都有助益。也就是說，不管何種年齡層、健康狀態或體能水準，只要接觸MELT療法都會獲得正向的改變。即使有人原本覺得自己已經試盡各種擺脫疼痛的方法了，但踏出上課教室後的感覺都會比上課前舒服。MELT療法點燃希望，也帶來幫助。

　　至於我的第二項體悟，就是針對MELT療法的技巧應該再設計新的專屬滾筒了。因此我著手開發了MELT軟滾筒（MELT Soft Roller），將滾筒圓周縮小到十三公分左右；換句話說，它比原先使用的滾筒小了將近三公分。這個尺寸對MELT療法最理想，與其他市面上的滾筒也截然不同。

　　真的很神奇：滾筒尺寸只不過才小了三公分左右，竟然會讓更多的人得益於MELT療法的好處。不分年齡、健康狀態或身高，新的滾筒對任何身形的人均適用，而且不需額外的輔助支撐物。

　　我也想要質地較柔軟的滾筒，它更能模擬出我的輕觸與徒手按摩的觸感。這是第一支以記憶泡棉開發出的滾筒，在執行連續動作時，它獨特的密度能夠給予結締組織時間去適應，而且達到的改變會比我們先前的滾筒更好、更快。

　　我也順便開發了一支半圓軟滾筒。這支MELT專用的柔軟半圓滾筒是以相同的材質製造，只是它有一面是平底的，可以關照到上滾筒有困難或者需要更多支撐的人士。對於罹患脊椎疾病、帕金森氏症及其他神經失調人士，或者懷孕婦女，半圓滾筒已經成了相當實用的工具。至於有這些疾病、顧慮和其他問題的人該如何使用MELT技巧呢？詳細內容請參照第十四章重新修訂的「自我照護輔助計畫」。

　　MELT的方法會持續發展與改良，而平裝版的內容就呈現出這套方法的所有改變。尺寸變小的滾筒代表的是：為了達到最佳的效果，每項動作的執行方式稍微不同。本書包含了全新的照片，而且每項動作也有新修訂的講解說明。

　　除了平裝版的內容更動之外，我相當興奮地想分享證實MELT療法有效果的科學研究。在第335頁，各位可以看到一項研究，名為「MELT療法對胸腰部結締組織的作用」（*Effect on the MELT Method on the Thoracolumbar Connective Tissue*）。這是與紐澤西理工學院（New Jersey Institute of Technology）合作進行的研究，由生物醫學工程研究生法里婭・桑賈納（Faria Sanjana）主導，指導教授為物理治療醫師湯瑪斯・芬德利（Thomas Findley, Ph.D）與生物醫學工程系教授漢斯・喬杜里（Hans Chaudhry, Ph.D）。這項研究發表於二○一五年華盛頓特區舉辦的筋膜研討會（Fascia Research Congress），以及在哈佛大學舉辦的腫瘤高峰會。

　　這項研究的目的是要探討MELT療法對於慢性腰背痛人士的作用，以及觀察MELT療法對結締組織造成的改變。研究結果發現，在執行MELT四週後，隨即會減輕慢性腰背疼痛、增加靈活度，也會在結締組織上引發真正的變化。相形之下，本研究的對照組，也就是沒有執行MELT的人並沒有看到改善。

　　這些參與者只是使用MELT工具、書和DVD，然後靠著自己產生這些改變，這多麼令人信服啊！更有力的就是，當你在實行MELT方法時，從來都不必直接對腰背部使用任何技術，但就會對下背組織、疼痛、僵硬帶來顯著的變化，增加靈活度。這就是MELT的祕密。

　　看到有科學證據支持我十多年來每天見證到的效果，讓我實在很振奮。對於有慢性疼痛的人來說，MELT是一項經證明肯定的自我照護方法，可以讓他們在不用藥或不動手術之下舒緩不適。

　　各位可以試試這項研究採用的「慢性下背疼痛的自我療癒計畫」。這項計畫的內容請見本書第310頁。

　　《風靡全美的MELT零疼痛自療法》一書已經幫助很多人擺脫疼痛，現在輪到你來試試囉。我很高興能與各位分享本書全新修訂與完善的版本。這段旅程我會持續下去，也很興奮這一路會有你同行。

二〇一二年初版序

從有記憶以來我就有一項能力，能感覺到存在所有生物體內的微微振動。碰觸人、動物或一棵樹時，只要集中注意，手就能完全感受其中的振動。

還是小女孩時，我的父親說這種能力很怪異，要我別告訴任何人，怕嚇到他們。告訴我的母親後，她帶我去看醫師。醫師建議切除手的幾條神經，看看能否阻斷這種情形。慶幸的是，我的母親覺得對我的手動刀只是要我別提這件事，這有點極端。她問我有這種感覺會不會造成困擾，或者妨礙做事。我說不會之後，她要我別理它，等哪天或許它自己就會不見了。

不過，我的曾祖母倒是認為看似詛咒的事，很可能會是一種祝福，只要我學會認識它。所以她要我先別告訴別人，等到哪天找到可以教我如何運用這項能力的人再說。所以這個祕密我守了很多很多年。

小時候的我經常被關到房間禁足，房間裡唯一能讓我打發時間的就是童話故事書和《大英百科全書》（*Encyclopaedia Britannica*）。我就此開始對解剖學著迷，以為它能給個答案告訴我：「我的手感受到的究竟是什麼？」

我總是滿肚子的疑惑，記得還一直問父親：「為什麼百科全書裡面關於神經系統的部分這麼少？」他會回我：「妳是需要知道多少神經系統的知識？」沒跟他說的是，我覺得自己已經發現我的手究竟感受到什麼了——那是「神經衝動」（nerve impulses）。

不久之後，我們人就來到圖書館。父親指著圖書館的卡片目錄說：「如果妳想了解更多，自己動腦筋並找書來教妳吧。」（網際網路時代，資訊這麼即時，但各位能想像在這之前是靠這種方式找資料嗎？）

十二歲時母親帶我去她的健身房「Spa Lady」。那裡的阿姨穿著緊身衣褲和暖腿襪套。看她們隨音樂跳舞、說笑和彼此喝采，立刻讓我著迷。

母親後來買了《珍芳達健身中心錄音帶》（*Jane Fonda's Workout Record*）[1]給我，很快地，我就沉迷在珍芳達「二十分鐘健身」（*20 Minute*

Workout）的世界，還有美國公共廣播公司（PBS）每天早上的有氧運動節目。我嚮往自己能夠變成像電影《至善至美》（*Perfect*）[2] 和《閃舞》（*Flashdance*）[3] 裡的女主角模樣。

我第一份工作是在基督教青年協會（YMCA）擔任有氧舞蹈老師，當時我十六歲。學校只要可能和體育相關的活動，我開始會參與。一上大學，我就知道當自行車選手能賺錢，因此大學學費大部分是用贏來的獎金支付。

原本打算我的人生道路要在影劇領域，所以我到紐約大學讀電影學碩士學位。在我丟掉試鏡總監助理的工作時，父親寄來兩千美元，並告訴我要找新工作就到健身中心，因為我在那個地方一直是最開心的。沒多久，我又開始帶起團體運動課程且拿到個人教練資格，也轉攻運動科學碩士。我不得不承認自己看起來是像個健身運動者，而我運動起來的確就是這個模樣。健身中心其他教練員都叫我「柴油引擎」（Diesel）。我深愛健身這個領域。

很快地，我便成了知名的健身專家，又以操練學員到大汗淋漓而出名。有一段時間，我還一個星期帶到二十八堂課，包括：階梯和高衝擊有氧（step and high-impact aerobics）、塑身（body sculpting）、健身營（boot camp）和飛輪健身車（indoor cycling）等運動。我也開始主持 ESPN 的《*CRUNCH TV*》節目，大家知道的我是那個「健身圈裡最知性聰明的女孩，而且又有說服人的身材加持」。因為我的體重是六十公斤，體脂肪率才

1　珍芳達（Jane Fonda），美國知名女星、導演，曾多次獲得奧斯卡、艾美獎和東尼獎。於一九八二年創立健身中心，並以健身為主題出版書籍、親自示範的影片和錄音帶。

2　《至善至美》（*Perfect*），一九八五年美國電影，男主角是約翰・屈伏塔（John Travolta），他飾演一名雜誌記者，因為一則深入採訪報導，在健身房邂逅了迷人健美的有氧舞蹈老師。

3　《閃舞》（*Flashdance*），一九八三年美國電影。劇情是飾演十八歲女主角的珍妮佛・貝兒（Jennifer Beals），白天在工廠上班，晚上在酒吧跳舞，她最大的願望就是想成為舞團裡的專業舞者。沒有受過正統舞蹈教育，她憑藉著毅力和對夢想的堅持，終於美夢成真。

百分之十一，而且是《肌肉健身雜誌》（*Muscle & Fitness Magazine*）的封面人物。我的《健身戰鬥營訓練》（*Crunch: Boot Camp Training*）還是暢銷風行的健身教學示範影片，也經常在美國健身界大會上擔任主持人。總之，我的健康狀態非常理想，又有成就。我實現自己嚮往的樣子。

同時，我還去修了每一堂運動健護工作坊的課程，有時間就去拿認證，另外還要完成碩士的課程。這時，我又開始會去問很多人能否感受到皮膚底下那些神祕的振動。我覺得自己就像童書作家蘇西博士（Dr. Seuss）筆下的那隻鳥寶寶，遇到誰都要問：「妳是我媽媽嗎？」

我斗膽問了我的神經肌肉治療學（neuromuscular therapy）的老師里昂‧柴托（Leon Chaitow）關於自己能感受到人體內振動這件事。他只是簡單地回答我：「人體內有很多的振動。」

之後，有天早上起床時，我的右後腳跟感覺很痛。我用冰敷、伸展、盡可能的放鬆，還有強化保護，把知道的一切疼痛護理都用上了，但完全沒用。如果要說有什麼效果的話，那就是大多數的方法彷彿讓我感覺更痛。

最後我的腳痛到一天二十四小時都在痛的地步，而且劇烈疼痛會讓我晚上痛到醒來，白天痛到沒力氣。我甚至還記得自己半夜必須爬著去洗手間。

為了解決疼痛，我問了認識的每一位前輩、老師和同事，但發現得不到真正的答案。事實上，幾乎每個人都說自己的身上也有疼痛，長期以來都是想辦法和它共處。找美國紐約頂尖的醫師也沒有辦法。我很痛苦，也害怕疼痛若不盡快解決，工作前途就岌岌可危了。我整個人陷入低潮。

直到有個朋友的狗一頭往我臉上貼，讓我的上唇整個麻痺後，另一個朋友就推薦我去看顱薦骨治療師（craniosacral therapist）。我才做了一堂療程，不只上唇的麻痺消失了，連同腳的疼痛也幾乎不見了。隔天我就打電話給治療師，想知道她到底做了什麼。

在交談中，我問她在碰觸到人時是否會感受到人體的振動。而她真的知道我在問她什麼問題，她說：「可以啊。妳可以嗎？如果妳感受得到，那麼

妳應該來學學如何使用這項技巧。」

　　於是我去上課。記得第一堂顱薦骨療法訓練時，我哭了。我終於學到可接近、影響和重新平衡振動節奏的方式。生平第一次，不必因為能感受到振動而覺得自己奇怪。這是我想做的事、我內心對人體徒手治療工作的呼喚。

　　之後我在紐約開了私人治療室，來者不拒地幫人做治療，累積掌握這些振動的技巧，幫助人體重獲平衡。接下來的八年，我作研究、訓練，又和一些合併療法（multiple modalities）的創始者交換想法，也讀遍手邊所有的相關研究報告。我的技術磨到很純熟，治療過上百人，包括：大人、青少年、小孩和嬰兒。如今，歷經十二年了，我可以自信滿滿地說自己是人體徒手療法的專家。有時候，把手放在人的身上，我還是很訝異自己感受到的一切。

　　我研究與學習多種輕觸（light touch）治療的技術。儘管每一種療法會針對人體特定部位的振動節奏做檢測與處理，不過這些療法仍無法鑑別出我小時候曾經感受到的那種連貫全身的振動。隨著持續幫人做治療，我的療程進入到可以正好集中在對方全身的振動上（當時還不知道該怎麼稱呼它）。我留意到被我治療的人身上若有疼痛和其他長期的小毛病，他們的振動節奏似乎就會很慢且斷斷續續。一旦沒有這些毛病，他們的振動就很連貫調和，而且是全身的振動運轉都是如此。我很想知道同樣運用學到的輕觸手法，是不是可以藉由影響振動的運轉，進而製造正向的改善。嘗試這種作法時，我發現補強振動的運轉會讓被治療者立刻感覺到比較舒服，也能改善各式各樣的毛病，包括（而且是最明顯的）減輕或消除疼痛。我的客戶回診都會說疼痛感大幅減輕了，且留意到許多體質的轉變。我知道自己正步上某個重要的階段。我花了四年左右把這項發現帶入我的手法治療實務上，很快地我又出名了，這次是因為幫人解除疼痛，甚至是使用其他方法都沒辦法解決的疼痛。

　　同年，也就是二○○一年，美國世貿中心雙塔遭到襲擊。我住在紐約，身邊許多朋友、客戶和鄰居都直接受到這個事件的衝擊。這讓我對「創傷後壓力症候群」（post-traumatic stress disorder）的效應有深刻體會，也讓我理

解到壓力對於神經系統，以及我才開始體會到的全身振動會造成影響。

有一天，同事問我說：「妳知道吉爾‧赫德利（Gil Hedley）嗎？」不知不覺，我的人生來到另一個戲劇性的轉捩點。吉爾是神學研究者和羅夫按摩的治療師（Rolfer）[4]，目前是解剖學者。他從皮膚、器官至骨頭上依序剝除一層又一層的組織，發展出一套自創的人體解剖方法。他的意圖是要仔細觀察身體內的組織連結，而不是研究傳統解剖分析做的單一各別部位。

我去上了他的六天課程，第一天的課就完全顛覆我在解剖學和人體結構的全部知識。解剖人體內的各層組織時，我頭一次看到所有部位是如何連結在一起的。吉爾帶著我進入結締組織系統（connective tissue system）的世界，在那一瞬間我能感受到的那些振動就有實際具體的解釋了。

我一看到結締組織系統，就迫切想知道更多。這個比較少人知道的人體面向，直覺上讓我相當有感覺。它是我從學校、健身和手法治療學習拼圖中缺掉的一塊，而我已經在這上面努力多年了。

找遍我的學術藏書、手法治療參考書和訓練手冊，也搜尋最新的權威醫療文獻和科學期刊。還去問前輩和老師是否有任何相關的文書資料或研究，但是得到的資訊不脫一些結締組織與肌肉關係的有限觀點，或者是結締組織不過是無生命的填充物質這類根深柢固的看法。

吉爾指點我去看線上的研究，比較能解釋我感受到的振動。這讓我欣喜若狂。儘管科學的文字用語超出我的能力範圍，但我對自己的堅持有強烈的學習渴望。我花無數的時間讀複雜的科學研究和論文，身邊隨時至少都有

4　羅夫按摩（Rolfing）認證許可的治療師就是「Rolfer」。羅夫按摩的創始人是愛達‧羅夫（Ida P. Rolf，一八九六～一九七九年），她是美國史上第一位在生物學界拿到博士學位的女性，後來成為物理治療師。她認為肌肉緊張和情緒有密切的關係，後來也發現地心引力對人體架構的影響，因而發展出一套可以改善身體曲線，連帶使身體關節活絡的方法，後人為了紀念她將這套方法命名為「羅夫按摩」。

兩本科學書籍或期刊和一本字典；還要上網，這樣我才能轉譯科學的專門術語。了解一篇研究論文後，我還會看參考書目上提到的其他作者的文獻，然後也去閱讀他們的研究。最後我找到筋膜學（fascial science）的研究先驅。

現在回頭來看，我不得不笑自己當時膽子真大。我打電話和寫信給這些研究者，直接提出我的問題。令我訝異的是，他們竟會回覆我。我相信他們願意理我的最大原因是我會說他們的行話，而且極重視他們的研究。我有能力談分子組件，例如：肌纖維母細胞（myofibroblasts）、葡萄胺聚糖（glycoaminoglycans）和機械感受器（mechanoreceptors），以及力學傳遞路徑（mechanotransduction）和壓電性（pizoelectricity）的理論。這似乎引起他們的注意，和他們聊一陣子後，他們都一定會問：「妳是誰？妳的背景是什麼？」

我的解剖學和生理學背景的確在過程中為我加分，但是我當下正在學習和談論的絕大部分還是超出學校或任何專業工作所學。有機會和這些先驅研究者討論真的為我帶來精神上的鼓舞。他們也正在尋找測試自己理論的方法，我正好就在天時地利的時機點踏入這個殿堂，一窺堂奧。至今仍令我驚奇的是，當中最頂尖的研究者羅伯特·史萊普（Robert Schleip）還遠道從德國來紐約，目的是要體驗 MELT 療法，並和我討論他的研究。

我沒有研究領域的背景，也沒有博士或醫師執照資格，然而熱愛人體科學和它的運作模式一直影響著我，讓我花了超過二十年的時間學習任何和人類身體相關的一切。我從來沒想要整天坐在顯微鏡後，或者為了開發研究而不眠不休地鑽研演算法和操作。不過我就是忍不住一直閱讀多到數不清的研究論文、書籍和期刊，然後繼續打電話給研究者（這些人很風趣、親切，令人讚歎，而且相當樂意指導我找到更多的研究和研究者）。

我獨立研究神經學和筋膜學，加上研究圈的熱情擁護，證實並啟發我的徒手治療工作與 MELT 療法的開發。研究的存在正好符合我一直尋求的方向，加深我的信心，也鼓勵我繼續前進。

在課堂上和面對客戶時，一有新的觀察，我就會繼續和這些研究者討

論。他們的研究會讓我了解自己的工作，有時我的工作甚至也會讓他們了解自己的研究。在人體科學出現新領域時，能夠參與其中對我的人生來說是智識與創意的極致刺激和挑戰。

我的治療能力後來口碑傳到很多人想預約，但我無法全部安排進來。開始針對客戶開發居家自療法時，無意間幫助舊客戶更快脫離對我的治療室的依賴，讓我可以幫助新客戶。此外，這也降低徒手治療對我的體力損耗。

我後來覺得這項技術需要有個名字，而且想讓它傳達出我透過結締組織努力要達成的目標。我認為英文「melt」這個命名是很完美的詮釋，除了令人喚起那股放鬆的感覺之外，從這個字的原始定義來看也很理想——固體變成液體，然後調和或交融。另外，有很多健身的技術命名都會取英文的字首縮寫，所以我想這個技術也要如此。集思廣益，做了很多排列組合後決定 M.E.L.T. 代表「肌筋膜能量長度技術」（Myofascial Energetic Length Technique）的縮寫。而隨著 MELT 療法技術不斷進化，它的方法已經超出這個縮寫所代表的意義。其中之一就是，現在這個方法顯然會影響整個結締組織，而不只是筋膜的周圍和內層肌肉。不過直到現在，第一次試這種療法後的人還是會說「MELT」這個名字似乎十分貼切。

儘管我目前不再操練肌肉，舉重訓練也無法幾近過去能舉起的重量，但我仍熱愛健身中心的運動、指導飛輪健身車、跑步和舉重訓練。感謝 MELT 療法，讓我在身體零疼痛狀態下，不必放棄任何喜愛的事。你也可以如此。

我開始在健身俱樂部教 MELT 療法時，我很興奮它能為整個教室的人帶來改變，這和我在治療室只幫一個人做的效果相同。這樣大家就可以靠自己做。

從那時候起，我訓練了上百位的健護專家，然後我們一起以 MELT 的人體非手觸治療法（MELT's Hands-off Bodywork）幫助了上萬人。一開始，我從來沒打算開創一個方法，只是回溯開創 MELT 療法的源頭，那個最初引領我展開這條路的應該就是——我小時候從手中感受到的那些振動。

我的曾祖母是對的。詛咒成了我最大的祝福。我也很樂意有這個榮幸與各位分享這份祝福。

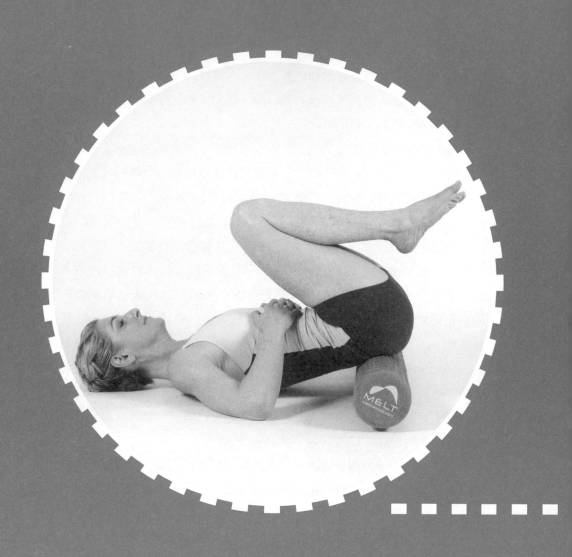

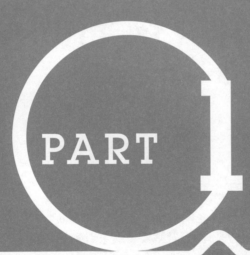

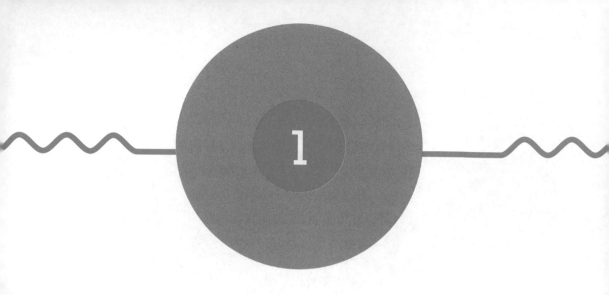

真正引發疼痛的原因

我想像這是各位每天生活的寫照：經過一夜好眠後，早晨醒來，你覺得神清氣爽、動作靈敏，準備迎向一天。走起路來會帶著雀躍的步伐，身體感覺輕盈和充滿活力。你面帶微笑，大家看到都會說你的氣色真好，也會留意到你的精力無限。這一天，一切的要求都無法把你壓垮，任何壓力到來也能從你的肩頭卸下。與摯愛的人，甚至是陌生人相處和大量的付出，對你而言游刃有餘。你以悠閒自在的方式行、住、坐、臥，不必老是為身體的感覺苦惱。你為當下而活，並非常樂意迎接每一項新體驗。

這是你一天的模樣嗎？如果身體有疼痛，你的答案可能會是否定的。或許這種感覺對你來說不叫做「疼痛」，可能會叫做「不舒服」、「緊繃」或一些代表感覺不太對勁的說法。零疼痛是優質健康的必要元素，當身體的感覺舒服，你才會更容易有好日子可以過。或許你會把身體的感覺歸咎於生活

方式、年齡或遺傳基因，但如今是該來看問題的全貌了。

　　這裡我想告訴各位的是：你的生活可以不必和疼痛為伍。

　　我不想各位必須浪費額外的時間或金錢去理解自己為什麼會疼痛或不舒服。我打算教各位的是，如何察覺疼痛、處理疼痛和消除疼痛。解決的方法很簡單。我要分享的是看待身體結構設計的新途徑，並教你如何善用這項知識，這樣就不必一再地去尋求其他解決疼痛的方法。就算你覺得自己有正確的飲食、水分、營養補充品，還有定期運動、練習靜坐、對的床墊、按摩治療，以及整合醫療醫師的協助，但這個方法你從沒嘗試過。我已經掌握到零疼痛生活的祕密了，而這個祕密就藏於你的身體內在。

　　當今的世界砸了數十億又數十億美元，努力要消除疼痛和不舒服，你可能會覺得此時疼痛的謎團也該解開了吧。但統計數字的顯示可不是如此。美國國家衛生研究院（National Institutes of Health, NIH）的報告指出，疼痛影響許多美國民眾，其人數更甚於罹患糖尿病、心臟病和癌症的人數總合。許多人尋求醫護服務最普遍的病因就是疼痛，美國人一年就花了上千億美元在上面。根據美國疼痛學會（American Pain Society）指出，上班請病假的第二大主因就是疼痛，它導致美國人一年工作缺勤總數超過五億個工作天。美國國家衛生研究院的報告並指出，三名美國人當中就有一人會有某種習慣性或長期的疼痛，而且大概有三分之二的人已經和他們的疼痛共處了五年以上；也就是說，在美國有超過一千萬的人一直與疼痛為伍。但根據我的執業經驗來看，我相信這樣的數據還是低估了。

　　疼痛會在各個層面上影響你的生活品質。根據美國國家睡眠基金會（National Sleep Foundation）統計發現，三名美國人當中就有一人因為疼痛，每個月少睡了二十小時以上。疼痛和不舒服會導致焦慮、煩悶和情緒擺盪也就不足為奇了。可以問問身旁有慢性疼痛的同事、朋友或親人，你可能會驚訝的是，認識的人當中竟然有這麼多人花了許多時間和精力在對付或努力忽略掉疼痛。我發誓，很多人投注了時間、精力和金錢去做任何「正確

的」健康事，但疼痛和不舒服仍然是他們的家常便飯。

你的生活可以不必和疼痛為伍

　　零疼痛的日子，這是多麼神奇美妙的感覺啊。諷刺的是，除非經歷過持續性的大小疼痛或不舒服，否則你很難真正體會到零疼痛這種感覺有多棒。我個人親身體驗過，所以了解這種長久疼痛的煎熬。十幾年前，我身為國際的健身主持人和教練，處在事業的成功巔峰，健康似乎也處在最佳狀態。然而，後來右腳上的疼痛漸漸讓我衰弱無力。我擁有運動科學的碩士學位、多張健身證照、上過神經肌肉治療的進階訓練課程，並在紐約長老教會／威爾康乃爾醫學中心（New York-Presbyterian/Weill Cornell Medical Center）擔任過人體運動學的實習研究生。我以為自己了解一切和人體相關的知識，而且知道如何讓身體保持健康、強健和活力。但從任何人身上，我找不到紓解疼痛的方法和解答，連紐約的醫師也無能為力。

　　當時我才不過二十幾歲，健身生涯面臨威脅，生活品質也下降。我不斷問自己、同事和老師：「這為何會發生呢？什麼原因導致疼痛？我的身體是在棄我而去嗎？」為了理解並治好我的疼痛，在窮追探究之下引領我發現一個意想不到的解答：我的身體並非棄我而去，而是拚命要引起我的注意。一些對現在的我來說輕而易舉就能分辨出來的訊號，對那時的我而言根本還搞不清楚，而且就算當時我懂了那麼多的人體知識，可是這些知識對消除我的疼痛完全派不上用場。

　　最後，我找到治療疼痛的一些方法，不過這些方法無法合乎科學解釋。我必須知道是什麼在我的身體創造正向的改變，因此探究疼痛真正起因之路持續進行。偶然發現的研究正好開始為我的問題帶來答案，對我而言是一項新發現。我的問題得到答案，而這個答案是根據新的科學而來。這種感覺就好像有一顆蛋被我敲了好幾年，終於敲開了。這些發現與洞見為我的疼痛帶

來解決方法，也改變我的事業生涯，並把我引向另一個全新、重要的問題：
我這一生該如何才能活出一種健康、有活力，而且零疼痛的生活方式？

分享這個問題的答案成了我的人生目標。當我解決自己的疼痛後，感覺內心有一個聲音要我也幫助其他人擺脫疼痛。過去我是訓練人家把身體練到健美，後來我將自己的教學方向轉移到幫助人把身體的感覺調到更舒服。我成了徒手治療師，這表示我會運用雙手和物理治療介入。在過程中，我治療過不少的疼痛，而且這些疼痛幾乎會伴隨任何疾病、失調，以及所有叫得出病名的（也包括叫不出病名的）慢性病。來讓我治療的人也有因為歷經受傷、分娩或手術等劇烈衝擊的事件後，身體尚未完全痊癒。這種疼痛型態的人數多到我甚至數不清了。

不論年齡、體型、活動程度、財力、壓力程度、職業、環境條件或症狀，來找我治療的人全都有疼痛問題。令我驚訝的是，我發現的疼痛解決法，方式很簡單，竟然也能為他們的整體健康帶來正面的效益。不管他們過去的狀況為何，身體會開始尋找自我療癒的途徑。他們可以重新做自己喜愛從事的活動，不必因為疼痛而就此終止。我這份工作最值得的回報之一就是：幫助人回到生活的正軌。

真正的祕密

活出你該擁有的零疼痛人生，它的祕密正好就在於解決你疼痛的真正起因。我認為，身體開始疼痛的真正原因是關鍵點，其重要性遠遠大於你感覺到的症狀，或是疼痛已經持續的時間。了解疼痛的真正原因會大幅影響你解決自己症狀的能力，不必再忍受疼痛。掌握這項知識，加上專門的軟滾筒、小球和一點點時間，就能帶你通往零疼痛生活的道路。

令人慘叫的疼痛

　　回顧過去，很容易就讓我想起幾件曾經引發我急性疼痛（acute pain）的事件。和祖母做天使蛋糕時，我燙到手，這是我頭一次經歷到這種會讓人慘叫的疼痛，而這種經歷是沒完沒了，像是被鐵鎚敲到手、鼻子撞到一扇落地窗、從樹上掉下來扭傷腳踝。還有一次是在十八歲的時候，開車為了閃避一隻鹿，方向盤一轉就撞向一棵樹。我的車全毀，頭部受傷還不輕，應該可以說明我當時有多痛吧。我的手指和腳趾經歷過的受傷次數不計其數，運動的傷害更是多到我數不清了。最近，我又不小心踢到茶几的桌腳，傷到腳趾頭。各位肯定也遇過和我類似的事件，那個當下一定都好希望時光能倒流，因為接下來要經歷的是急性疼痛。

　　引發急性疼痛的原因很簡單。只要一次的事件或外傷產生嚴重的傷害，就會伴隨強烈、有時是極度痛苦、令人無法呼吸的疼痛。人的神經系統利用疼痛引起你的注意，為的是避免進一步的傷害。但不要以為突如其來的疼痛就會是急性疼痛。沒遭遇實際的外傷事件，你還是可能經歷折磨人的疼痛。

　　嚴重受傷的當下，你應該立即打電話給醫師或到急診室。嚴重受傷處理之後，疼痛感通常會逐漸降低，然後成為較細微的訊息，提醒你必須對受傷區域做保護和休養。受傷痊癒的理想狀況是身體恢復健康，不再需要疼痛的訊號了。不過，嚴重外傷帶來的疼痛如果無法透過身體自癒過程完全消除時，它就會變成慢性疼痛（chronic pain）。

「正常」的不舒服

　　大家似乎最普遍卻難解的不舒服就是慢性疼痛。在疼痛轉變成慢性疼痛之前，它最開始通常會被大部分的人形容為「正常」的日常不舒服。你或許偶爾會感覺身體僵硬、痠痛、抽痛、沉滯、觸痛和緊繃。不過這些感覺變成

長年的日常不舒服的時候，你會明白這種疼痛擺脫不掉了。慢性疼痛自此跟著你。

　　雖然我的第一個慢性疼痛在腳，但早在這之前我就已經感受到許多不舒服了。膝蓋僵硬、肩膀緊繃、手抽筋、下背痛……這些我早見怪不怪。我以為這些天天會發生的身體困擾不過是「健身」的一部分。我認同「吃得苦中苦，方為人上人」（no pain, no gain）這句話的寓意，相信如果我沒感覺到一點不舒服，就是還不夠努力。如今回想起來，我當初真的浪費太多力氣在忽視或應付自己的疼痛。

　　過去視為正常的不舒服，現在我會把它當成是「疼痛前症狀」（pre-pain symptoms）。最近你也有以下任何疼痛前症狀嗎？

● 今天起床時，身體覺得僵硬？

● 離開座位或運動後會覺得疼痛？

● 要爬一段樓梯時會不會讓你很想改搭電梯？

● 有沒有發現自己會去調整、伸展、拍打或搓揉脖子或背部，試圖做放鬆？

● 你的手腳會不會感覺僵硬或腫脹？

● 身體的許多部位會有一些說不上來的疼痛或僵硬？

　　以上只是一些常見的疼痛前症狀。每一個到我這裡治療慢性疼痛的人，也都曾有過一個以上的其他疼痛前症狀。你是否也有過以下的經歷，而且狀況每次都超過一個星期：

● 很難入睡或淺眠？

● 不管吃什麼食物都會脹氣或消化不良？

● 到了下午就會精疲力盡，或是有輕微的頭痛？

● 才中午就覺得體力不支了？

● 起床時會焦慮或喜怒無常？

● 覺得自己浮腫，或者必須和體重奮戰？

很多人認為這些症狀是正常的。但是，當輕微的症狀幾個星期或幾個月定期出現，或者疼痛前症狀從一個演變成三個，這又是怎麼一回事呢？接下來又該怎麼辦呢？

感覺僵硬和疼痛、有睡眠困擾、連續幾個星期或幾個月覺得身體浮腫，或者有超過一項上述的疼痛前症狀，你的身體或許是生病了。因此重要的是去看醫師、做檢查，評估這些毫無起色的症狀是否由潛在的疾病引起。一旦排除疾病因素，對於這些毫無起色的症狀，標準的醫學治療方式通常是用藥，可是潛在的原因並沒找出來或處理。單靠這種方式，慢性疼痛幾乎百分之百無法避免，而且疼痛的藥物治療或疼痛的「管理」解決方法只能減輕疼痛的症狀，而這樣的方式就是醫學治療僅有的採用選項。

治療疼痛前症狀的潛在原因，我有一個更好的解決方式。從實際治療經驗中，我看過很多人身上有看似不相干的多種症狀。然而，透過 MELT 療法處理這些潛在原因時，我也幫他們消除了慢性疼痛和所有的疼痛前症狀。

重點在於：疼痛和不舒服是身體試圖引起你注意的方式，讓你可以照料一下某個部位。我會幫助各位找到「某個部位」的所在，並告訴你要照料它有多麼容易。換句話說，我會讓你最後能夠擺脫疼痛和不舒服。無論你的疼痛程度是到達妨礙日常作息，或只是偶爾痛一下或覺得僵硬，在這裡我要告訴各位的是：你可以不必接受疼痛是老化或運動後的正常現象。MELT 療法會幫助你解決這些疼痛前症狀，讓你不必和慢性疼痛一起過日子。

嚴重的誤解

大部分人以為，始於劇烈且顯而易見事件的任何疼痛才叫「急性疼痛」。然而，我的實際治療經驗中，聽過不少突發急性疼痛的案例故事都不

是由嚴重傷害造成的。在陳述狀況時，客戶都會回想起疼痛發生於何時，以及當時自己正在做什麼。但他們當時正在做的事壓根兒很難讓人聯想到這種強度也會引發突如其來的疼痛，像是：綁鞋帶、伸手進車裡拿採買的食物、起床、做一個已經做過不下上百次的運動或瑜伽姿勢、爬樓梯、腳踩出浴缸、從座位起身、彎腰揀一枝鉛筆，然後就突然感到一陣痛讓人當場快休克了。這時他們就會打電話給我說：「蘇，救命啊！我不知道做了什麼，反正我的頭（脖子、手臂、背、膝蓋、腳）幾乎動彈不得。我好痛啊，不知道該怎麼辦！」

雖然這些疼痛來得突然，但我不認為這類例子裡的疼痛屬於急性疼痛。依我之見，這類型的疼痛是屬於慢性疼痛，它已經在暗地裡潛伏、慢慢擴大，等待爆發。我稱它為「突發的慢性疼痛」（sudden chronic pain），它比急性疼痛更常見。突發的慢性疼痛與急性疼痛最關鍵的區別在於，突發的慢性疼痛幾乎百分之百會完全形成慢性疼痛，這種疼痛要麼來了就消失，要麼就是來了之後便一直存在。比較棘手難辨的是，急性疼痛和突發的慢性疼痛兩者痛起來的程度相當。揀一枝鉛筆、爬樓梯和起床都不是很劇烈的外來傷害事件，而這些稀鬆平常的事不過是壓垮你身體的最後一根稻草。那麼，到底突發的慢性疼痛造成的原因是什麼？

慢性疼痛真正的元凶

慢性大小疼痛不管是突發或是來得緩慢，疼痛的源頭都是相同的——重複。別搞錯我的意思，重複（或者說一而再，再而三的練習）是好事。重複練習讓我成為最棒的老師，以及身體能量工作者。隨著不斷重複練習這些活動，我改善自己的技術，甚至變得更好。重複練習是人生中正常且有益的部分，並非你可以或應該試圖排除的事。然而，緩慢和突然的慢性疼痛的元凶是重複的動作和姿勢，並非許多人認為的老化或肌肉緊繃造成的。但你不需

要去想該如何排除自己的重複習慣，因為在生活中加入 MELT 療法，就可以幫忙抵銷重複所產生的負面影響。

　　試想一下：你每天或每星期會固定做哪些重複的動作（例如：打字或慢跑）和重複的姿勢（例如：坐姿或站姿）？一天當中，你有幾個小時是處在坐姿狀態？吃飯、開車、在桌前工作、看電視，再把在床上看書的時間加進來，這些都是你坐著的時間。如果坐姿不是你的重複姿勢，那是什麼呢？是一整天站著嗎？還是成天抱著小孩或追著小孩跑呢？記住，我在這裡不是要求各位為了擺脫疼痛就必須放棄人生的任何事。我要求你做的事只是一個星期抽出三次、十分鐘的時間。

　　在人體的組成要素中，提供支撐並維持穩定的是「結締組織」，學理上有名的就是「筋膜」（fascia）。結締組織包圍與支撐人體各個部位，包括肌肉、骨頭、神經和器官。它是一張 3D 的立體網，毫無間隙地連接從頭到腳、皮膚到骨頭的一切組織或結構。人體內要說連接的組織莫過於結締組織了，它分布在整個人體。結締組織會製造彈性的結構框架，劃分、區隔和連接人體的一切。總之，結締組織其實是一個系統，提供全身一個無間隙的連結接續。

　　更令人驚訝的是，有研究證實結締組織系統很聰明，而且適應性強。了解並確定這個強大系統能為身體帶來多少功能，人類此時才踏進初始階段。

　　從過去在學校所學，我學到的是眾人以為的觀點：結締組織是人體內被動的填充物質。結締組織長久以來被認為它的工作只有一個，那就是被動保護它包覆的重要結構，功能就和緩衝乖乖粒（Styrofoam peanuts）一樣。但結締組織系統（不是很多人以為的肌肉和骨頭）才是提供身體結構上的穩固支撐。這個組織不斷變形，並配合你的一舉一動和姿勢去支撐關節、骨頭和器官。而結締組織在擁有足夠液體量之下才能盡到它的任務。

　　日常生活中的重複動作和姿勢，導致結締組識因為過度的緊縮、牽拉和摩擦而流失水分。脫水讓結締組織的支撐、反應和適應變差，就會造成肌肉

勞損、關節壓力，以及做任何肢體動作或姿勢（不管重複與否）過程中所必要的傳輸溝通中斷。然而，這不單是喝水補充這麼簡單，而是讓液體在組織中活動。結締組織脫水是身體勞損和疼痛背後的原因，也是疼痛前症狀的催化劑。

　　這一點似乎很古怪，但對身體來說，動和不動都會逐漸流失水分。如果你每次在書桌前一坐就是幾小時，你的整個身體重量集中壓力在臀部和大腿，也讓這兩個部位的水分流失；同時在這種姿勢用力牽拉下，從頭部到尾骨的組織也會漸漸脫水。如果換成是一直練馬拉松，你重複集中在跑步的動作也會導致關節的摩擦，並用力牽拉結締組織的肌腱、韌帶和筋膜線。造成脫水的原因或許不同，但以上兩種狀態之下，結締組織都會失去賦予它生命力的液體；重要的是：人生也會逐漸乾涸。

　　這裡要說的不是壞事，反倒是好事。我必須和你分享的最棒新資訊就是，結締組織本身「可以治療」，而且「非常容易辦到」。新的研究發現這個組織並非過去大家想的那樣被動；在我們的健康和整體福祉中，它扮演積極活躍的角色。零疼痛過日子所缺的環節就在於：消除重複動作和姿勢的負面影響，方法就是治療你的結締組織。我要教你透過 MELT 療法，如何輕易讓結締組織回復為流動狀態。這個組織是需要你關照的，不管你現在是否有疼痛或疼痛前症狀，或者還沒有任何身體毛病、整體感覺還不錯。

　　無論你的疼痛屬於緩慢的疼痛、突發的慢性疼痛或急性疼痛，擺脫的方式都一樣，而且出奇的簡單。我要教你一天只花十分鐘的時間，就可以維持結締組織的水分和健康狀態。不管你是想要解決既有的疼痛問題，還是擺脫生活中的疼痛，你都可以一探當中潛藏的原因。第一次試過 MELT 療法後，你就會感覺到差別。現在，一切都操之在你的手上。一旦你的日子過得更輕鬆後，你會恨不得自己早一點知道結締組織的逆轉能力。我就是過來人。

結締組織和神經系統

　　你可能不太了解自己的一舉一動是如何牽動全身。做每一個動作的前、中、後階段需要的準備、溝通和微調數量幾乎超出我們的理解。我們之所以能夠在動靜之間游走，結締組織系統扮演非常關鍵的角色。每一天的每一分鐘，結締組織不僅幫身體做到你要求的每一件事，還要保護你的關節、骨頭和器官。

　　與肌肉不同的是，為了配合你的一舉一動，結締組織並非從大腦或神經系統取得輸入的訊息。結締組織自主扮演積極的角色，穩定關節並支撐和保護身體的所有部位，這樣做任何動作才不會造成傷害。這種自主能力或多或少就是我們不了解結締組織能力和用途的原因。然而，結締組織系統並非孤立運作。它天生就與特定的神經系統元件連結，也就是自律神經系統（autonomic nervous system）；兩者合作之下控制姿勢、關節位置（joint position）和大腦身體的訊息溝通。結締組織和自律神經系統相互依存的關係就會產生適當的肌肉收縮。

　　你的神經系統要傳達正確的訊息必須倚賴結締組織系統的流動狀態。在神經系統中，最倚賴結締組織健全流動狀態的部分就是「感覺神經」（sensory nerves）。這是因為絕大部分的感覺神經末梢都可以在結締組織系統中找到。如果結締組織系統流失水分，就會改變感覺神經的傳導。在創造精確、順暢的動作中，這些神經扮演重要的角色。感覺神經也傳導疼痛訊號，包括當結締組織因為流失水分，無法充分支援關節、神經、肌肉和骨頭時的疼痛訊號。

　　這些結締組織和神經系統的相關發現，精簡了對疼痛起因與治療的理解。總而言之，有疼痛時，你必須治療結締組織系統。傾注金錢、時間和精力在疼痛的「解決方式」卻不能解決問題，也讓探討疼痛問題的主因似乎搞得很複雜。看看藥物、復健、運動和一些無效的噱頭和玩意兒，對很多人來

說一直沒發揮什麼效果。慢性疼痛如此普遍的事實也代表我們在身體的關照上少做了一些事，而且就算有最棒的運動和營養習慣，仍無法回復結締組織系統的流動狀態，或者重新平衡神經系統。不過，MELT療法辦得到。

這項人類身體的新知識全然顛覆我的認知世界；它挑戰了我所受的教育、專業和信念系統。我認識到運動、正規的醫療和復建等辛苦的方式只針對症狀的治療，並沒有對治疼痛的起因。此外，利用這些正規的途徑讓結締組織仍然處在流失水分狀態，疼痛就會轉變成慢性的。我必須轉變對解剖學、運動、醫學、疼痛和健康的觀點，從結締組織尚未開發的潛能中學習與獲益。我想和你分享自己從這段發現之旅中得到的收穫。

真實性檢測：疼痛的醫學治療

來讓我治療的人，疼痛的起因從偏頭痛到癌症都有，因為接觸太多了，我也一睹到現代醫學的怪象。不管你是有危及生命的傷害或疾病，或者只是割傷或輕微感染，醫師都能施予明確的治療方式。偏偏，慢性疼痛不在這種明確的治療範疇內，但是任何一種疼痛都是病人上門找醫師的頭號原因。如果不是嚴重創傷或傷害等狀況直接造成的疼痛，醫師就會朝排除背後的疾病因素下手。所以手腕扭傷或診斷出腫瘤，對醫藥治療領域來說是有明確方向的。

疾病和嚴重創傷分別處在醫藥治療領域的兩端，夾在這兩端當中的是慢性問題、疾病和症狀所形成的龐大斷層，當中包括了慢性疼痛。碰到「慢性斷層」（chronic gap）裡無法解釋的疼痛症狀，其治療準則通常就是在藥物嘗錯或探知手術（exploratory surgical）過程中玩猜謎遊戲。就算醫師在X光或核磁共振造影（MRI）中發現有診斷價值的問題，它可能還未必是疼痛的根本原因。如果選擇手術的方式，在康復和物理治療之後疼痛可能仍然會持續。那麼，如果醫師是不知所以然，就會令人很挫敗了。疼痛或不舒服感覺

起來似乎很真切，卻找不出可以解釋說明或醫學的原因。謎般的「不知所以然」會讓人有點抓狂。像之前醫師說我的腳痛病因在「大腦」，並建議我應該去看心理治療師時，我就真的很生氣。就算醫師無法提出解釋，我很清楚身體的疼痛是真實存在的。問題回到原點，讓我非常沮喪。

醫療科學尚未發現治療慢性狀況的方法，這也是它們之所以是慢性問題的原因。嚴重創傷和疾病相關的疼痛，採取疼痛的醫藥治療是必要且有用的；但是疼痛的類型一旦落在醫藥治療領域的慢性斷層區，以醫藥企圖解決時，成效通常微乎其微。疼痛的醫藥治療會「暫時」粉飾掉問題，而且幾乎總會伴隨負面效果，像是長期服用後的胃病或藥物依賴。這也是為什麼醫師開的疼痛處方只針對暫時的緩解，而不是無限期的。

此外，長期服用藥物會消耗體內的能量、大傷元氣，並降低新陳代謝。就像電視廣告說的，許多具非必要副作用的藥品經常引發多種新症狀。況且，疼痛是身體不斷在傳送求救訊號──除非你再也感受不到疼痛的訊號。若無法感受到疼痛，在重複動作、姿勢和受傷中，你的關節就得冒著更大的傷害風險。服用止痛藥物就像你明知道烤箱可能會著火，還把廚房的防火警報器裡的電池拿掉一樣。斷掉警報就無法留意到烤箱。拿掉電池或服用止痛藥，代表你的警報系統無法在最需要的時候發出訊號。我見過不少案例在脖子、下背、關節有慢性的疼痛，感覺上他們似乎什麼方法都嘗試過了；可是在服用各式各樣的止痛藥物、類固醇注射，以及不斷做其他疼痛管理介入之後來找我治療時，他們的疼痛依舊沒擺脫。想方設法管理疼痛很耗神，代價又昂貴、耗時且沒什麼效果，你或許就已經領教過這種艱辛的方法。然而，大家普遍認為一旦不舒服和疼痛成為日常生活的一部分，唯一能選擇的就只有「管理」了。

治療慢性疼痛沒有所謂神奇的藥丸或注射，這是事實。你的醫師可能也是這麼告訴你的。藥物不能解決慢性疼痛，因為它無法處理到根本原因，也就是每日的重複動作和姿勢。治療重複動作和姿勢對結締組織系統造成的影

響，我不認為科學未來會一直尋求藥物或手術的途徑。疼痛的醫藥治療不會是解決疼痛任務的利器。

我理解身上有疼痛時是什麼感覺，也明白那種巴不得找到人或東西來整治一下疼痛的感受。因為了解，所以我要你換個方式思考疼痛，並重新拿回自己的掌控權，過一個零疼痛的日子。MELT 療法可以解決落在慢性斷層區的疼痛。如果你的身體健康、沒有疼痛，MELT 療法也會幫你維持現狀，做到防患未然。如果你正處在傷害的復原狀態，或者接受醫療或復健照護，MELT 療法可以補足這些照護的不足，很多時候還能加強效果。總之，不管你的健康或健身程度為何，在疼痛的醫藥治療之外，你還有 MELT 療法這項新選擇。

真實性檢測：運動

我喜歡動，所以每天都會做某些形態的運動。無論現在或未來，一提到維持健康的人生，大家很容易就知道為什麼多動比久坐好。不過就我的經驗，運動和復健的通則裡不包含解除疼痛和不舒服。當然，功能性運動（functional exercises）、伸展運動、練瑜伽，甚至是按摩肌肉或許可以帶來暫時的放鬆，但是這些活動方式通常無法讓疼痛消除。強化和伸展肌肉其實是把力氣放在錯誤的方向。

當中的迷思在於，認為若是關節疼痛，它的肇因是在肌肉失衡和肌力不足。因此在觀念上便覺得增加肌力和肌耐力能使身體結構調校得比較正，並可以消除疼痛。但真相是：有疼痛並非因為肌力不足。事實上，有很多肌肉必須拚命執行代償機制的工作是因為骨頭位置不正了，因此不管你有沒有活動，肌肉都會使用過度而疲乏。真正要為身體不正、失衡、慢性疼痛和不舒服擔起責任的是結締組織系統，而非肌肉系統。一旦結締組織重新帶入水分，肌肉的代償機制和失衡便能改善，肌肉也不需要超時工作。如此一來，

運動才能真正改善整體的運作、平衡和活動。

如果以上的說法無法完全說服你，請看看健身界中被我認為最不能說的祕密，那就是：健身圈幾乎所有的教練都有慢性疼痛。我頭一次明白這項事實是在我為腳痛尋求解決辦法的時候。我發現大部分的健身教練為了在健身圈生存並尋求好的出路，都認定疼痛是必須付出的代價。我一明白重複動作和姿勢對身體造成的影響，便開始理解自己的腳為什麼會疼痛了。當時，我一個星期接了二十八堂健身課。就算喝了很多水、攝取健康的食物，但疏忽了結締組織，所以根本不曉得我一直讓自己體內的水分流失。

到現在，大多數的運動和復健專家仍舊忽略或誤解應對結締組織系統採取的必要照護。在結締組織系統中有時會被處理到的一個面向就是肌筋膜。這一層結締組織包圍（和夾雜）在所有的肌肉。肌筋膜的療法是運用強力與直接的按壓，處理肌肉的糾結、血液循環和失衡。儘管手法熟練的治療師運用肌筋膜技術可以讓肌肉有顯著的改變，但結締組織系統仍舊未被處理到。不把結締組織當成連貫系統中的一環來照料，肌肉失衡、錯位和疼痛就無法解決。

我之所以能夠照常騎自行車、跑步、舉重，而且沒有任何疼痛或不舒服，這是因為我有 MELT 療法。才幾分鐘，我就能夠擺脫好動生活方式所帶來的負面效應，然後獲得一切正面的效果，又沒有任何不好的副作用。假如現在的你不愛動是因為身體不舒服，或是覺得心有餘而力不足，MELT 療法可以幫助你扭轉現狀。它也會幫你消除重複姿勢的負面效應，讓你更舒服，身體也會有能力且願意動一動。身體沒有疼痛，動起來比較不費力，而且更能感受個中的樂趣。我聽過太多人這樣說了。如果你好動，甚至本身就是職業運動員，MELT 療法可以減輕重複動作的負面效應，並從很多面向提升你的運動表現。

從問題到解答

　　我已經解開慢性疼痛的難題了，因此想和各位分享我知道的一切。我想讓你了解現今醫藥和健身領域尚未解決的系統；也想讓你明白照顧結締組織和神經系統為何如此重要——並非我信口說說，而是當中有它的道理。開始學習這門知識，真的令我大開眼界。當你認識到自己的身體到底發生什麼事，並明白過去一直被灌輸的自我照顧方法中始終遺漏的環節，我相信這時候你會和以前的我一樣有頓悟的感覺。

　　我準備要教你如何成為自己的疼痛解決專家，並對治疼痛的起因。MELT 療法是最首要的自我照護程序，為結締組織補足水分並重新平衡神經系統，這會讓身體釋放掉日常生活中因重複姿勢和動作所導致的長期緊繃和不舒服。 MELT 療法也會幫你減輕神經系統累積的壓力，有助於改善整體的身心健康。當你以 MELT 療法啟動自己身體強大的療癒機制，你體驗到的不會只是疼痛減輕。你是敞開了一扇門，迎接更健康、體力與活力更充沛，以及更長壽的一輩子。

　　在一系列容易、嚴謹的技巧中，使用的是簡單專門的道具，像是軟滾筒和小球，遠遠優於瘦身和運動。要讓生活更美好，你很快會知道這項突破的概念就是被你遺漏的環節。如果你已經準備好要來體驗結締組織系統的神奇力量，那麼做個深呼吸，我們要進入 MELT 療法的世界了。

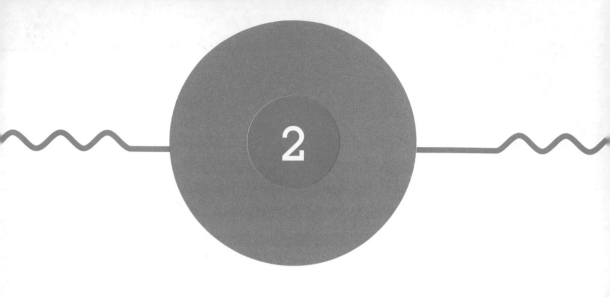

結締組織的力量

學習結締組織的療癒和疼痛減輕能力，我希望你和我當初一樣興奮。第一次完全意識到結締組織存在的那一刻，到現在我的印象仍非常清楚。當時，我上了六天的大體解剖課程，由神學家、羅夫按摩的治療師、解剖學者吉爾・赫德利指導。不採用人體各別部位分開研究的傳統方式，我們是透過一層又一層的大體解剖探究人體系統如何連結。花了三個小時將眼前的人體小心翼翼地剝除大部分的皮膚之後，我兩眼茫然地坐下來休息。

「這是什麼鬼東西啊？」我問吉爾。

「淺筋膜（superficial fascia）呀。」吉爾一副稀鬆平常地回答我。

「它在那裡有何作用？」我一臉困惑地問。

「這是支撐和保護我們的系統啊。」他露出淘氣的笑容回答我：「它是 3D 網絡的第一層，提供人體的塑型，並讓我們感知到周遭的世界。」

「為什麼你要說『系統』？它只是皮膚的一部分，不是嗎？我是說……它是組織吧，為什麼你要稱它為系統？結締組織不是『系統』，對吧？」

吉爾一直笑。「天啊！蘇，我想這次的課程體驗將會改變妳的人生。這個組織是連續且流動的系統，連結人體其他所有的系統，同時又為這些系統劃出各別的空間。在一具死人身體上，我們看見的是多種的結締組織層，可是換成是活生生的人體，這個振動、充滿液體的組織會創造出流暢無間隙、如網狀般的間質（matrix）。」他說：「歡迎來到我的世界。」

我的手能夠感受到的那些皮膚底下的活動，會不會是這個流動系統創造的？對於手的那些感覺，我從來沒聽到有人可以說出個所以然，而突然間有個人在說明了。從知識層面上，我覺得很驚異，而且完全被結締組織系統這種新說法吸引。不過老實說，在情緒上，我非常生氣。我怎麼會只為了找到自己從未聽過的振動系統，然後把人體研究得這麼詳細，又花了無數時間閱讀、撰寫，甚至還教解剖學相關的主題。這是我生平第一次看到完整的淺筋膜層。在學校時做過很多次的解剖，淺筋膜連同皮膚都是被丟到桶子裡，這樣我們才能進行所謂「好的物質」研究。有十年的時間，我的確把對於肌筋膜和結締組織累積的概念納入我的想法中，但對結締組織的概念只在於它是如何讓肌肉連結，並對動態的動作提供協助。以前從來沒有人會稱它為「系統」。我很想請大學的院校把我繳的學費全部退還給我，也想打電話給我的教授，告訴他們以前教的內容有誤，而且會讓任何想從事人體相關工作的人走冤枉路。

生氣歸生氣，之後我必須去了解這個組織的一切，並知道為何它在科學上可以被定義為一個系統。我需要有證據證實吉爾在解剖中告訴我的事。我燃起一股渴望，想找到具體的證據說明自己的徒手治療技術為何能產生如此驚人的改變。因為對於擁有無法解釋的「特異天賦」這種說法，我向來都很不舒服。和許多人體療癒工作者一樣，我需要證據做後盾，而不是單單靠哲學或信念來支撐。一扇新的大門意外地向我敞開，要我去學習這個系統的一

切，並了解如何讓它和我的徒手治療技術做連結。

二○○一年至二○○四年，我幾乎從健身教學界銷聲匿跡，因為一頭鑽入了筋膜研究的領域中。不久我很榮幸能夠見到研究學者羅伯特・史萊普，而且暗自高興自己能進到這個在科學和研究剛萌芽的領域。我的發現讓我達到（而且持續）遠離疼痛，改變了我的事業生涯，並讓我走在開創 MELT 療法的路上。我發展出新的模式來解釋結締組織系統。我把 MELT 療法的科學傳授給其他上百位的健身和療癒工作者，也見識到這項知識改變了他們的生活和事業生涯。聽著他們描述自己生活上接觸到的點點滴滴，我便由衷地感激幾年前從吉爾・赫德利的課程中獲得的那份禮物。

這項知識也能改變你的人生。你即將踏入筋膜的迷人世界了。來到這個世界，你會以從未想過的方式揭開影響健康的能力。

筋膜的迷人世界

結締組織遍布全身。我想提的是一個特別形式的結締組織，學名叫「筋膜」。筋膜是由滿布在細胞液（cellular fluid）中的膠原蛋白（collagen）、彈力蛋白（elastin）和其他纖維所組成。在結締組織中有細胞，學理上會被提及的是「纖維母細胞」（fibroblasts），是負責製造所有的體液和組織的纖維成分。你比較熟悉的人體組件——肌腱、韌帶、盤（disks）、軟骨，甚至是包覆在大腦和器官的外膜，都是筋膜構成的。這些組件看似各自分開，然而整體上是全部相連的；結締組織系統中有一部分還需視人體結構做調整並提供支撐。

結締組織圍繞每一個結構，包括骨頭、器官、肌肉和神經。它會在每一個細胞外圍製造流動的環境。沒錯，人體內的每一個細胞都要仰賴這個「細胞外的間質」（extra-cellular matrix）維持正常運作。這個 3D 交互影響的環境會支撐細胞，並通知細胞周圍的力學和生物化學變化。液態的結締組織可

以在細胞間運輸氧氣、養分和廢棄物。而且大部分的感覺神經也存在且運行於這個環境中。

在人體科學上，這是非常新的領域。二〇〇〇年的時候，在網路搜尋引擎上輸入「fascia」這個英文關鍵字，只會得到一千五百筆的結果。如今，可以多達四億三千筆，而且數目仍迅速攀升中。光是和十五年前相比，現在所知的實在多太多了。有一部分原因是由於顯微鏡技術的進步，再加上有了結締組織的專門研究。但仍然有太多需要被發掘和理解的部分。假使你聽過筋膜，或許聽到的都是筋膜如何與肌肉（肌筋膜）互相影響。可能沒聽過拿結締組織當成整體系統來談人體健康。

在醫學和學術研究的人體解剖中，結締組織是被棄置和忽視的——事實就是，有的會連同皮膚被丟在一旁，彷彿是無關緊要的配件組織，包覆在器官、神經、肌肉和骨頭等被視為重要的結構上。此外，結締組織是被動的填充物質這種過時的觀點仍是解剖學教科書上的制式說法。

在醫學和學術象牙塔之外，進步的筋膜研究和應用已經大量出現。結締組織的先驅研究者來自一個意想不到的領域：手法治療。他們當中有很多人是直接在愛達‧羅夫（Ida Rolf）的門下學習研究。愛達是著名的羅夫按摩手療技術的創始人，她要求自己的學生去找出她的方法之所以有療效的科學解釋，進而促使今日持續有這麼多的研究出現。在這群羅夫按摩治療師轉型的研究者努力之下（包括：費南多‧貝托魯奇〔Fernando Bertolucci〕、約翰‧科廷漢〔John Cottingham〕、史提夫‧伊凡科〔Steve Evanko〕、湯姆‧芬德利〔Tom Findley〕、吉爾‧赫德利、凱‧哈德克〔Kai Hodeck〕、艾瑞克‧雅各布森〔Eric Jacobsen〕、湯姆‧梅爾斯〔Tom Myers〕、羅伯特‧史萊普和艾裘‧左恩〔Adjo Zorn〕），我們得到很多答案——甚至是更多的疑點。

這些先驅者的耕耘拓展並琢磨出我對結締組織的理解。他們的研究讓我有了全新的領悟，包括它的重要特質、多重功能，以及為何現在要稱它為一個系統。我一直可以分享他們的發現，再者，如今第一個針對MELT療法的

研究又已經完成，針對結締組織、神經系統調節，以及透過科學研究的自我照護等的深入探索旅程，我還只是處於開始階段。

　　我已經花了幾年的時間將這個複雜的新科學簡化為幾個模式，以及任何人都能理解的語言，並把它運用到自己的身體。你不必為了照顧結締組織系統去弄懂它的分子元件和科學屬性。我想讓你了解的是與健康、長壽最攸關的幾個結締組織要素，並告訴你如何直接處理這些要素，就可以影響結締組織系統的健康和支撐度。

水合作用

　　流動系統如何具有支持性呢？拿海棉來想一下：當海棉乾的時候是整塊硬邦邦的，然而一沾濕，它就變得柔軟、可大可小，而且有彈性。所以一塊濕海棉怎麼絞擰和擠壓，它都會回復原狀。人體的結締組織的原理也很類似：當含水時，它會有彈性和適應性。可是一旦水分流失，它就會變得僵硬與不靈活。

　　結締組織大約有四分之三是由液體組成的。其餘的結締組織是由懸浮在這些液體裡的修補細胞（repair cells）、肌絲（filaments）和纖維，像是膠原蛋白和彈力蛋白所構成。這個組織是人體含量最豐富的物質，而它的健康全仰賴水合作用（hydration）。結締組織必須有足夠的液體才能發揮許多功能，包括：反應、調整和變形，也才能為關節提供緩衝、在細胞與器官之間區隔空間，以及輕易在肌肉間來去自如。當然，我說要讓這個重要的系統運轉需要維持足夠的水合作用，但我的意思並非就是要你多喝水。喝足夠的水當然重要，但這還不夠。

　　你聽過有人說喝了水之後，一下子就排掉了嗎？這表示這個人的身體（就像一塊乾透的海棉）無法正常吸收和運用水分──他們已經有細胞脫水了。細胞的生存環境，也就是結締組織系統因為缺乏液體，致使每一個細胞

都會面臨脫水的風險。腎臟為了處理過多不用的水分而承載過量。於是，必須頻跑廁所是要制止人喝有益健康量的水分，結果反倒演變成加速整個人體的脫水狀況。

當細胞長期脫水，喝盡全世界的水也無法讓液體回到你的組織。脫水的細胞已經知道周遭的液體是混濁和阻塞的，保健界通常說這就是毒素。就算細胞拚命需要新鮮的液體，但它們寧可處在乾渴的狀態，也不願意喝身邊那些液體。不過當你以 MELT 療法刺激結締組織時，結締組織的細胞就會吸收和使用你為了製造結締組織液體所喝下的水。新的液體在結締組織系統內流動，刺激了體內所有細胞吸收新鮮的液體，進而延長細胞的壽命。令人驚異的是，以特殊的手法就能讓結締組織從脫水的狀態轉變為健康、含水的狀態。 MELT 療法就類似這種手法技術，而且自己一個人就可以做。

◉ 脫水

結締組織的脫水原因在於生活日積月累的重複壓力和使力。你的習慣動作和姿勢（任何一天中做最多的）製造脫水和關節壓迫（joint compression）。重複性的壓力來源類型從坐在書桌前到跑馬拉松。抱小孩、提重物同樣會產生壓力和壓迫，睡覺的姿勢和溫和形式的運動也是源頭。藥物治療、環境毒素、不良飲食、睡眠習慣都會更進一步導致結締組織流失水分。脫水是生活的一部分，因此不管是久坐或活動、年輕或年老，它都會發生。隨著時間的推移，運動、營養、靜坐和適當的休息都不足以留住組織內的水分。

真正麻煩的是，一個區域的結締組織脫水時會蔓延到其他區域。脫水的區域愈多，整個結締組織系統內的液體吸收就會更少，最後造成人體各處的細胞脫水。沒有適量的液體，結締組織就會喪失調節、支撐和強化的能力，因而影響你的關節、肌肉、神經、器官和身體所有的細胞。

把結締組織系統看作是一條河流，就可以明白從一個區域的脫水逐漸擴展到全身的過程。液體以固定的速率和方向流貫全身。關節或者膝蓋或下背等身體部位有一點水分流失，就像身體裡的河流淤積區。水會繞過淤積區，經年累月下來，乾涸的區域會更大，猶如一塊沙洲變成一座小島。我實際看過屍體內液體全數抽除的樣子；脫水的區域會導致結締組織系統的連貫和支撐瓦解。舉例來說，如果你常打手機簡訊讓拇指區流失水分，時間一久，脫水現象就會延伸到手腕，再往上就是前臂直到脖子。做 MELT 療法，你可以消除日常活動裡的重複動作和姿勢產生的負面作用。

脫水的連鎖反應

結締組織這條水流一旦脫水，影響的不只是你的關節。別忘了，每一個器官、神經和細胞也都是由這個流動的組織圍繞和支撐。當長期的脫水始終存在時，你的身體為了維持器官和系統的功能就必須更吃力地運作。

就微觀的層面來看，結締組織脫水會觸發細胞內的防禦反應。當外面的液體環境混濁或缺乏水分時，細胞會將自我封閉試圖留住內在的液體。遺憾的是，這代表必要的營養、礦物質和有益的液體就被防堵在外，無法進到細胞內。少了這些必需的細胞結構基材，荷爾蒙和酵素的分泌、細胞間的溝通和新陳代謝都會受到阻礙，因而導致骨質和肌肉流失、脂肪囤積和細胞早衰，這些都會加速老化的過程。

當器官和細胞缺乏適當的水合作用，它們就會發出痛苦的訊號。疼痛正好也扮演一種訊號，傳達結締組織脫水正對肌肉、關節和神經帶來壓力。「家常便飯」的症狀，例如：頭痛、嗜吃甜食、睡不好、易怒、消化不良、注意力不易集中或精神不振等，也都是結締組織需要你關注的訊號。

結締組織與睡眠、專注力或消化力的關聯或許不明顯，原因在於呈現症狀的方式和強度因人而異，而且差別非常大。然而，當你改善結締組織環境的水合作用狀態，你可能會發現這些看似不相干的症狀就消失了。結締組織

只要含水且處在最佳狀態，你的身體就更有能力做自我療癒。

人並非機器人

　　很多人會認同人體是非常像機器人、機械性的觀點。誤以為肌肉和骨頭才是人體結構的支撐系統，因而將肌力和結構的穩定性混為一談。人體的結構之所以能穩固，其實是因為有了結締組織系統提供的複雜3D架構。對於人體的所有部位，結締組織扮演的角色是可調整與支撐的鷹架，保護肌肉、骨頭、神經和器官，才能讓身體在無傷害之虞有效地活動。

　　這方面，可以將結締組織系統形容成一個張拉整體結構（tensegrity）模型。「張拉整體結構」的英文是「tension」（張力、拉力）和「integrity」（整體）兩個字合成的複合字，由巴克敏斯特・富勒（Buckminster Fuller）[1]所創。這是描述一種結構阻抗關係，也就是對一個物體施加機械應力（mechanical stress）的時候，它會有能力去抵抗自身變形。張拉整體結構可以運用最少的力氣維持形體原貌，原因在於它們的各方位都是牢固的，而且結構內的所有元件會吸收外力，再加上獨立於地心引力的運作。

　　在人體中，結締組織這個3D無間隙的網絡負責控制張力與壓縮，採用的是平衡卻阻抗的方式。人體的阻抗關係能讓我們對抗地心引力，保持直立和平衡，對關節和重要器官的破壞或摩擦也最少。從頭到腳，結締組織的張力關係會支配我們在動靜之間的骨頭和關節位置。一旦結締組織流失水分，身體的張拉整體結構就會偏斜。看到圓肩、X形腿或拇趾外翻，就是缺乏張

1　巴克敏斯特・富勒（Buckminster Fuller），一八九五年～一九八三年。美國哲學家、建築師及發明家。他有眾多的發明，主要在建築設計，最著名的建築成就是 Dymaxion House 和球型屋頂。

拉整體結構的訊號。上述每一個例子所呈現的明顯不正和不平衡，從來不會單獨發生。當身體的一個關節或部位錯位，另一個區域就會從另一個方向轉移出正位，這樣身體才能繼續維持直立。舉例來說，你可以看一個人的站姿。頭往前偏，肋骨就會往後偏，接著臀部是往前偏，這種一前一後的模式會一直連到腳。如果這種阻抗的位移不發生，頭的位置前傾就會讓地心引力把你整個人扳倒。

結締組織會改變本身的架構並暫時地調整，這項能力很棒，可以讓身體維持在直立的姿勢。但是，當你的動作一再重複，姿勢成為習慣，暫時的調整就會演變成長期的不正。肌肉移位時，身體還有能力在一處站穩不動，是因為當中有結締組織這個支撐的結構鷹架。

在這個可調整、具支撐力的鷹架中，很關鍵的要素就是結締組織的延展（extensible）特質。各位別把它和彈性（flexibility）混淆了。彈性是針對肌肉，「延展」這個專用詞是我用來形容結締組織的支撐物質是柔韌、可伸縮的。儘管結締組織具有可伸縮的特質，但它是被安排來抵抗牽拉，如此才能控制張力和壓縮之間的平衡。沒有這項特質，肌肉會拉傷，關節也會過度緊繃。然而，假如肌肉周圍的結締組織延展力很差，肌肉就不能正確適當地伸展或收縮。結締組織的延展需要水合作用；少了它，結締組織會喪失支撐關節的能力，引發遍及全身的連鎖反應。肌肉開始會使用過度，有時候會卡卡的。骨位也會不正，而且關節還會依自身在此架構中的位置，變得不是太繃，就是太鬆。再者，神經傳導會變弱、血液循環受阻礙，接著關節便開始發炎。

無論你的身體呈什麼樣的姿勢，結締組織只要有能力，就能讓你以最少的力氣一直撐住這個姿勢。這就是為什麼你能夠以癱軟的姿勢坐在電腦前好幾個小時，不覺得費力或疼痛。不過，當這個組織在任何區域長期脫水時，身體的張拉整體結構就會偏斜，肌肉緊繃就會乘虛而入，不舒服的感覺隨之出現。

要讓張拉整體結構變得更好的方法，不是靠伸展、增加力氣或意志力。想恢復張力與壓縮之間的平衡，唯一的方法就是恢復負責張拉整體結構支架的系統——它就是結締組織！以 MELT 療法補足結締組織系統的水分，會讓身體有能力重新自我整合。因為結締組織回復流動狀態時，你的所有關節都會受益，肌肉也會放鬆，身體就會變得比較有力量。

人體的大腦

你有沒有想過人為何一邊走路時，還可以輕而易舉地繼續講話？因為不必去思考如何移動，自己就能動了，所以你視為理所當然。但這是怎麼辦到的？

大家普遍抱持的觀念是，大腦透過神經衝動下達指令，告訴特定的肌肉移動特定的身體部位，因而產生動作。但才沒這麼簡單呢。動作的產生牽連到很多環節，遠遠多過「由大腦指示肌肉移動」這種說法。

最新的結締組織相關研究證實，有非常大量的人體內傳輸溝通，極少甚至是完全不需要從中輸神經系統或大腦輸入訊息就可以產生。像是細胞對細胞、器官對器官、關節對關節，其傳輸溝通是經由結締組織的流動系統，在電和振動的作用下產生。

不管在什麼時候，透過結締組織系統傳輸的訊息，比起透過神經系統傳輸的都還要多。此外，結締組織的傳輸速度也更繁複快速。資訊的吸收和傳遞是透過組織內的感覺接收器，叫做本體感受器（proprioceptors）和機械感受器（mechanoreceptors）。我稱這為「身體意識」（Body Sense）。「身體意識」不佳，你勢必更重度倚賴常用的五感，很耗力且會造成你感覺不協調。本體感受器會偵測姿勢與體內壓縮與張力的變化。機械感受器主要的任務是檢測可能對你的身體有傷害的壓力。這股壓力的源頭來自你的一舉一動，像是會改變關節位置和器官移位的動作。或者，也可能來自外力，像是

一個擁抱、東西砸到腳等等。當你的身體長期不正，本體感受器和機械感受器就會透過感覺神經警告大腦留意可能的傷害，你就會感覺疼痛。這些感覺受器（sensory receptors）過去被認為唯獨在肌肉系統才有，但新的科學已經發現它們在結締組織系統中的數量超過數十億。這項發現徹底改變我們看待體內傳輸溝通和疼痛根源的觀點。

另一個令人驚奇的觀點是，透過常用的五感，結締組織從身體以外得到的資訊量比大腦還多。羅伯特・史萊普稱結締組織是身體最大的感覺器官。結締組織的感覺受器可以接收體內的位置、動作、重量和壓力的變化，同理，它們也可以吸收體外的資訊。你的身體在無意識之下使用這些訊息，控制關節位置、姿勢和穩定。當你腳下行進的路面突然轉變，或者說從水泥地不知不覺踏上草地，或是從人行道邊緣走到馬路，想想當中會發生什麼事。如果你必須只靠眼睛告訴大腦，讓它發訊息給肌肉來維持身體直立，你會失掉平衡並跌倒，而且是一直跌倒。如果在你往下踩踏之前，腳下的變化訊息換成由結締組織的感覺受器來接收，結締組織早已開始對應地心引力與身體的關係調整與改變每一個關節，這樣你才不會傷害器官或關節，也不會跌倒。在大規模的接力傳遞之後，大腦才會進來參與。

雖然大腦的確指揮肌肉，但是沒有從結締組織的感覺受器接收到的肌肉與骨頭訊息，它也無法正確運作。在大腦下達移動訊息給肌肉之前，結締組織系統藉由製造張拉整體結構讓身體準備好，將關節的摩擦和壓迫降到最低。為了調正和穩定關節，結締組織會在關節之間製造所謂的「預先產生的張應力」（pre-anticipatory tensional stress）。這個遍及全身的預先施力作用是讓大腦知道要傳輸多少運動神經衝動，讓肌肉可以產生正確的槓桿作用、收縮和反應時機。從丟一顆棒球到揀起一枝筆，無論你做任何動作，這個支撐張力都能讓身體維持平衡。

拿跳躍的動作來說好了。結締組織在你離地、停在空中到著地瞬間，擔任的是穩定全身系統、控制全身重量的任務。結締組織的感測器會監控每一

個關節，然後提供支撐，所以你在著地時才不會扭傷腳踝或肌腱斷裂。這個保護和支撐的反應機制在連想都不必想之下就會挺身而出——只要結締組織系統有足夠的水分。

當結締組織給予感覺神經一個含水和穩定的環境，動作的各個面向都會運作得比較好。缺少足夠的水合作用，體內的傳輸無法以必要的速度或準確度運行，感覺神經的傳導和接收也會開始中斷。少了精確的身體位置資訊，肌肉的收縮就會開始延遲或受限（表面上看來像「無力」），當沒有受到限制的肌肉來遞補接管時，便會產生代償機制。肌肉無力與肌肉的力量無關，它的肇因反而是缺少精確的神經傳導，將訊息在對的時機點傳給對的肌群。動作因而變得僵硬不自然和無力。時間一久，這些不自然的動作就會成為長期的形式；這些形式全在任何的不舒服或疼痛之前就會出現了。

我們很容易將這些改變歸咎於老化，但事實上，變老不過代表你的長期脫水現象累積不少時日了。結締組織脫水才是很多負面效應的根源，並非老化造成的。所以你可以採取行動來逆轉這些症狀。只要重新補足結締組織的水分，就能迅速改善你的身體溝通傳輸、穩定和靈活度。

發炎的問題

一提到發炎紅腫，你或許會聯想到腫塊和傷口、泡泡眼，或者是皮膚發熱和發紅。雖然這些症狀一看就知道，但你知道這是什麼樣的發炎或它產生的原因嗎？

在修復和療癒過程中，急性發炎是非常精巧複雜和強大的環節。身體一有外傷，你的免疫系統就會派遣修復細胞、化學物質、血液和其他的液體大軍，保護並療癒受傷的組織。發炎（包括發紅、腫脹、僵硬和發熱）是即發性免疫反應的副產物。

所以當你扭傷腳踝、撞到頭、割傷或燙傷，或是被蜜蜂螫到，就會有急

性的發炎。此外，喝太多酒或是吃過飽的時候，同樣也會有發炎現象。這項生物的「管控和保護」反應是非常了不起的免疫反應。

　　但是，另一種不同的發炎型態在你沒察覺的情況下可能正在破壞你的關節，那就是慢性發炎。不管你的生活方式為何，它都會在任何年齡層影響你。與急性發炎不同的是，它的腫脹、僵硬和發熱都是隱隱發作，甚至讓你根本察覺不到。正因為隱隱發作，所以慢性發炎會被歸在很低的發炎等級。長期的結締組織脫水、關節錯位和發炎就會連袂而至。當結締組織有幾個區域脫水，張拉架構的作用會大打折扣，關節為了維持身體的直立和穩定漸漸地跟著錯位。錯位的關節會喪失關節空間和吸收衝擊的能力，所以不管你動或不動，都會讓關節容易受到過度的壓迫、摩擦和緊繃所影響。不斷重複的姿勢和動作就和一再揭傷疤的道理相同，並不能讓關節內和周圍的結締組織重新補足水分或修復；這會造成複雜的生物力學和化學的連鎖反應，當中產生的一項結果就是低發炎等級的慢性發炎。一切就這樣發生了，你甚至還沒意識到。我常說人體這個了不起的設計是祝福，也是詛咒。因為你一不留意身體眾多的不正，脫水和發炎的苦果就會不知不覺到來。

　　最後，慢性發炎和關節壓迫逐漸擴大，導致明顯的症狀出現。你會感覺僵硬、觸痛、腫脹、小疼痛，甚至到大疼痛。到了發現一處關節或身體部位有慢性發炎症狀的時候，其他部位勢必也有長期的關節錯位、結締組織脫水和發炎。調整姿勢、搓揉該部位、扭動關節讓它劈啪作響或是伸展，並無法提供長期的放鬆。隨著張拉架構和體態偏斜，就會波及身體其他部位，更多的症狀跟著出現。神經一受壓迫就會導致刺痛、麻木和疼痛。肌肉開始疲乏、緊繃和失衡就會造成痠痛、不靈活和疼痛。當結締組織脫水現象蔓延、神經的傳導減少，你的受傷風險便會提高。

　　像是史丹佛大學醫學院（Stanford University School of Medicine）做過的一些研究顯示，關節傷害的頭號原因並非壓迫或磨損和撕裂，而是慢性發炎。在關節內和周圍的慢性發炎組織會因為帶有混濁的化學物質和液體

而過熱、僵硬和腫脹。這些混濁的液體日積月累之下，破壞關節、骨頭、神經、肌腱、軟骨和韌帶。我想讓各位了解慢性發炎，因為根據美國疾病管制與預防中心（Centers for Diseas Control and Prevention）的報告顯示，有百分之五十的美國人在他們的一生中，會罹患退化性關節炎或骨關節炎（osteoarthritis）。美國疾病管制與預防中心在報告中也提到，骨關節炎在美國是慢性失能（chronic disability）的主因。當前的醫療無法治本，人工關節置換術（joint replacement）變成幾乎無法避免。再者，慢性發炎不單只是破壞關節，它也會在你的免疫系統和其他的健康部位大搞破壞，急劇加快老化過程。

　　MELT 療法會幫助中止慢性發炎，甚至能逆轉許多發炎效應。當你以 MELT 療法重新補足結締組織的水分，就能對付結締組織的脫水和發炎。而且，你不必搞清楚自己的關節到底哪裡錯位或壓迫，只要將結締組織視為一個整體，你整個身體的張拉架構自然會回復到比較正的位置。當結締組織系統含水，就能有效控管每天的張力和壓縮。

　　我見證過太多人使用 MELT 療法後，明顯改善他們的關節炎症狀，並再度變得有活力。假如你沒有慢性發炎，MELT 療法也可以讓它不會發生。你可以讓關節擺脫發炎，並強化身體的自然療癒能力，讓你無論幾歲，都能維持在最佳狀態。

體驗到健康與回春

　　結締組織脫水，甚至是長期細胞脫水和發炎，不必是你永久的問題。結締組織是非常棒又可以恢復的資源。結締組織的水合作用一經修復，就能改善全身的傳輸溝通、回復彈性和適應性，並重新調正關節和體態。新的科學發現，在結締組織上運用特定形式的按壓和牽拉，可以製造身體的再水合作用。這表示要補足結締組織系統的水分需要直接的手法治療介入，或者以

MELT 療法來說，經由刺激就會有類似手法治療的成效。想喚醒組織並刺激它們分泌和吸收新鮮的液體，你需要的只是正確的碰觸。擰乾一塊海棉，接著它就能吸進新鮮的液體，同理，你對結締組織周圍適度的施壓，便能釋放掉關節的壓迫。

　　要達到並維持健康含水的身體，關鍵在於「維護」。組織需要使用MELT 療法或其他的身體療法定期治療，再加上持續的水分攝取。從起床後開始，一整天採少量多次的飲水方式補充水分。當你開始 MELT 療法，並留意持續的水分攝取，你會幫助結締組織吸收這些液體，並將它傳送給其他細胞。重新補足結締組織的水分，你等於賦予自己療癒的能力和優質的健康——因為結締組織含水，身體的功能就會處在比較好的水準。活動起來不需要太費力，跳爬一段階梯、從椅子起身和坐下、在地板趴下又起來等動作，對你根本易如反掌。呼吸緩和、睡得很好、可以感覺到腦袋靈光、活躍和清晰。此外，消化和排出很輕鬆，皮膚看起來也明亮和柔嫩。你更可能體驗到健康回春的優質狀態。

　　來做 MELT 療法吧，重新補足結締組織的水分，對你的全身有很強大的效果。跟著 MELT 療法計畫，只要短短幾週，你可能就會舒服不少，這種感覺好過你長年的狀態，甚至你可能從來就沒有這麼舒服過。遵循 MELT 療法的規畫，改變你的身體和人生的力量其實唾手可得。

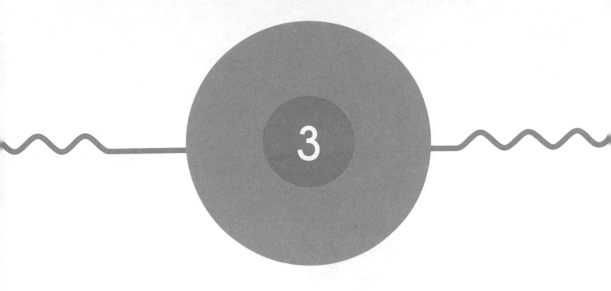

遺漏的連結——
神經筋膜系統

在我的治療工作方式轉成 MELT 療法的時候，我的客戶都體驗到結締組織重新補足水分後的驚人效果。他們很興奮，也想多了解一點。因此在二〇〇四年，我把他們集合到我教飛輪健身車和肌力訓練的俱樂部教室。

我非常熱切想把自己所學的一切分享出來。我講解學理的部分通常比技術教學花的時間還多；甚至還會帶幾條牛的筋膜到課堂展示講解。很快地，我教人家如何成功地自我治療疼痛這件事，經由口耳相傳，不久又有其他人來上課了。我高興得不得了。我從一個汗水淋漓、肌肉鍛鍊健身的達人，變成教人零疼痛生活和長壽的先鋒。

一年之後，班上的一位女學生說：「蘇，我通常很難入睡，半夜也會醒來。自從上了這堂課之後，很容易就入眠了，而且熟睡的時間比較久。妳覺得 MELT 療法是不是幫我睡得比較好呢？」

在我還沒答話之前，另一名女學生加入對話說：「妳知道嗎？我也睡得比較好了耶！通常我半夜都得爬起來上廁所，最近，已經可以一覺到天亮了。我一直沒辦法找到原因。或許原因就在這裡喔！」

第三位女學生也說：「我有氣喘，可是已經幾乎不像以前那樣常用吸入器了。我絕對相信是上了這堂課的緣故。」

我忍不住思考這幾個女學生說的話。在實際治療的工作中，對於這類型的長期毛病，我使用徒手神經治療技術都有成效。不過，那些技術和我在課堂教授的內容非常不同。隔天上另一個班級的課時，我問在場的人除了疼痛和體能表現改善之外，是否看到其他好處。所有人的話匣子立刻打開了，分享全部的驚人改善：

「我的胃灼熱已經沒那麼頻繁了。」

「我到下午不會覺得自己需要小睡片刻。」

「我的竇性頭痛不見了。」

「我的生理期疼痛幾乎不存在了。」

「老公說我的脾氣變好了，而且看起來似乎比較放鬆。」

有位女學員甚至說：「MELT 療法改變了我的人生。」

我非常驚訝。羅列大家覺得 MELT 療法有助益的清單，令人難以置信。發生了什麼事呢？

我教的技術重點在重新補足結締組織系統的水分。可是大家描述的改變共通點都是身體效能提升了，這部分是由神經系統主掌的。以一對一治療的方式，我是可以達到這類的改善，但這並非我極力想用的方式。之前是靠自己的手法刺激神經改變，現在我是否在不知不覺當中創了另一個技術達到這種改變呢？

當時，我認為結締組織系統和神經系統就像消化系統和骨骼系統，彼此

是獨立分開的；也沒有這兩個系統關聯性的研究。所以這些結締組織技術是如何幫助神經系統的調節呢？我一開始的理論是，透過結締組織補足水分的方式，可以改善情緒性姿勢和重複姿勢。恐懼、憤怒和悲傷等緊繃的情緒會造成特定明顯的姿勢、模樣和動作。當肢體語言成了慣性，它會導致結締組織脫水，而且狀況會和每天的重複模式一樣。

　　學生來上我的課，變得比較樂觀、有活力和願意敞開心房。他們的臉和肩膀看起來很放鬆；走起路來感覺上步伐比較雀躍。他們的情緒和肢體語言也有非常明顯的改善。然而，消除情緒性姿勢無法解釋結締組織補足水分後如何改善睡眠、消化和氣喘。況且，還有更進一步的明顯成效。也就是，他們的神經系統調節機能的運作更好了。

人體的調節器主掌一切

　　問十個神經學家神經系統是如何控管壓力或好的健康狀態，你可能會得到十種不同的解釋。最新的科學已經提出，神經系統中能夠影響壓力累積和良好健康狀態的關鍵部分，並非在大腦控制之下運作的。你昨晚睡得多好、心臟跳得多快、上次排便是何時，或新陳代謝看起來多慢……這些雖然你可以用想的，但控制這些機能可不能用大腦想的。好在你不必去想肝臟、眨眼頻率，或食物何時準備要從胃進入到腸道等五百種功能。這已超出思考本身所運作的範圍了。人體所有非自主性或說自動的機能全部由自律神經系統管控，該系統是透過複雜的化學、電和荷爾蒙協調結合達成此任務。

　　自律神經系統有三個子系統，在學理上的名稱為交感神經系統、副交感神經系統，以及近年來才被確認的腸神經系統。我稱它為調節的鐵三角，分別擔任壓力、復原和腸的調節器。當一個調節器缺席，就會影響其他兩個調節器，導致症狀產生。要讓機能好轉並擺脫症狀，你不能靠想的。你能做的是影響自律神經系統調節器的平衡，這樣身體的機能運作才會更有效率，慢

性症狀也會減少──如果你知道怎麼做。

　　MELT 療法是達到此效果的工具。我想讓各位了解 MELT 療法重新平衡神經系統的層面，讓你了解為何它辦得到。我會簡化自己對身體調節系統的學理知識和經驗理解，讓你知道為何 MELT 療法的技術可以在消除慢性疼痛之外，更進一步改造你的健康狀態。

　　壓力和復原調節器運作起來就像一座蹺蹺板。兩者相互合作，透過微調大部分的身體生命機能的方式，幫助身體維持內在平衡。在你沒有察覺或控制之下，這種交替拉鋸運作隨時都在發生。通常，談壓力調節器就會提到「戰、逃或凍結反應」，因為此調節器會在承受劇烈壓力期間特別賣力運作。假使你必須閃開一輛直駛而來的汽車，這個壓力調節器會突然提高腎上腺素和身體的機能，像是心跳率、發汗、呼吸和瞳孔放大。一旦你安全了，復原調節器會調節以上的機能回到正常狀態，將身體帶回平衡。

　　我發現觸動壓力調節器的狀況範圍很廣，不單只有劇烈或創傷壓力。比方說，開車、運動、爬樓梯、看電視、吸一口氣、和人對話、種花、過馬路或上課學習等，壓力調節器對任何進入的訊息都會起反應。以上每一個活動全需要調節器微調你的內在系統。拉鋸效應（seesaw effect）就在你無意識控制下出現。

　　雖然「壓力」經常被認為應該緩和或避免，但壓力本身未必是壞事。你的身體將壓力看作訊息或動作，必須給予回應。此時，復原調節器回應壓力調節器的調整方式，就是將身體回歸平衡，並在必要時啟動修復機制。壓力和復原調節器就這樣以二十四小時無休的微調方式，不斷相互反應。壓力調節器主要在你清醒的時間處於優勢，復原調節器主要在睡眠期間位居優勢。雖然復原調節器也會在你清醒時盡到一點修復和療癒責任，但人體大部分的療癒和修復會在你入睡時產生。

　　所以，想擁有精神飽滿、活躍、年輕的外表和精力，最重要的方法之一就是充足的睡眠。在快速動眼期（REM, Rapid Eye Movement）的睡眠中，復

原調節器正忙著監控器官療癒、化學和荷爾蒙平衡，以及細胞修復。

　　腸神經系統，這個自律神經系統的第三個調節器，很少人認識它；我稱它為「腸調節器」，主要管理腸道和消化作用的一切。人體無論你為它攝取什麼東西，它都能處理，這一點其實很了不起。消化作用在機械、化學和吸收的處理過程中重度仰賴液體。液體會讓食物被消化、營養被吸收並傳輸到血管，並把廢棄物帶離身體。這個高度複雜的系統有很多部分更不只具備像汽車一樣的運輸功能。腸調節器接收到的訊息介入很少來自大腦，反而是結締組織系統提供一個網路，做器官對器官的傳輸溝通。就像大腦一樣，腸道也有自己的神經傳導物質。事實上，腸道的神經傳導物質數量比大腦還多。腸道也會分泌化學物質和荷爾蒙，讓三個調節器使用，例如：血清素、腎上腺素和睪固酮。

○ 調節有效運作時

　　如果自主神經系統調節有效運作，所有的調節器都會以最不費力的方式執行任務。每一個調節器根據各自執掌的時間進退運轉，並在必要時調節身體的機能。復原調節器輔助你能夠入睡、熟睡，以及醒來時已經得到充分的休息。還有在睡覺時，身體會自我修復。腸的調節器會管理好你的消化作用，讓你的排泄不會有困難。壓力調節器會配合每一個情境所面臨的壓力做適度的反應，然後復原調節器會將身體回歸到平衡。

　　在有效運作狀態之下，拉鋸效應始終會以最不費力的方式回歸平衡。你的精力一整天都是充沛的，而且輕輕鬆鬆就能搞定艱難的處境。此外，就算做了一些挑戰調節器的事，像是吃加工食品、喝太多酒、遭遇困境、坐一整天或睡眠不足，這三個調節器仍舊可以不斷進行調整，將身體帶回平衡狀態。如果這些挑戰只存在一天左右，你的調節器在沒有訊號、症狀，或者說在你毫無意識間會有效率地將你恢復平衡。一直處在這種狀態不是很棒嗎？

◎ 調節失去效能時

　　這些挑戰持續的時間一久，便會抑制調節器充分將身體回歸平衡的能力。當你不讓每一個調節器在自己的時間內主導時，也是在挑戰你的調節器。運動或上床睡覺時肚子還撐飽的，或者筋疲力盡了還繼續工作，這時你的所有調節器全都無法好好執行它們的工作。

　　想想你為了釋放一天壓力所做的一些事——攝取咖啡因、吃甜食或大餐、喝酒、吸食消遣用毒品，以及無止盡地看電視或上網。太接近睡覺時間做這些活動，會讓你的壓力調節器在該放鬆的時候仍然很活躍。睡覺的時候，亮光、噪音、寵物、小孩和其他的擾亂源會讓復原調節器無法待在自己該執守與監督修復的時間。這些調節器的關係如此緊密，所以當中有一個調節器不斷受到挑戰，彼此間的關係就會開始失衡。晚上睡不好，復原調節器無法做好修復複雜腸道系統的工作，導致日復一日的腸道不適，又干擾你擁有充分和恢復精神的睡眠能力。面對工作和家庭要兩面兼顧，或經常「蠟燭兩頭燒」的高度壓力會引起壓力調節器過度亢奮，影響腸道和睡眠品質。

　　說再多次都不夠的金科玉律就是：養精蓄銳的睡眠至上。如果復原調節器沒有足夠的時間或水分做完整的修復、補充和療癒，你的身體在隔天一開始就會積壓一堆壓力。時間一久，整個調節系統開始失去效能；調節本身失去效能會不斷啟動壓力調節器，一步步把你帶離平衡。這種失去效能狀態需要損耗更多的力氣和能量，而且你的適應和反應的自律能力會降低。器官、肌肉、大腦、結締組織和調節器運作得愈來愈吃力，就算你當下沒做什麼事，也依然如此。這就像汽車打空檔的時候，你還一直踩油門。在你甚至還沒發現一切正在發生時，它會慢慢磨耗身體的每一個系統和能源。這時調節系統必須安排哪一個機能要得到注意和能量的優先順序，它會優先選擇監控你的生命機能，像是心跳率和呼吸，而不是毛髮生長和肌肉修復。這會讓你看起來比較老，並感覺疲憊。

這項優先機制是一種「保護模式」，確保所有的調節器擁有足夠的能量和液體來監控和修復你的生命機能。保護模式狀態就像你的電腦必須在安全模式下執行訊息傳遞。電腦沒有當機，它只是執行得比較慢，你也無法進入所有的程式。然而，人體不像電腦，你根本不知道這個保護模式已經在執行，而且剛開始也沒有任何預警訊號或症狀。司空見慣的症狀包括：下午忍不住打呵欠、脹氣或胃灼熱、腦袋不清、浮腫、皮膚或頭髮乾燥、焦慮、運動時肌肉疲勞……以上全是調節失去效能的訊號。它們都是隱約浮現的訊號；剛開始發現這些症狀時，如果重新補足結締組織的水分，你可以在短期間內扭轉狀態。

只是，我們經常將這些症狀視為正常與暫時的不便，然後繼續放著不管。此時，調節機制處在保護模式，你的腸道無法有效處理食物或排除，細胞修復也很慢。這些機制處理的速度變慢，導致體內累積過多的廢棄物。身體必須把廢棄物存在某個地方，而「某個地方」指的是你的結締組織。廢棄物傾卸到結締組織系統，堆起來就像淤積區，造成結締組織變混濁與脫水。

◎ 卡住的壓力

我稱這個淤積且脫水的結締組織為「卡住的壓力」（stuck stress）。卡住的壓力累積下來導致結締組織系統的液體流動和支撐環境更少。不足的液體製造腸道負面連鎖效應之際，結締組織的再水合作用會復原腸道的能力，腸道在有效運作下會供燃料給身體，你就會有力氣做自己喜愛的事。再水合作用也會逆轉你的復原系統。結締組織擁有足夠的液體，對睡眠品質和日常修復至關重要。修復和療癒能力十分倚賴所有的細胞能夠吸收健康液體、營養，並排出廢棄物。當細胞周遭的環境淤積混濁時，細胞會自我圍封，抗拒吸收。這會造成細胞不可能更新——不更新，細胞只有死亡。

細胞更新才會讓你看起來與感覺年輕。營養和液體吸收不足，細胞無

法更新，皺紋、老人斑和皮膚鬆弛等老化訊號隨之出現。但是，破壞的效應不僅僅在外貌的呈現。細胞更新慢會增加骨質和肌肉的流失、削弱器官的機能、阻礙免疫反應和降低新陳代謝。我看過很多年齡層和健康狀態的人，一經再水合作用後改善這些現象。

　　我發現，調節器和結締組織系統之間息息相關，就和各調節器相互間的關係一樣。當調節器失衡，結締組織系統就脫水，反之亦然。卡住的壓力或調節失去效能，誰先誰後並不重要，它們始終是共存的。此外，健康或不健康的生活方式、好動或不動等是否軋一腳參與兩者失衡的催化，這也不重要。它都會在所有人的身上發生，因為我們不了解原來調節器可以重新平衡、結締組織的水分能補足。我接下來會說明運用簡單有效的方式達到這兩項目的。

　　「卡住的壓力」累積的起因為日常活動，引發的因素包括：重複的動作、習慣性和情緒性的姿勢、情緒困擾、腸道不適，以及不良或阻塞的身體傳輸溝通……這些處處存在我們所有人的生活中。

　　不處理這些起因，我們的身體無法有效率地逐步強化，「卡住的壓力」也會堆積。經常來來去去的症狀現在會變成長期或更大的麻煩。你或許發現自己有體重增加、性欲低、慢性便祕、頭痛、疲勞、下背疼痛、濕疹、焦慮和失眠等症狀。有這些症狀的時候，代表背後有很重大的問題——但你往往只想要減輕症狀。或許你會透過藥物尋求單一症狀的緩解，但你是否知道——藥物在體內暫時的化學轉化會造成調節器更失衡，最後讓問題惡化。現在你可以學習減少「卡住的壓力」，幫助你的調節器重回平衡狀態。

⭕ 人體的穩定系統

　　我將人體結締組織和神經系統之間的連結稱為「自動導航器」（Autopilot），它不需要透過你的意識控制就能調節和穩定其他所有的身體

系統。「自動導航器」是支撐、保護、穩定和身體傳輸溝通的接收和調節系統。它有一項調節機能，就是在身體動靜轉移之間維持平衡和穩定，而且你連想都不用想，它每一天的每一秒就在執行這項任務。

　　與其解釋當中複雜的科學學理，倒不如我來打個比方：為了調節你的身體平衡，「自動導航器」運作起來會像一個「全球衛星定位系統」（GPS, Global Positioning System）。全球衛星定位系統追蹤裝置運用無線電波，將訊號從衛星傳到地面控制台標定自身的位置。為了提供你精確的方位訊息，全球衛星定位系統在多方衛星訊息傳輸上絕對要暢通無阻。

　　你的「自動導航器」就像全球衛星定位系統，永遠試圖找到身體的引力中心（center of gravity），它的位置就在骨盆的中心。「身體意識」的振動傳輸是無線電波訊號，身體的關節就是衛星。理論上，類似全球衛星定位系統的訊號會連續不斷從腳、頭、手指和當中的每一個關節傳輸到骨盆，這樣身體會知道本身位置與地心引力的對應關係。它能讓「自動導航器」支持和保護器官、神經、骨頭和關節。訊息傳送應該隨時都在運行，不管你是移動中、坐姿中，甚至是睡覺中。衛星訊號或感覺神經一旦有從結締組織脫水或發炎而來的靜止或不良的連結，你的「自動導航器」就必須以代償機制來維持身體直立。運作沒有效率的保護模式不知不覺中便會啟動。

解決之道

　　消除身體「卡住的壓力」，為什麼 MELT 療法這麼有用？ MELT 療法會影響你的復原調節器，讓它在你清醒時變成主導者，重新平衡調節器。然後，在你睡覺時，復原調節器可以運作得更有效率，善盡修復和療癒身體的任務。重新平衡壓力調節器和復原調節器自然而然會把腸調節器回歸平衡，改善整個調節機制。

　　我的客戶能夠見識到自己的症狀消除，這是因為他們終於根治症狀的元

凶，而不只是試圖壓制症狀。透過重新補足結締組織的水分，能幫助減輕整個神經系統中的壓力量，改善神經系統的自我調節能力。這會為身體帶來生機。當身體得到必要的支持，就能自我療癒。 MELT 療法重新平衡調節器，並幫全身系統仰賴的液體環境重新補足水分。有 MELT 療法，你也辦得到。

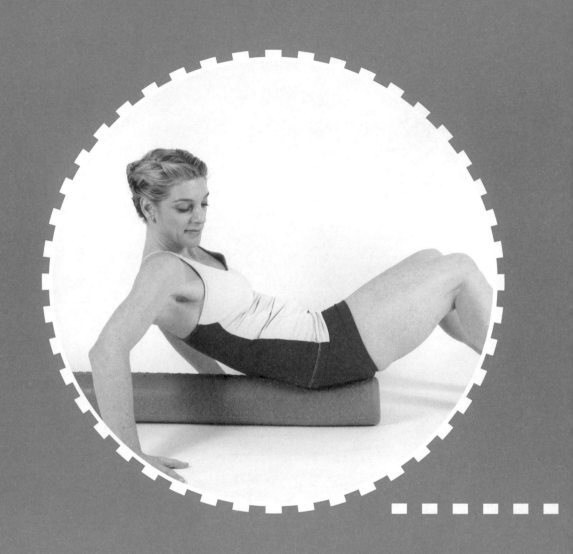

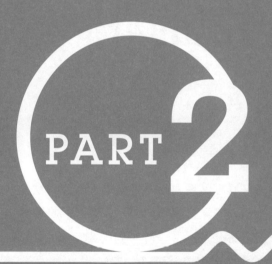

PART 2

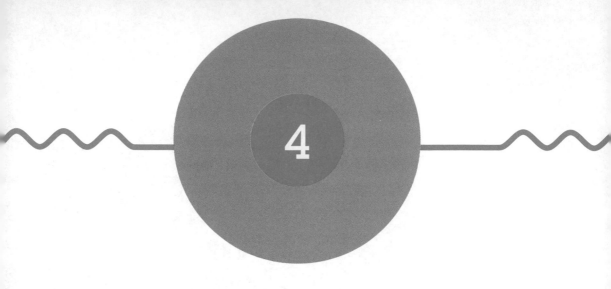

成為自己的身體治療者

你的人生、你的身體充滿壓力——也就是「卡住的壓力」。你明明心裡很清楚，因為也親眼見識到壓力如何在自己的身體顯現。衝勁（當你了解它時）的目的，是試圖減少、消除、對抗或管理你人生中的壓力。但它未必有用——你也知道的。現在，從另一個方向，你將學到擺脫疼痛和疲勞的關鍵。復原的核心在於將「卡住的壓力」從身體掃除。

「卡住的壓力」為何或如何會上身，並不重要。因為重複的動作和姿勢、焦慮、不良的睡眠或飲食、久坐不動的生活方式，或者老化、創傷、懷孕和手術等人生事件，全對神經筋膜系統有相同的影響，那就是：累積「卡住的壓力」。當壓力一累積，你的神經筋膜系統會被擊退出「有效率圈」（efficiency zone），或者我稱為的「輕鬆圈」（EZ Zone），然後全身會以表面上察覺不出的方式逐漸不中用。久而久之，睡覺時執行的每日修復和療

癒會最先開始減少。你或許還不曉得自己的身體運作正在失去效能，直到留意到症狀出現。

我發現在疼痛、症狀，甚至是身體運作失去效能出現之前，神經筋膜系統「卡住的壓力」累積會有四種全身性效應（systemic effects）：

▶ 結締組織脫水：身體的關節或器官會有部分或區域脫水。

▶ 壓迫：脖子和（或）下背會喪失關節空間。

▶ 神經核心失衡：失衡會出現在我稱為「神經核心」（NeuroCore）的結構上；它是負責全身的穩定和牢固，並保護生命機能。

▶ 身體意識短路：有效動作和平衡需要非自主的全身溝通傳輸系統，或者我稱的「身體意識」，此時當中的訊息傳遞會不準確。

這四種效應會讓身體不可能停留在輕鬆圈，而且出現時你也未必知道，結果全身開始運作沒效率，阻礙了每日身體修復、調整和療癒的能力。沒有能力修復，就是症狀出現的「根本」元凶。

這些症狀可能包括：

● 起床時就覺得僵硬和疼痛

● 發炎

● 睡不好

● 便祕

● 過重

● 缺乏精力

● 使力勞損

● 關節疼痛或腫脹

● 頭痛

● 浮腫

● 消化不良

● 皺紋

● 蜂窩組織

● 特別容易出意外事故

● 不良姿勢

● 平衡不好

● 小腹突出

● 動作不協調

● 很難坐得住

● 心神不寧

● 腿抽筋

● 抖腳（不寧腿）

● 肌肉僵硬、緊繃

● 關節鬆弛、過度變形

● 頭昏腦脹

● 焦慮

● 沮喪

● 注意力不集中

● 情緒陰晴不定

　　如果發覺自己有以上任何症狀，我想要你開始用新的角度來面對它們。你的症狀是「卡住的壓力」已經累積的訊號，代表你正遠離輕鬆圈，身體的運作已經沒有效率了。像便祕、下背痛和頭痛等症狀表面看來或許彼此沒什麼關聯，可是它們背後的起因全部有關聯，那就是「卡住的壓力」。當你處理累積的「卡住的壓力」，症狀會改善或消失。

　　要消除症狀和疼痛，你的身體必須處在輕鬆圈。你不能光靠運動、飲食、營養品、靜坐、手術修復或自行以藥物治療，然後就想讓疼痛或症狀變

不見。擺脫「卡住的壓力」並回到輕鬆圈，也不能用想的（除非你覺得自己可以用想的）。此外，治療症狀若是將重點放在壓制疼痛，或只用短暫緩解的方式，會更磨損你的身體，並導致「卡住的壓力」累積更多。我想把你努力的焦點從正在經歷的疼痛和任何症狀中轉移。透過 MELT 療法，並了解自己的身體渴望回到輕鬆圈，你會體驗到身體的立即改變。過去，身體每日的修復和療癒機制對於慢性疼痛和其他症狀無法做到長期的改善，現在它們有能力辦到了。 MELT 療法最棒的地方之一就是，你可以立刻感覺到當中的改變，而且是每次做 MELT 療法都有這種感覺。

MELT 療法的 4R 方程式

　　針對「卡住的壓力」造成的四種全身性效應， MELT 療法以4R來對治，分別是：重新連結（Reconnect）、重新平衡（Rebalance）、再水合（Rehydrate）與釋放（Release）。它們是 MELT 療法的自我療癒方程式。每一個程式中，運用不同的技術達到理想的效果。想達到最立即與持久的改變，4R是必要的處方，因此每次做 MELT 療法時，一定要讓這4R全部上場。

▶　重新連結技術，強化「身體意識」和身心的連結，這是身體每天修復和療癒機能的重要元素。你會學到如何不靠自己常用的感官，而是靠自己的「身體意識」自我檢測「卡住的壓力」和失能，以及追蹤自己的進展。重新連結技術也會幫助「自動導航器」重新取得身體引力中心的連結，改善全身的平衡。

▶　重新平衡技術，直接處理「神經核心」的穩定機制，改善全身的平衡、穩固和器官支撐。重新平衡技術所產生的改變是細水長流型的。

▶　再水合技術，恢復結締組織系統的流動狀態。這些技術會改善所有的關節、肌肉、器官、骨頭、細胞，以及身體張拉整體結構的環境。此外，

可以減輕關節的發炎，並提升每一個細胞的液體和營養吸收。

▶ 釋放技術，解除脖子、下背、脊椎關節、手和腳的壓力。關節重新獲得與留住關節空間，讓你年輕、行動自如與零疼痛。

　　MELT 療法4R方程式中的每一個R，一一對應解決四個全身性效應——結締組織脫水、壓迫、神經核心失衡、身體意識短路。做 MELT 療法，你不必是結締組織和神經系統科學的專家，甚至也不需要了解手法治療是什麼。你需要的只是 MELT 療法的4R方程式。

　　結締組織是一個無間隙連結的系統，包覆在所有的肌肉、骨頭、關節和器官的周圍，因此不管用什麼技術或自我療癒哪一個區域，你都可以為全身帶來改變。 MELT 療法會直接影響身體的系統，這一點是自我照護或醫療照護模式未必能達到的。在 MELT 療法之前，想達到這些治療效果只有透過持續且所費不貲的治療法，這些療法來自各個領域不同的治療師，像是針灸、結構整合法（structural integration）、按摩、整骨療法和顱薦骨療法。現在換成 MELT 療法，你就是負責幫自己重新補足結締組織水分和重新平衡神經系統的人。這一點和先前那些能達到效果的療法非常不同。

　　我將個人實際治療經驗中使用的多種模式也融入 MELT 自我療法的技術。 MELT 療法運用的大部分語言、概念和哲學源自一些手法治療或徒手身體治療的傳統，包括：里昂・柴托和茱蒂絲・迪蘭尼（Judith Delany）的神經肌肉療法、約翰・奧普雷則（John Upledger）的顱薦骨療法、艾達・羅夫的結構整合法、布魯諾・齊克利（Bruno Chikly）的淋巴引流療法（lymph drainage therapy），以及尚皮耶・巴洛（Jean-Pierre Barral）的內臟操作療法（visceral manipulation）。我會教各位如何當自己的非手觸療法的治療師。現在，身體的療癒由你來掌控。這樣想好了——你靠自己就能製造立即的轉變，讓身體更舒服，而且只要一天利用十分鐘，就這麼簡單。卸除身體累積的壓力，讓今天覺得很好過，然後你又可以對付明天必然出現的壓力。你為

身體製造的改變會徹底扭轉以往的觀點，你會明白原來自己可以幫身體達到健康、零疼痛的能耐竟然這麼大。再也不必等到有症狀和疼痛，才來照顧我們身上的失衡和運作失能了。

我很興奮，因為各位即將體驗到與生俱來的平衡和結構正位得到有力且立即的改變。到時候，你會知道這是自己正走在人生改變道路上的前兆，而它是你將 MELT 療法融入日常例行工作的甜頭。在前幾天或前幾個星期，你或許還會留意到其他的改變：

● 從事日常活動，身體覺得舒服多了。

● 行動變得比較不吃力，感覺起來更穩定與靈活。

● 感覺身體的重心比較穩固，且神清氣爽。

● 比較容易入睡，睡得也比較好。

● 起床時，精神比較好，而且擁有更多的活力撐一整天。

● 大小疼痛變少了，更感覺到整個人變幸福了。

繼續做 MELT 療法，能夠重新平衡神經系統調節器，回復結締組織系統的流動狀態。這會讓你的「自動導航器」回歸到輕鬆圈，每日的修復和療癒跟著啟動。通常達到這種效果要做兩星期至三星期，不過有些人可能只用短短數天，有些人也可能得花幾個月。全看你身上有多少「卡住的壓力」需要處理。我會要求各位至少試一個月，讓你天生的療癒機制回歸上陣。接下來的章節，我會列出自我療癒計畫的重點。

不管你現階段的健康狀態如何，MELT 療法會幫助你的身體調到更好。你可以天天做，但對於身體療癒的進度千萬不能急。操之過急，會對身體施加額外的壓力，對於療癒的能力只會適得其反。其實，無論天天做、每隔幾天做或一星期做三次，都能補強身體每日的修復和療癒機能。一旦起床後身體有能力療癒，你要對付的疼痛和「卡住的壓力」會愈來愈少。接著換每日修復的機能上陣處理其他的症狀。每個人的症狀累積和病史不同，所以症狀

平息的速度有多快，因人而異。想了解自己的修復和療癒機能執行成效，以及需要多久做一次 MELT 療法，你可以將症狀強度或發作次數降低當成評估標準。

MELT 療法要做的不是症狀或疾病的治療，而是幫助你的身體有能力自我療癒。最終目標是在疼痛和其他小毛病發作時，你不會受影響，而是反過來以 MELT 療法防患未然、牽制它們，活出健康、活躍與零疼痛的人生。

MELT 療法的方式

MELT 療法的方式非常簡單——你需要知道的只是人體非手觸療法的語言。MELT 療法最基本的單元是「MELT 動作」（MELT move）。一個動作，指的是利用軟滾筒將任一個4R技術用在人體部位或區域。一個「連續動作」（sequence），指的是結合兩個以上的4R方程式中的「MELT 動作」，做有結構的連續，達到特定效果。做任何 MELT 連續動作的前後，你都要做「重新連結」，自我檢測成效。「重新連結」是讓你和身體辨別做了重新平衡、再水合和釋放等技術後得到的立即改變，並讓你有動力繼續做下去。做MELT 療法時想製造持久的改變，勢必不能缺少在動作的前後階段做「重新連結」。

MELT 療法的藍圖計畫（map）結合一系列的「連續動作」，囊括全部的4R——重新連結、重新平衡、再水合和釋放，打造出完善的自我療癒。它代表每次你做 MELT 療法時，就是在處理「卡住的壓力」的四個效應，讓你可以進入輕鬆圈。MELT 的手部和足部治療（MELT Hand and Foot Treatment）是採球體的自我治療。它利用一個小球，將所有4R的技術用在手和腳。手部和足部的治療可以單獨做，或者搭配 MELT 療法的藍圖計畫。

第五章至第九章，你會學到每一個R的宗旨和技術，以及手部和腳部的治療。在每一個章節中，你會有機會一一學到重新連結、重新平衡、再水合

和釋放的幾個動作。到了下一部，會以一次學一個連續動作的方式，讓你開始進入 MELT 療法的實際練習。上路囉，準備成為人體非手觸療法的治療師，善用4R方程式達到身體持久的改變，然後進入輕鬆圈吧！

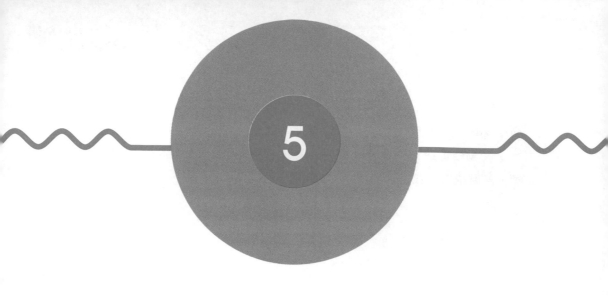

5

重新連結

在本章中，你會了解「重新連結」對你的身體可以發揮多大的力量。有些重新連結的地方，你或許也感覺到在身體裡已經中斷連結很多年了。當你覺得疼痛時，會傾向去做任何可以緩解的事，或者乾脆就服藥減輕你感受到的不適感。然而，想要減輕慢性疼痛，「自我覺知」是關鍵，可是在大多數（即使不是全部）治療慢性疼痛的方法中，一直遺漏它。學習如何辨識身體哪個部位正逐漸累積卡住的壓力，是成為非手觸治療工作者的重要環節。利用重新連結動作來檢測，是排除慢性疼痛與提升身體運作機能方式的第一步。提升覺知，是創造持久改變的關鍵。「重新連結」的動作也有助於身體的「自動導航器」重新取得與身體引力中心的連結，提升全身的平衡。

首先，我們會從「休息檢測」（Rest Assess）開始，你可以體驗第一次用自我檢測做「重新連結」的感覺。將來只要做MELT療法，用到的自我檢

測都是這一個動作。通常做自我檢測時，眼睛是閉上的，不過這是第一次做，所以你的眼睛可以張開看接下來的說明。

　　做這項檢測，你要用到的是身體的內在覺知，或者我說的「身體意識」。「身體意識」是不透過知覺意識去感覺身體位置和周圍環境關係的能力。它就是被忽略的第六識，重要性和其他五個感官意識不相上下。做這項檢測時，用「身體意識」得到一切的感覺，而不是去觸碰身體、觀看自己、擺弄或調整你的身體姿勢。

ⓞ 休息檢測

▶ 躺在地上，手和腳張開、放鬆，掌心朝上。呼吸，讓身體輕鬆與地板接觸。

▶ 留意身體有哪些區域與地板接觸，又有哪些區域沒有。有些區域會貼壓地板（像頭部），接著又換其他區域不會（像頸部），從頭到腳感覺你的身體怎樣形成一個波狀。閉上眼睛，只用到「身體意識」，你的這種感覺便會提升。

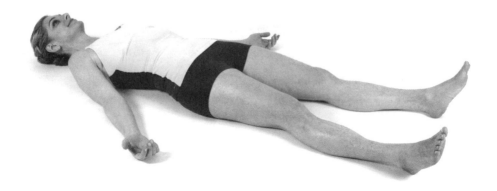

▶ 一旦感覺到身體碰觸與不碰觸地板的區域，我想要你有身體左邊和右邊的感覺。想像你將自己從頭至腳對分成左右兩半。留意身體是否有一邊的重量感覺比較貼地板，或者感覺一隻腳比另一隻腳長。記住，別調整你的身體姿勢或用眼睛觀看自己。使用你的內在覺知，才能夠學會提升「身體意識」，MELT 療法全部的自我檢測都需要這項意識。如果不確定自己感覺到什麼，記在心裡就好。這很正常，之後我會解釋原因。

▶ 現在閉上雙眼，試著感覺你的身體。記得感覺身體貼壓和不貼壓區域形成的波狀，並留意是否有哪一邊的貼壓感覺比較重，或者腳比較長。如果你感覺自己的身體從左到右好像不平衡，你就是抓到「自動導航器」失去運轉效能時的感覺。

　切記：「自動導航器」的功能之一就是在動靜之間調節身體的平衡與穩定。當你做「休息檢測」時，如果有一邊的貼壓感覺特別重，或者有一腳感覺比另一腳長，代表你的「自動導航器」已經失去與身體引力中心的清楚連結。結果，「自動導航器」必須運作，讓你依照它感覺到的一切去維持平衡位置，就算你人處在休息狀態也是如此。這很平常，但是當你的身體休息靜止時，「自動導航器」應該根本就不需要運作才是。就是不需要運作，才會稱為「休息」吧。

　大部分的人第一次做「自動導航器檢測」時，都會發現自己感覺上偏離了中心。如果不太確定自己到底感覺到什麼，代表你還很難只是用「身體意識」來覺察自己的感受。當你一直覺得這部分有障礙，你的「自動導航器」也是有障礙的。

　想更了解你的「身體意識」和「自動導航器」如何運作，我想讓你試另一個自我檢測。請先看說明，再做檢測。

◎ 身體掃瞄檢測（Body Scan Assess）

▶ 雙腳併攏站著，然後閉上雙眼。

▶ 以「身體意識」掃瞄你的雙腿。你的大腿肌肉緊嗎？你是不是正夾緊臀部呢？看自己是否能放鬆這些肌肉，然後身體依然維持筆直。

　　如果感覺到你的臀部和大腿肌肉是收緊的，代表你的「自動導航器」的運作正失去效能，所以身體就算執行簡單的任務也要使出很大的力。這些肌肉的使力時機原本應該是給身體的移動，而非維持站立不動。在你站直時，如果這些肌肉為了穩住，你得執行收緊任務，想像一下，換成身體移動時，它們必須多賣力運作呀。

　　以下是另一項站立檢測：「自動導航器」檢測。同樣地，先看說明再做檢測。

◎ 自動導航器檢測（Autopilot Assess）

▶ 身體站直，並閉上雙眼，十根腳趾頭上翹離地。維持翹腳趾頭姿勢，然後做三次深呼吸。

▶ 深吸一口氣，再呼一口氣，然後十根腳趾頭放下。留意自己有什麼感覺。

　　當你的腳趾頭貼回地板時，你是否留意到自己的身體重量前傾？如果是，代表你的「身體意識」正流失中，而且「自動導航器」也無法找到你的身體引力中心位置。因應代償機制，「自動導航器」將你的骨盆往前移動，這樣才能接收到訊息，得到頭部、肋骨和骨盆的位置與腳部的對應關係。

　　當「身體意識」薄弱，你或許會發現「自動導航器」必須更重度依賴視覺和觸覺。所以，從坐姿起身時你可能必須利用椅臂、每走一步路必須低頭看路，或者爬一段樓梯時必須抓著階梯扶手。這是身體運作失去效能的訊號，而且會讓人筋疲力盡。最後，你的關節會錯位、肌肉收縮開始延遲，然後代償機制會啟動，讓你容易受傷。

　　再做一次自動導航器檢測，這次張開你的眼睛。

▶　雙腳併攏，十根腳趾頭上翹離地，然後停住不動，做幾次呼吸。

▶　深吸一口氣，再呼一口氣，然後十根腳趾頭放下。留意自己有什麼感覺。

　　你可能會發現身體的偏倚少了，或完全不會偏倚。這是因為「自動導航器」用視覺當輔助。當你必須仰賴視覺，或者「自動導航器」找不到你的身體引力中心，你的行動開始會慢半拍、不穩定、僵硬和不自然（這時你可能也會注意到，年紀愈大，視覺能力不會更好）。

　　「自動導航器」之所以接收不良、失去身體引力中心和關節之間的連結，元凶在於「卡住的壓力」。結締組織和神經系統「卡住的壓力」會打斷身體引力中心和其餘部位的連結。儘管身體維持穩定和直立的能力不會喪失，但會喪失有效率執行這兩項任務的能力，它會耗盡你的精力。時間一久，你的下場就是脖子和下背壓迫和關節錯位，也會經常嘗到關節疼痛、筋疲力竭和焦慮之類的症狀。身體或許會感覺不協調，甚至最後受傷。

　　「自動導航器」必須在沒完沒了的代償機制或壓力狀態下調整穩定性，它就會開始影響身體其他所有的系統。如此一來，觸發身體感受到僵硬、關節痛、姿勢不正的元凶，就會開始引發看起來似乎八竿子打不著的小毛病，例如：中午疲勞、新陳代謝慢、易怒、容易饑餓和注意力渙散。更糟的是，白天你可能累得要命，可是當試圖想睡著時，又根本無法或者難以入眠。這

進而導致更多的問題，因為睡眠期正是「自動導航器」復原、修補與重新啟動身體的時候。缺乏修復體力的睡眠，你就會帶著更多卡住的壓力面對新的一天。

當你協助自己的「自動導航器」，將衛星歸位，幫它重新取得正確身體引力中心的覺知，整個身體的行動和機能運轉的效率便會提升。

沒有什麼體能運動或思考方式有辦法回歸「自動導航器」的效能。之所以辦不到的原因是，「自動導航器」是非自主性的系統。我要教你的是如何進入「自動導航器」，給它機會去重新拾回和身體引力中心的連結，改善自己的效能。我也會告訴你如何維持這種連結，並在不施壓力給神經系統之下增強你的「身體意識」。以檢測技術做「重新連結」，在 MELT 療法中是非常重要的環節，也是通向「自動導航器」的入口。為什麼呢？我想告訴你在 MELT 整套療法還沒成形之前，我是怎麼創出 MELT 檢測的故事。

有天，我幫一個非常擅長發問的客戶做療程，她叫琳恩（Lynn），本身有慢性頸部疼痛和嚴重顳顎關節（TMJ, temporomandibular joint）問題 [1]的下巴疼痛。在我進行標準的檢測過程中提到她的脊椎壓迫非常嚴重。她問我：「妳是怎麼知道的？可以讓我看妳感覺到什麼嗎？」

我把她的話視為機會和挑戰。有沒有什麼方法能讓她感覺或覺察到自己的脊椎狀態呢？如果有，或許她就能了解引發顳顎關節問題和慢性頸部疼痛的根本原因。

我想到一個法子。我要琳恩躺在地上，讓她的身體平貼在硬地板上。我想看她是否能同樣感覺到我在她身上感受到的姿勢不正。她會意識到自己的

1　顳顎關節（TMJ,temporomandibular joint）問題，指的是顎部關節或管理顎部功能肌肉所產生的疾病，會影響說話、進食、咀嚼、吞嚥，甚至呼吸。常見的TMJ症狀包括：頭痛、開闔嘴巴時發出輕脆細微的聲響、上下齒列咬合的方式突然改變、顎骨卡住或脫臼等。

背呈現大拱形嗎？她感覺得到自己有一邊肩膀整個貼陷在地面嗎？琳恩能留意到自己的身體偏一邊、不平衡嗎？我點出這些不平衡，然後用手幫她感覺到我的檢測。琳恩可以自己感覺到不正，於是了解到這些錯位的地方對她的頸部和下巴的影響。這是她頭一次明白我說她的下巴痛的根本原因不在下巴的意思。

　　我讓琳恩再回到療床，讓我做往常的徒手身體治療。療程結束後，我要她再躺回地板，看她能感覺到什麼。她喘口氣說：「哇！我感覺到差別了。」她覺得肩胛骨的位置比較對了，身體從一側到另一側對比下來也比較平衡了，而且呼吸順暢多了。接著她說：「蘇，我自己做的話，該怎樣才能讓這些改變持久呢？」

　　當下我的研究狂老毛病又發作了，我想要找到是否有任何方法讓我的客戶自己做技術，又能製造我的徒手身體治療達到的效果──不需要我親自動手。我將整個重心、時間、精力和擁有的一切全數傾注到這個新想法。每次自己實驗，就需要知道當中有什麼是有用的。我知道如何用自己的手和眼睛去檢測客戶，判定自己是否成功地重新平衡他們的神經系統調解、重新補足結締組織的水分，或者解開關節的壓迫。當時，沒有自我檢測是針對這些改變的，而且準確度也無法重現複製到和我掌握到的一樣精準。大部分的檢測焦點都擺在肌肉與骨骼系統。其他的檢測需要使用鏡子或照片，表示感官知覺可能扭曲結果，或者我在重新檢測時身體位置已經改變了。我不知道該如何反覆檢測，才能確定出當中是否有任何作法對我起治療效果。

　　嘗試調整許多健身檢測，以及身體和手法治療診斷後，我回到先前無意中和琳恩創造的檢測。我發現躺在地板上，可以輕易與精準地檢測我的身體錯位。地板和我的身體貼壓地板的方式，可以提供我一個靜態基線（static baseline），從當中做準確的對比。我當下茅塞頓開。後來我運用解剖學的零位參考點（reference point of anatomical zero）來感覺身體與地板的關係。這是理想人體關節正位的參考點，也是所有解剖模型的基準。

　　從來沒有人類的身體是在完美的解剖正位。理想正位不過就是——理想假設的概念罷了。然而，人的姿勢處在長期不正愈久，更多的疼痛和長期小毛病就會上身。若以完全放鬆的姿勢評估姿勢正位的改善狀況，我可以知道自己是否改變了一些負責關節正位的系統、結締組織和神經系統。

　　躺在地板變成我的基準檢測。我會躺在地板上，檢測自己的正位，然後使用不同道具試不同方法調整身體，再躺回地板看有何改變。這個方法很管用呢！我獲得的改變，和我幫客戶放鬆、改善他們健康和機能的成效一樣——而且我是幫自己做的。除了我的身體不正改善之外，我留意到整個人的感覺好多了，精力充沛，甚至整天面對來做身體治療的人，依然電力飽滿。我睡得更好了，運動健身後需要的恢復期變短了。整個人感覺更年輕，大家都會稱讚我每天的氣色很棒。

　　我是驚訝連連——而且簡直驚呆了。我真不敢相信自己竟然可以用一種全新的方式，創出某個有潛力幫大家自助的辦法。在還不明白這些改變是怎麼發生時，我對身體的療癒能力實在太敬畏了。我要怎麼向人解釋它呢？他們會說什麼呢？就算心中仍充滿疑惑和自我懷疑，我知道不能藏私。於是，我把自己想出來的一些基本技術謹慎地展示給琳恩和幾個客戶看，想知道對他們是否管用。我想看他們能否感覺到自己身體的轉變，所以要他們也做自我檢測。

　　這項展示對我而言是一連串全新的考驗。我花很多年研究解剖學，而且用我的手做過上百名客戶，體會到的解剖學知識甚至更多。躺在地板上比對做自我療癒前後階段的感覺差別，我完全可以不費吹灰之力就用我對人體的知識體會出來。現在，我必須用口頭說明將它清楚講出來。

　　我嘗試教客戶解剖學，這樣他們可以用解剖學標的位置（anatomical landmarks）檢測自己的姿勢。但不是太順利。要求客戶一會兒評估自己的骨盆位置和胸腔，一會兒又檢測自己的頸彎曲（cervical curve），真的太多了！他們的眼神呆滯，而且檢測花去一半以上的療程時間。於是我問自己：

「如果客戶不懂什麼解剖學標的位置，我該怎樣解釋理想的正位呢？我該怎麼做才能讓檢測簡單和一致呢？」

　　我決定採用全身整體療法（whole body approach）的概念。我注意到當我躺在地板上時，身體各個區域之間有重、有輕，感覺像波狀的呈現。與其用解剖學解釋，我開始改用身體區域來說明，像是應該會貼壓在地板的區域就稱「團塊」（masses），沒貼壓地板的區域稱為「空隙」（spaces）。運用「團塊和空隙」模式簡單描述理想的身體正位，這樣我的客戶就能依我說的對應關係去比對自己的感覺。

　　我花了一年以上的時間琢磨這項簡單的自我檢測，然後成為我現在說的「休息檢測」。 MELT 療法的語言就在這時候開始出現。在這段過程中，關於「休息檢測」也有了新的發現。我開始整理客戶感覺到的身體不正的資料，然後發覺當中有共通的失衡狀態。於是我開始把這些失衡狀態放入「休息檢測」的說明部分，作為對照理想正位的額外比對。我發覺檢測身體左右兩邊的對稱，可以評估「自動導航器」是否能讀到我身體真正的引力中心位置。它現在或許聽起來很容易，但在當時可是很不得了的發現。不用手或眼睛來評估「團塊和空隙部位」與「自動導航器」，變成自我檢測的重要核心。這個過程需要更講求內在層面，同時也要更講求外在的如實呈現。我開始教大家只用自己的內在覺知，或說「身體意識」做自我檢測。

　　開始在團體課教 MELT 療法時，我開始發覺「休息檢測」真正令人懾服的地方。在課程一結束時，全班幾十個學員躺在地板上，我一整個看下來，發現他們在身體正位和全身舒緩上有顯著的改變。我簡直不敢相信眼前所見，更令人難以置信的是，我親耳聽到他們說可以覺察到（和清楚講出）這些改變。我見證到的一切超乎想像。頭一次看到成果，我心中的驚訝、開心、興奮和得意真是難以言喻。令我驚奇的是，每結束一個班級的課程，得到的成果回報都是如此。更興奮的是，我可以幫別人以自助的方式創造改變──完全不需要我來按壓了。

　　現在換你來做這整套的「休息檢測」，評估一下自己身上卡住的壓力吧！身體有三個部位，是卡住的壓力最喜歡存在的地方：肩胛帶、橫膈膜和骨盆。不靠視覺判斷，改用「身體意識」，你就能以一次一個部位的方式體會到身上有卡住壓力的感受。

　　檢測每一個部位時，躺在地上，掌心朝上，手和腳張開。做幾次呼吸，眼睛張開或閉上均可，然後開始感受你的身體。

○ 檢測上半身卡住的壓力

　　上半身卡住的壓力（或者說肩胛帶上卡住的壓力）會直接讓頭部、手臂和肋骨的位置走樣。

　　在靜止不動之下，感覺一下你的頭部、手臂和軀幹。利用「身體意識」留意你是否感受到：頭部往後傾，或者頭部擱放的位置偏離身體中心線？一邊的手臂比另一邊更沉重？還是感覺到整個上半身的重量全在肩胛骨上，而不是背部的中段（也就是女性穿內衣時的鋼圈部位）重壓在地板上？如果你感受到上述一種以上的不平衡，就代表你已經辨識出上半身卡住的壓力，尤其是肩胛帶上卡住的壓力。

　　再來試著做做看另一種檢測的動作：輕輕向左右轉動頭部，如果你發現頭轉向其中一邊的幅度，大於轉向另一邊的幅度；或在轉動時感覺肌肉緊繃甚至會痛；又或是一邊轉頭、你的肩膀會一邊跟著動或聳起來，有這些情況都表示你辨識出卡在肩部的壓力了。

○ 檢測橫膈膜卡住的壓力

　　橫膈膜上卡住的壓力會直接讓下背曲線的尺寸和外形變樣。

　　留意你下背的空隙。按理說，下背的曲線就是對應肚臍的後背位置下的一個小而明顯的空隙。不需要去碰觸你的下背，但如果有必要碰觸身體，那

就將手指放在肚臍上，然後留意下背曲線的終止點是否在肚臍的對應位置。

如果曲線的位置感覺上明顯高於肚臍的對應位置，那就是橫膈膜有卡住壓力的徵兆。

暫停動作，做一次呼吸。是否感覺到呼吸不順或受限？如果是，這也是橫膈膜有卡住壓力的另一個徵兆。

◎ 檢測骨盆卡住的壓力

骨盆上卡住的壓力會直接讓骨盆和雙腳的位置走樣。

將注意力帶到你的下半身。骨盆上有卡住的壓力時會有幾個徵兆：你有留意到自己感覺上是尾骨碰觸到地板，而不是臀部兩瓣嗎（或者覺得有一邊的臀瓣比另一邊更緊貼地板）？此外，卡住的壓力還有另一個常見的徵兆，就是有一腳或兩腳的大腿處並未貼壓在地板上。你也要留意到雙腳膝蓋是否碰觸到地板、小腿肚是否感覺輕貼地板或偏轉，以及腳尖除了朝向東北或東西方（像V字型）之外感覺上好像是朝任意方向。這些全是骨盆上有卡住壓力的徵兆。

◎ 檢測自動導航器

將身體分成左邊和右邊，感覺一下身體是否有一邊的重量比較貼地板，或者感覺一隻腳比另一隻腳長。如果覺察到這種不均衡的感受，就代表你已經辨識出「自動導航器」沒有效能了。

團塊和空隙部位

想更了解自己到底檢測到什麼，可以把你的身體想成連續的「團塊」和「空隙」。此兩者之間的關係形成了理想的身體正位。身體主要的「團塊」

部位是頭部、胸腔（rib cage）和骨盆；主要的「空隙」部位是頸部、腹部或下背曲線（belly/low back curve）。（雖然每一根胸腔肋骨間有很關鍵的空隙，但我還是把胸腔列為「團塊」）。從手臂和腿來看的話，骨頭的部位（例如：大腿和上臂）為「團塊」；關節的部位（例如：膝蓋和手腕）即為「空隙」。重複的動作和姿勢、老化會導致身體「團塊」之間的「空隙」喪失，於是產生壓迫和錯位。這會對關節施壓，引發疼痛和發炎。

當你的動作或姿勢造成任何兩個「團塊」彼此太緊密時，它們之間的「空隙」就會受到擠壓，而身體架構中有另一個「空隙」隨之加大。這種情形隨時都有，比方說，你的腰側彎時，有一邊的肋骨會比較接近骨盆，相對地另一邊就會離骨盆較遠。「自動導航器」會調節這個平衡作用，盡可能以最省力的方式，保護器官、維持身體的直立，並一一平衡與穩定每個「團塊」和「空隙」。

重複的動作和姿勢會導致長期的「空隙」擠壓與「團塊」錯位。當你單肩背重物、站三七步，或為了減輕疼痛讓身體維持在特定姿勢，「空隙」都會受到擠壓，致使「團塊」移位來讓身體維持直立。久而久之，這些暫時性代償作用變成「自動導航器」調整全身平衡與正位的固定工作之一。然而，代償機制充其量只是暫時修復。日積月累下，脖子和下背彎曲適應了你的重複動作和姿勢，最後因為脊椎盤和其他關節受到壓迫，疼痛便出現了。

想想坐在電腦前方，身體如何去適應你的這個姿勢。骨盆內縮後傾、肋骨形成圓背（round back）、肩膀呈圓肩前傾，然後頭部前傾。一次幾小時下來，「自動導航器」必須支撐著這個姿勢。然後你起身，雖然不再是坐在桌子前的姿勢，但你的骨盆始終呈骨盆內縮後傾狀態、背是駝的，肩膀也會是圓肩。當你步出大門，頭部往往比身體還早一步通過門。

每次做 MELT 療法時，你會用到「休息檢測」感測「團塊」和「空隙」的靜止狀態。「團塊」和「空隙」也被用來當作所有技術的參考點，判斷正確的身體姿勢和位置。

「理想正位」與「自動導航器」

人體科學定義所謂的「理想正位」是指：「所有的關節都處在正中位置時」。如果關節正位，關節就能以最大範圍的活動度做任何動作，而且極少有壓迫與代價作用。你的「自動導航器」永遠得出的感覺也都是最有效能的合適正位。不過，日積月累下的重複動作和姿勢會導致「自動導航器」將感覺到的「偏移理想正位」當成標準的位置。

「休息檢測」提供一個「檢查內在」的機會，利用「團塊」和「空隙」評估你當下體態與理想正位的關係。「休息檢測」能夠重新連結身體失衡或不在理想正位的地方。人的身體都希望處在平衡與有效能的狀態，這種渴望是我們內在與生俱來的。當你用「身體意識」去找出自己的錯位和失衡，「自動導航器」會暫停，然後接收到調整、連結與環視周遭的訊號。此時，你的「自動導航器」開始留意到自己長期以代價作用不斷試圖調節身體的平衡。它會檢查本身偵測器的一切部位，然後確實掃瞄全身和全身系統。接下來，重新平衡、再水合和釋放技術就能幫助你恢復更好的正位和調節。

「休息檢測」也讓你有機會去意識到並處理隱伏的疼痛前訊號，在疼痛和其他症狀發作之前防患未然，將身體回歸平衡。這種進入與恢復「自動導航器」正位調節的能力是一項新發現，它也是治療介入方式中一直遺漏的環節。

常見的失衡

雖然「理想正位」是很實用的參考點，但沒有一個人的身體是處在理想正位上的。日常重複的動作不斷讓水分流失，造成卡住的壓力，進而製造身體的失衡。

我的工作接觸到數千人，我發覺身體失衡就算不是絕大多數人有，但仍是許多人的問題。這些常見的失衡也會變成很寶貴的參考點，因為它們指引

我一條途徑去協助大家體會自身當下的感受，如此一來，就能夠意識到自己身上卡住的壓力。

這些常見的失衡會出現在身體的三個部位，也是卡住的壓力最普遍存在之處——肩胛帶、橫膈膜和骨盆。前文我也提到這些部位就是卡住的壓力最喜歡存在的地方。

按照以下表格，你可以看到如果這些部位沒有卡住的壓力會有何感覺，以及當卡住的壓力存在時，你可能會感受到的失衡為何。

	理想正位	常見的失衡
卡住的壓力在肩胛帶部位	頭部擱放之處居於中心位置，也就是對應鼻梁的後腦杓位置。雙手的手臂平均貼在地板上。軀幹最貼壓地面的部位是中段的肋骨壁（女性穿內衣時的鋼圈位置）。頭部輕易就能由左側轉至右側。	頭部感覺往後傾或偏離中心位置。雙手的手臂貼壓地板的重量感覺不平均。軀幹貼壓在地板的部位感覺是在肩胛帶，或者背部上三分之一的區域。頭部由左側轉至右側時，感覺活動範圍受限或疼痛。
卡住的壓力在橫膈膜部位	你會感覺到在對應肚臍的後背處與骨盆之間有一個小而明顯的空隙。	你會感覺到在對應肚臍上方的後背中段呈拱形，或者覺得下背完全沒有曲線。
卡住的壓力在骨盆部位	感覺上似乎是兩側臀瓣貼壓在地板上，而且兩邊貼壓在地板上的重量很平均。兩腳的大腿後側感覺貼壓在地板上的重量很平均。雙膝離地的感覺是平均的。小腿肚貼地的感覺是平均的。雙腳腳踝感覺是離地的。腳後跟貼地，雙腳趾尖呈 V 字形，朝向天花板與牆壁交界處。	你會感覺尾骨貼壓在地板上的重量比臀瓣還重，或者兩側臀瓣貼壓在地板上的重量不平均。你沒感覺到一腳或兩腳的大腿後側貼壓在地板上。雙膝的後側感覺似乎是貼壓在地板上。小腿肚貼壓在地板上的感覺不平均，或者離地。雙腳腳踝感覺是貼地的。腳掌朝向屋內任何一方，或是直挺的。

工作中持續與人接觸時，我開始認識到上述的失衡幾乎所有人都會有的四種。每個有疼痛問題的客戶，也至少會有兩種；而我根本不必碰觸這些客戶的身體，他們就能感覺到這些失衡。就算有人說他們沒有慢性疼痛，但還是會有以下四種常見的失衡：

- 感覺上背貼壓在地板的部位是在肩胛帶，或者背部上三分之一的區域。
- 感覺後背中段有極明顯的拱形，而下背完全沒有曲線。
- 感覺是尾骨接觸地板，而不是兩側臀瓣平均地貼壓在地板上。
- 感覺雙腳大腿的後側是離地的。

如果不處理，這些失衡就會導致脊椎的壓迫與不正，進而會轉為慢性疼痛和其他毛病。藉由辨識這些失衡，你可以開始排除它們，如此一來，失衡就不會累積，也不會造成經年累月的疼痛。

再次試著做「休息檢測」，只不過這次要針對四個最常見的失衡來檢測身體，了解一下這些特別事項你到底感受到幾個。

○ 休息檢測

▶ 躺在地上，手和腳伸直、放鬆，掌心朝上。做一次呼吸，讓身體輕鬆與地板接觸。

▶ 檢測肩胛帶上卡住的壓力。你感覺上半身貼壓在地板上重量最重的部位是肩胛帶，並非在肋骨架的中段？

▶ 檢測橫膈膜上卡住的壓力。你感覺下背曲線比中背曲線大？

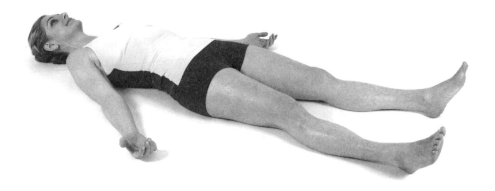

▶ 檢測骨盆上卡住的壓力。你感覺骨盆部位是尾骨比較重壓地板，而不是兩側臀瓣？雙腳大腿後側貼壓在地板上的重量不平均，或者完全是離地的？

▶ 一旦留意到上述事項的任何一個，你就已經開始體會到身體有卡住的壓力時會有何種感受。

動作前後階段的「重新連結」

邁向零疼痛、平衡健康的道路，起點就在「重新連結」，因為它能讓MELT 療法的其他3R發揮所長。為了在「自動導航器」創造持久的改變、對治「卡住的壓力」所產生的四個效應（結締組織脫水、壓迫、神經核心失衡和身體意識短路），做任何系列的 MELT 動作之前與之後，你都必須檢測自己當下的身體狀態。 MELT 療法的標準程序就是：在每一個連續動作的前後階段做「重新連結」。別忘了，想了解該執行哪一個 MELT 動作，你必須跟著 MELT 療法的藍圖計畫——特定為了達到一種理想成果所結合的一系列連續動作。 MELT療法的藍圖計畫始終囊括所有的4R。接下來的章節，我會搭配特定的 MELT 動作教你更多的技術。

在任何的 MELT 藍圖計畫中，每一個連續動作的前後都需要「重新連

結」。一開始，它會讓你了解自己執行動作的正確度。你可以詳細記錄自己的改變，追蹤進展。感受到任何正向的改變，都是結締組織和神經系統起反應、「卡住的壓力」釋放、調節器正重新平衡的訊號。不過，檢測的目的不僅僅是為了動作前後階段的比對。在檢測並有意識地覺察到你所做的改變時，「自動導航器」會重新設定到更有效能與平衡的狀態，它連結到的身體引力中心會更精準和完美。神經系統的壓力舒緩，身心的傳輸溝通與連結跟著增強。感覺就彷彿你積極介入改善，然後讓你的「自動導航器」重新校準一般。另一個深層的作用也產生了：復原調節器有機會在你清醒的時候主導控制──對你的短期和長期健康特別有助益。

不需要靠捲尺、鏡子或任何外物，你要的只是「身體意識」和簡單的 MELT 療法檢測。使用「身體意識」或內在覺知來檢測身體當下的狀態，以及自己是否有「卡住的壓力」所產生的四種效應的常見訊號。缺乏良好的「身體意識」，你的「自動導航器」就無法維持身體的平衡和穩定。有覺知地善用「身體意識」作為檢測的工具，你根本不需要想方設法就能夠提升它的機能。想要遠離並隔絕疼痛，然後維持身體健康，這種檢測方法是非常重要的部分。每做一次檢測，你會認識到個人獨一無二的結構全況、發覺需要你關注的地方、連結你的調節系統、追蹤進度並增強你的身心連結。

記住，身體所有的系統全靠「自動導航器」相互連結、支持、監控和調節。連結「自動導航器」，你會在清醒時啟動身體的療癒機制。務必要將「重新連結」永遠當成 MELT 自我照護程序的一部分。少了這個環節，若想要恢復自律神經系統與結締組織系統的連結、處理「卡住的壓力」效應的主因，你會喪失良機。

檢測也是掌握疼痛前和症狀前訊號的工具。你不再需要被動或單純回應在自己身上的毛病，而是採取防微杜漸的方式照顧自己和身體，在疼痛尚未發作之前做正向的改變。成為非手觸療法治療師的重要任務就是：學會自我檢測，了解如何以4R達到身體持久的改變。

　　我相信，以「身體意識」做的自我檢測勢必是任何神經筋膜治療的共通定律之一。就我目前的認知，MELT 療法提出的「自動導航器」自我檢測的技術算是最佳的。

○ 為何動作的前後階段要做「重新連結」

　　每一個連續動作前後做「重新連結」的重要性，我是在工作室和琳恩做完第一次檢測後的幾年才發現的。有一位和我學 MELT 療法技術的學生來告訴我：「我發覺做 MELT 療法一陣子後，它就無法完全發揮作用，或者持久了。」

　　我問他：「你說的無法發揮作用是指什麼？你檢測時，沒感覺到改變嗎？」

　　他回答我：「這個嘛……我已經知道它的好處是什麼了，所以也沒再確實做檢測了。」

　　我也沒真的預先想過自己接下來該說什麼就回他說：「嗯……如果你不做檢測，怎麼會知道它是否發揮作用，然後評估當中的改變呢？重點不在於你知道或感覺到改變，而是你的自律神經系統能意識到改變。你想要連結無念的本我（non-thinking self），傳達想幫助自己的企圖。可是如果你不停下來，讓『自動導航器』去偵測身體的失衡，身體要如何徹底明白你正在為它做的一切呢？」

　　我發現自己先前從來沒有將「檢測」的重要性講得這麼清晰明白。這番話實在太有道理了。如果每一個連續動作的前後階段不做「重新連結」，你會失去一半以上的 MELT 療法成效，因為「自動導航器」無法偵測到你處在失衡與錯位的狀態，所以它無法有重新校準的機會。我在這時候也領悟到檢測真的是 MELT 自我療法中的強力關鍵。每一個 MELT 連續動作的前、中、後的檢測，是為身體創造最持久改變的必然要件。重新檢測給「自動導

航器」有機會重新接收到自己的全球衛星定位系統訊號。這也是我之所以在
MELT 療法中，將「重新連結」擺在4R的第一位。

有人說，透過自我覺知，心會明瞭人身的重要。就我的發現來說，透過
暫停並開始自我覺知到當下的「自動導航器」狀態，可以改變身體與心的傳
輸溝通方式。我發覺這是通往最深層神經系統部位的入口，以及自律神經系
統和結締組織系統之間的橋梁。你也會有能力重新平衡自律神經系統的調節
器，幫助自己改善身體正位、減輕疼痛、支援器官的調節，然後強化身體的
療癒狀態。以往被視為不自主且無法接觸的身體調節部位，現在全在你的掌
控中了。而且這類型的治療以前都只能盡可能倚靠外人，例如：徒手療法治
療師，但現在，靠自己就能達到自我照護的療癒。

重新連結身體引力中心

「重新連結」不單單只是檢測而已。「重新連結」的技術也能協助身體
的「自動導航」器重新取得與強化它和身體引力中心的連結。

為了更加了解這項連結的重要性，請你試試名為「溫和擺動」（Gentle
Rocking）的重新連結動作。切記：為了讓身體維持在平衡狀態，「自動導
航器」會不斷運轉。這項動作藉由身體處在不平穩的滾筒表面上不斷挑戰身
體平衡力的方式，有助於「自動導航器」重新連結身體的引力中心。

這項MELT技術需要一支MELT軟滾筒，可以至以下網站購買：www.
meltmethod.com。另外要再搭配「手與腳救護組」（Hand and Foot Treatment
Kit）與隨附的DVD影片。如果你沒有這樣的軟滾筒來嘗試這些技術時，可
以採用將幾條大浴巾捲成滾筒狀的方式，或者用一條毛巾或一條毯子或一塊
瑜伽墊捲住一支傳統的硬滾筒。

第一步是身體要先上滾筒。

▶ 坐在滾筒底端的旁邊，身體斜靠滾筒。將雙手放在身後，接著移動骨盆至滾筒上。

▶ 利用雙手做支撐，然後順著滾筒的長度，慢慢做捲曲仰躺（roll down）。

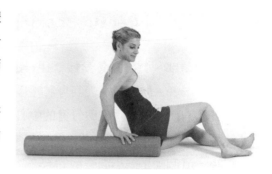

▶ 用手觸碰頭頂，確定頭部完全有滾筒支撐。並確認骨盆是在滾筒上，而且腳掌也平貼於地，兩腳距離要與臀部差不多寬。

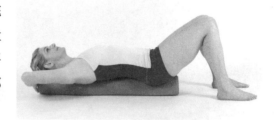

▶ 雙手前臂置於地板上。做一次呼吸。

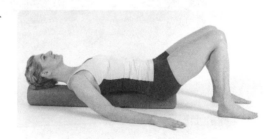

如果需要額外的支撐，可以在滾筒的任一側上面放毛巾、枕頭或靠枕。

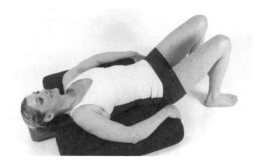

◎ 溫和擺動（Gentle Rocking）

▶ 讓你的頭部、胸部和骨盆緩緩往一邊的地板偏傾，接著回正，再緩緩擺向另一邊。你必須感受到身體輕輕往下倒又被雙手前臂剎住的感覺，而且你的後腦杓、脊椎與骨盆的中心始終呈一直線，並重壓在滾筒上。身體在滾筒上，溫和地從一邊到另一邊擺動，持續約三十秒。執行正確時，這個動是很小與輕微的。

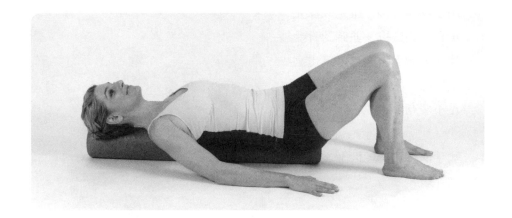

▶ 身體回正。
▶ 將手掌放到地板上、伸直一隻腿，然後從那一邊滑下來——先是骨盆、再來是肋骨和頭，身體慢慢離開滾筒。

　　「溫和擺動」有助於動員「自動導航器」，讓你在不平穩的表面上維持平衡，藉此強化「自動導航器」與身體引力中心的連結。你在滾筒上由一邊到另一邊溫和擺動時，你的「自動導航器」也會使用「身體意識」追蹤身體的重量，以及關節的位置。

　　當身體卡住的壓力開始排除時，這個動作會變得愈來愈輕鬆，況且做這項動作還能改善全身的訊息交流，並強化MELT的其他動作和連續動作。最棒的是，當你讓「自動導航器」有後盾時，身體在日復一日的活動中維持穩定與平衡的能力就會增強。

　　「重新連結」的技術雖然細微，卻相當有效力。我發覺了一條途徑，它是可以通往最深層的神經系統，並深入自律神經系統與結締組織系統之間的連結。現在，你擁有重新平衡自律神經系統調節的能力，可以有助於強化身體的正位、減少疼痛、支持器官的調控，並增強身體的修復狀態。身體中被視為不自主的調節面，如今觸手可及。這種形式的療癒以往或許只能透過徒手按摩治療師之類的第三者，但現在這種自我照護的療癒方式全掌握在自己手裡了。

6

重新平衡

市面上林林總總有上千本的書都保證幫你平坦腹肌、提升你的核心穩定度（core stability），並告訴你只要強化腹肌就能擺脫背痛。不過，「核心運動」（core exercises）可能未必幫得上忙，而且諷刺的是，很多人想製造平坦的小腹和穩定的脊椎而猛練腹肌運動，但它實際上反而降低核心穩定度，增加小腹突出的機會。

核心和脊椎的穩定度、全身的平衡全都由「自動導航器」來調節。為了維持身體的直立和穩定，在你不知不覺當中人體內到底發生多少事，我想計算出來的數量會讓人嘆為觀止。反射（reflexes）會針對身體姿勢轉換或腳下踩的地面改變，做無意識的自動反應。就算你只是坐著看書，反射作用的全身和諧協調也能讓你用手翻書頁或觸控螢幕，而身體的其他部位可以依舊維持不動。

「神經核心」的穩定度

我發覺有一個生理系統，「自動導航器」會用它來打造無意識自動反射的穩定性。這個系統有兩個機制，當中包含了結締組織、神經和肌肉。它們是「反射核心」機制（Reflexive Core）與「根基核心」（Rooted Core）機制，兩者結合運作之下可以讓你維持穩定和直立，又能保護脊椎和重要器官。以下是它們的運作方式簡介。

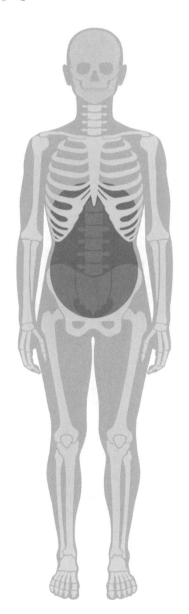

「反射核心」 機制是雙層可見的結締組織形成了一個汽缸狀，包圍在軀體的器官之外。這個呈蛋形的容器非常強韌。當中，有接續不斷的結締組織所形成的3D立體網，用來支撐器官並連結深層的穩定肌群（deep stabilizing muscles）。「反射核心」機制的目的是支持和保護重要的器官和脊椎。

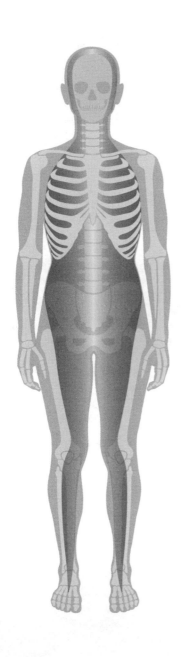

　　「根基核心」機制是可見的結締組織路線，它從頭到腳流貫整個體內。這個路線提供骨頭之間的區隔與連結。「根基核心」的路線會與「反射核心」共享相同的結締組織來打造核心汽缸。「根基核心」能夠穩住身體讓你立足，並對應地心引力作用，讓身體直立向上，以及維持「團塊」與「空隙」部位之間的平衡。「根基核心」機制是在身體與地面維持穩定連結時，支撐並保護你的脊椎。

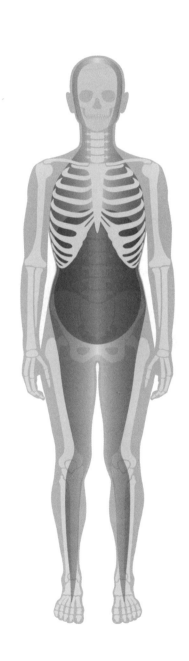

　　這兩個機制協調專門的深層穩定肌群去執行自己的任務。這些肌群不斷對結締組織系統內（不是對你的意識思考）的振動傳輸起反應，「反射核心」與「根基核心」機制中的結締組織、神經和肌肉系統元件，全會針對在兩個機制內運行的大量「身體意識」資訊做出回應。兩個機制始終以一個系統的方式同時執行運轉，所以我把這個系統稱為**「神經核心」**。「自動導航器」負責調節「神經核心」系統，在它運作良好之下，身體的「團塊」和「空隙」部位的關係就會處在理想狀態，你就可以在沒有代償作用、疼痛或受傷之虞，輕鬆自如地行動。要是「神經核心」的組成元件只有肌肉，解釋上會容易許多。因為「神經核心」裡的結締組織和神經系統元件實在是相當複雜，但為了達到無痛和健康的生活，還是有必要去了解它們。

　　我們先看「自動導航器」來了解「神經核心」如何製造身體直立穩定的邏輯。「自動導航器」透過本身從衛星，或說關節的感受器接收到的訊息，不斷追蹤身體的位置。它會經由一直在「反射核心」和「根基核心」機制傳遞的振動傳輸，追蹤到身體的引力中心。同時，「自動導航器」也會追蹤到你的主要「團塊」部位──頭部、肋骨和骨盆對應到腳和地心引力的位置。每一個「團塊」都會有一個以上由結締組織製造的弧形結構。

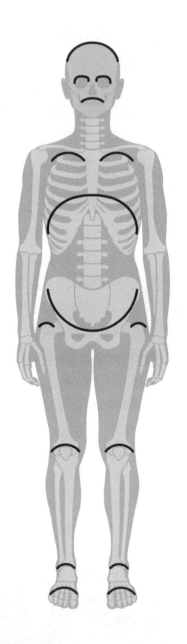

　　我稱這些結構為身體的「**圓頂和圓拱**」（**domes and arches**）。「反射核心」和「根基核心」機制透過「圓頂和圓拱」的結構，從腳到頭傳遞不間斷的振動傳輸。在身體的移動中，「圓頂和圓拱」也扮演相當關鍵的角色，負責提供彈性和吸收衝擊。它們能夠傳輸溝通、衝擊吸收和有彈性，完全仰仗結締組織系統的健康流動狀態。

○ 橫膈膜和穩定度

呼吸作用能讓人活下來，而橫膈膜的運作對於直立姿勢、動態動作和振動傳輸等非常重要。橫膈膜充分運作的能力可說是「自動導航器」和「神經核心」效能的基石。

呼吸作用的橫膈膜是胸腔主要的「圓頂」。把橫膈膜想成是身體傳輸溝通的中心：每做一次呼吸（一天有兩萬八千次），橫膈膜的動作就會製造身體其他部位的振動傳輸，啟動眾多的反應作用。橫膈膜和它的運轉會讓「反射核心」和「根基核心」機制之間產生連結，幫助「自動導航器」維繫和身體引力中心的連結。為了保持正確訊號，橫膈膜必須能在立體空間內運作。

每次吸氣時，橫膈膜下壓和擴張，這樣肺部就會充滿空氣。你的「反射核心」、器官就會緩緩活動與滑移，為呼吸製造出空間。每次呼氣時，照理說橫膈膜會放鬆，並回復到原先聳立的圓拱狀模樣。與此同時，「反射核心」會緩和地收縮，支撐住脊椎、肚子和器官。這個動作對於「根基核心」機制（也就是另一半的「神經核心」）具有刺激作用，進而透過傳輸振動訊息至身體的其他「圓頂和圓拱」的方式，取得從頭到腳就定位的訊號。橫膈膜內有卡住的壓力就會抑制這種自然反射的過程。「3-D呼吸分解動作」與「3-D呼吸」能讓你深入橫膈膜，並影響它的活動，達到重新平衡「神經核心」的目標。

○ 肌肉和穩定度

想了解肌肉系統在製造穩定度上扮演的角色，你必須認識肌肉收縮的兩種類型。第一型是自主收縮（voluntary contraction），負責產生動作。另一個類型就是非自主肌肉收縮（involuntary muscle contraction），負責在坐姿、跑步或休息中穩定關節和脊椎，並保護器官。我稱擔任這兩個類型工作的肌

肉為「活動者」（movers）和「穩定者」（stabilizers）。

在「神經核心」機制裡的肌肉，是身體最重要的穩定者，並在人的意識控制之外運行。「神經核心」接收訊息的對象是「自動導航器」，不是大腦。當「神經核心」和「自動導航器」擺脫「卡住的壓力」，運作有效能時，才會發揮穩定性。可是當穩定的機制運作失去效能時，你的肌肉活動便老是在穩定性的執行上討救兵。這會造成活動變得更困難和吃力。如果肌肉的「活動者」執行收縮工作是為了穩定身體，而你又需要這些肌肉來產生動作時，它們的運作就會偏差失準，代償作用或傷害就成了在所難免的結果。

○ 分化和穩定度

想維持關節的空間，你必須能夠移動「團塊」，又不會破壞到「空隙」。提到這種可以區隔部位移動的能力，我稱它為「分化」（differentiation）。當「自動導航器」和「神經核心」機制有效能地穩定身體時，「分化」自然而然會出現。舉例來說，你伸手要從櫥櫃拿一個玻璃杯，理論上你看到的應該是手臂移動。如果「卡住的壓力」干擾了這個移動，你的肩膀和肋骨勢必要提高，讓手臂能夠觸及杯子，但你甚至都不會自覺到當中有提高的動作。此時，頸部和肩膀的關節被壓迫和損害，長期下來你會覺得這些區域不舒服。

分化的移動是透過「神經核心」的穩定肌群養成的，並由「自動導航器」支配管理。「分化」是維持適當正位的必備條件。如果「自動導航器」和「神經核心」的運作長期處在沒效能狀態，你最後得使出很大的力氣或忍受關節疼痛才有辦法行動。當必要的穩定度和「分化」受損時，從椅子起身這類簡單的事都會變成非同小可的大事。MELT 療法會幫你重新培養「分化」的能力，降低在活動時壓迫到關節的風險。

「神經核心」失衡

　　「反射核心」和「根基核心」機制、橫膈膜裡的結締組織碰到「卡住的壓力」，會導致「神經核心」的振動傳輸與流動狀態受干擾阻礙。這些干擾阻礙會引發「神經核心」裡的失衡，進而削弱「自動導航器」尋找到身體引力中心的能力。隨著時間的推移，干擾阻礙會造成「反射核心」與「根基核心」機制開始失衡。

　　你或許聽人家說過「情緒是背痛的源頭」。這種說法正好與「神經核心」失衡有關。在這種情況之下，「卡住的壓力」觸動了失衡，而這個「卡住的壓力」正是情緒壓力。不管哪一種「卡住的壓力」引動「神經核心」失衡，你都必須直接重新平衡「反射核心」與「根基核心」機制，消解「卡住的壓力」累積。

　　我發現，大部分人的「反射核心」機制並沒有發揮它應盡的職責，於是「根基核心」機制必須超時工作來彌補，「自動導航器」也會發出求救訊號。「根基核心」的需求變太大，就會開始脫水和疲乏。穩定度的工作變得十分棘手，大腦接收到求救訊號，接著便號召肌肉「活動者」來穩定脊椎和支撐器官。當身體持續以肌肉「活動者」保持穩定，這時大腦和中樞神經系統兩邊都要動員。這會造成你的身心俱疲──你甚至還不知道為何會如此。

　　肌肉「活動者」原先並不需要像肌肉「穩定者」一樣持續活動運轉，可是長期下來，執行代償任務讓「活動者」開始疲勞、緊繃、糾結阻塞，導致發炎、抽筋和疼痛。肌肉「活動者」代替執行穩定的功能時，問題就會呈現在你的姿勢和動作上。這也是為何肌肉失衡和無力通常被拿來當成身體不正的原因之一。然而，肌肉失衡不過是姿勢不正的「症狀」，並非「原因」。姿勢不正的主因在於「神經核心」失衡與「自動導航器」的運轉失去效能。

　　久而久之，「自動導航器」把感覺到的身體長期不正當成標準和平衡，然後不斷試圖將你導回到這種狀態。環繞和包圍在肌肉的結締組織開始拉

緊，試圖在錯位不正的狀態中維繫張拉整體結構。就這樣，結締組織系統開始脫水、關節喪失空間、衝擊吸收功能減弱與發炎增加。

我認為，「神經核心」失衡才是許多背部傷害的頭號元凶，像是椎間盤突出和背部痙攣。慢性疼痛與突發的慢性疼痛往往是「神經核心」有失衡的結果。在你感受到第一次疼痛的難過之前，脫水和代償作用的過程早已經展開了。想防止它發展，你必須插手干預，重新平衡所有的機制。

○ 你的「神經核心」失衡嗎？

如何知道自己的「神經核心」是否處在最佳狀態呢？如果頻頻覺得自己的脖子或下背緊繃或疼痛，那麼你就可以認定這是「神經核心」運作已經失去效能了。你可能甚至還沒留意到疼痛發作之前的一些狀態──頭部前傾、骨盆內縮後傾、小腹突出、脹氣問題，以及動作僵硬或不靈活等，這些全是「反射核心」與「根基核心」機制傳輸溝通不良的訊號。

即使有人看起來肌肉非常發達，還是可能有一個運作不良的「神經核心」。這也是為何很多健美先生和健身愛好者在脊椎和臀部會僵硬不靈活、關節受傷。他們的「神經核心」不穩固，又沒發現到這一點。以前的我就是這樣。

很多人試圖強化腹肌，調整錯位不正。當你訓練核心的肌肉「活動者」達到平坦小腹或打造六塊肌，它會改變「神經核心」穩定作用中的深層肌肉持續收縮。此外，鍛鍊肌肉來矯正姿勢不正，只是增加身體的代償作用能力，以及維持錯位不正的狀態。強化肌肉是好事，只是它無法改善「神經核心」的穩定度。

有些人練習呼吸技巧，例如：瑜伽、彼拉提斯、靜坐和武術裡練的呼吸，「神經核心」一樣是失衡。這是因為練呼吸不表示你的橫膈模可以製造全範圍的活動，因應「神經核心」對「自動導航器」發送精準訊息的需要。

雖然運動和深呼吸技巧很有益，但他們的目的本來就不是是拿來提升橫膈膜和「神經核心」的機能。你必須重新平衡和恢復「反射核心」與「根基核心」機制之間的傳輸溝通，如此一來，穩定度才能回歸到自然、不費力。

我已經發現有一種方式可以接通「神經核心」，達到重新平衡「反射核心」與「根基核心」機制，並恢復「自動導航器」與身體引力中心的連結。當下，整個身體的傳輸溝通和穩定度會改善，而且全身會釋放壓力。令人興奮的是，這種「神經核心重新平衡」的技術實在很簡單和有效，任何人來做都會立刻看到成果。你不需要再等到疼痛發作才來尋找和解決「神經核心」的失衡了。

MELT 療法的「重新平衡」技術

MELT 療法的「重新平衡」技術是撫平壓力反應、將身體帶回平衡的途徑。以下介紹MELT連續動作裡的「重新平衡」動作，其目的是擴展橫膈膜的立體活動範圍，並重新平衡「神經核心」系統。這項連續動作可以增強平衡、腹部的支撐力與脊椎的穩定度；要達到預防或減輕身體任何型態的疼痛，以及維持最理想的器官機能，這些強化都是不可或缺的環節。如果你目前有接受醫療照護，或者對於這些連續動作的練習有疑慮，請先諮詢醫師的意見。

「重新平衡」的連續動作

找一個安靜的地方，可以讓你專注於內在，這樣做這個連續動作會非常有效果。

休息檢測	3-D 呼吸分解動作
溫和擺動	3-D 呼吸
骨盆收縮和傾斜動作	休息重新檢測

◎ 休息檢測

▶ 躺在地上，手和腳伸直張開、放鬆，掌心朝上。
做一個深層集中的呼吸，讓身體輕鬆與地板接觸。閉上眼睛，花一點
時間覺察一下自己的感受。別調整或碰觸身體──只是留意就好。

切記：卡住的壓力最喜歡存在身體的三個部位：肩胛帶、橫膈膜與骨盆。運用「身體意識」
審視自己的身體與留意當下的感受。

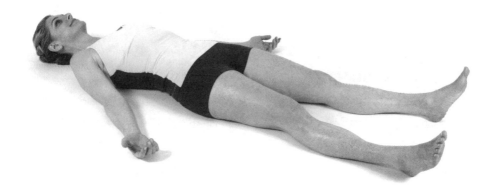

▶ 檢測肩胛帶上卡住的壓力。你感覺上半身貼壓在地板上重量最重的部
位是肩胛帶，並非在肋骨架的中段？頭部是否後傾，或者後腦杓擱放
的位置偏離中心位置？你的手臂是否感覺到失衡？

▶ 左右轉動頭部。你感覺到疼痛或活動範圍受限？

▶ 檢測橫膈膜上卡住的壓力。你感覺下背曲線比中背曲線大？

▶ 做一個深層集中的呼吸。吸氣時，是否感覺到任何阻力？

▶ 檢測骨盆上卡住的壓力。你感覺骨盆部位是尾骨比較重壓地板，而不是兩側臀瓣？雙腳大腿背側貼壓在地板上的重量不平均，或者完全是離地的？你感覺到腳掌趾尖是朝向屋內任何一方，或是直指天花板？

▶ 檢測你的「自動導航器」。想像你將自己對分成左右兩半。留意身體是否有一邊的重量感覺比較貼壓地板，或者覺得有一隻腳比另一隻腳長？

　「休息檢測」是本書從頭到尾使用到的強力工具。一定別忘記「休息檢測」的方法，有需要再練習此方法時請翻回本單元。

⊙ 溫和擺動

▶ 坐在滾筒底端的旁邊，身體斜靠滾筒。將雙手放在身後，接著移動骨盆至滾筒上。

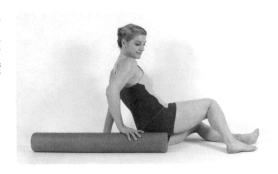

▶ 利用雙手做支撐，然後順著滾筒的長度，慢慢做捲曲仰躺。

如果需要額外的支撐，可以在滾筒的任一側上面放毛巾、枕頭或靠枕。

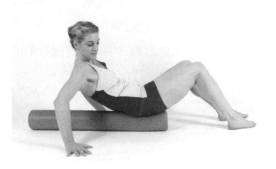

▶ 用手觸碰頭頂，確定頭部完全有滾筒支撐。並確認骨盆是在滾筒上，而且腳掌也平貼於地，兩腳距離要與臀部差不多寬。

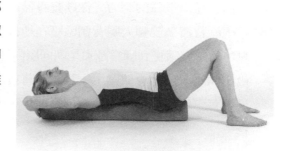

▶ 雙手前臂置於地板上。做一次呼吸。

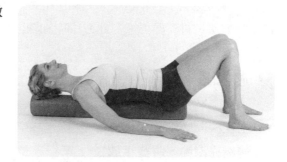

▶ 讓你的頭部、胸部和骨盆緩緩往一邊的地板偏傾，接著回正，再緩緩擺向另一邊。你必須感受到身體輕輕往下倒又被雙手前臂剎住的感覺，而且你的後腦杓、脊椎與骨盆的中心

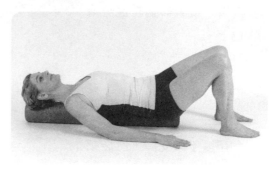

位置始終呈一直線，並重壓在滾筒上。身體在滾筒上，溫和地從一邊到另一邊擺動，持續約三十秒。

▶ 每次身體在滾筒上時，你都要先從一邊至另一邊溫和地擺動身體。

▶ 留意你的感覺：是不是有一邊的身體重量比另一邊更容易轉移呢？

▶ 身體回正。

◎ 骨盆收縮和傾斜動作（Pelvic Tuck and Tilt）

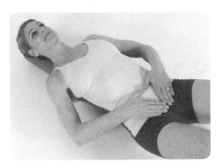

▶ 兩手放在骨盆處，指尖位置在恥骨，掌根位置在髖骨前段。

▶ 做一次深層集中的呼吸，然後慢慢收縮骨盆。當你收縮骨盆時，掌根會感覺到壓力、下背會朝滾筒移動，而且恥骨會抬升。你的肋骨要保持穩定，腳的施壓也要持續不斷。

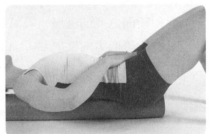

▶ 接下來，維持肋骨部位的壓力，然後緩緩讓骨盆傾斜。當你傾斜骨盆時，手指尖會感覺到壓力，恥骨會下沉，而且下背會離開滾筒。在下背輕微提起時，你的肋骨仍舊要保持穩固。

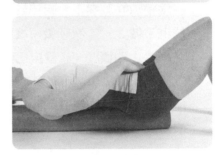

▶ 重複收縮和傾斜動作 5 ～ 6 次，動作要放慢。腳掌要輕踩地板，而且肋骨要保持放鬆與平穩不動。

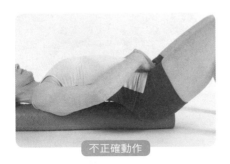

不正確動作

　　在執行收縮和傾斜動作時，請確認你不是收緊兩側臀瓣或抬升臀部。千萬不要為了收縮動作而去推蹬腳掌；或者在執行傾斜動作時，也不能抬升肋骨，讓肋骨部位離開滾筒。動作一旦執行正

確，其實動起來的幅度是非常小且分離的。

切記：如果留意到你的身體會輕微地左右搖擺，就讓它如此：這是「自動導航器」正在重新連結身體引力中心的好現象。

◎ 3-D 呼吸分解動作（3-D Breath Breakdown）

▶ 將一隻手放在胸部，另一隻手放在肚臍下方的腹部上。

▶ 做 3 ～ 4 次呼吸，氣到達身體的前面和後面之間的區域，吸氣時讓橫膈膜往兩個方向擴展——前面與後面。不要求你要做到最飽滿的深呼吸，而是專注在橫膈膜只往兩個方向擴展。

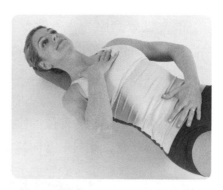

▶ 將兩手放在腋窩下、胸腔最寬的部位上。做 3 ～ 4 次呼吸，讓橫膈膜在兩手之間擴展。感受自己呼吸可以到達的廣度。吸氣時，看你是否能覺知到手和肋骨分開的感覺，這個移動是非常細微的。

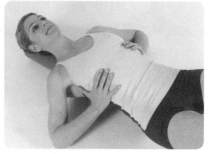

▶ 將一隻手放在喉嚨下方的鎖骨上，另一隻手放在腹部下方的恥骨上。在這兩個區域之間做 3 ～ 4 次的深層集中呼吸，這個呼吸應該一路往下到骨盆腔底，同時也要一路往上達到肺部的上方。

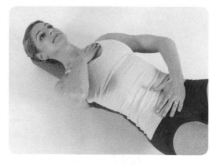

▶ 做任何方向的呼吸過程中，留意自己的身體是否會轉移，或滾筒會擺動。這是一個很好的現象，代表你的「自動導航器」正在重新設定，而且它的全球衛星定位系統訊號正取得與身體引力中心的連結訊號。

○ 3-D 呼吸（3-D Breath）

▶ 將雙手放在肚子，然後做一個深層集中的呼吸，氣以 3D 立體的方式擴展，到達身軀的六個面。吸氣時，留意腹部如何膨脹到觸及雙手，接著在呼氣時又如何自然而然地與雙手分開。嘗試這個步驟 2 ～ 3 次。

在下一次呼氣時，發出有力的「噓」、「唏」或「哈」聲音，加強在下腹部深層反射作用的感知能力。這三種聲音全部都試試看，並在用力呼氣時，感受一下這個汽缸收縮從各個方向微微擠壓著脊椎、骨盆腔底和器官的感覺。

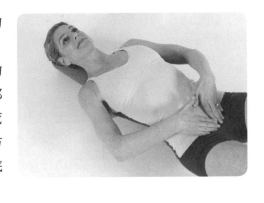

▶ 挑一種最能讓你感受到腹部內縮或擠壓感覺的發聲方式，利用這個聲音再多做幾次動作。

▶ 接下來，在不發出任何聲音或用力呼氣之下，開始以自然的呼氣方式，觀察自己是否能以「身體意識」去感覺與遵循同樣的反射作用，然後有意識地連結更多微細的緊實集中感。

▶ 嘗試這個步驟 2 ～ 3 次。

▶ 將手放到地板上、伸直一隻腿，然後從那一邊滑下來──先是骨盆、再來是肋骨和頭，身體慢慢離開滾筒。

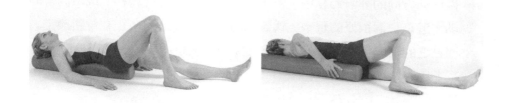

◎ 休息重新檢測

▶ 躺在地上，手和腳伸直張開、放鬆，掌心朝上，和先前的動作一樣。
呼吸，讓身體輕鬆與地板接觸。閉上眼睛，花一點時間重新檢測。

▶ 回想先前做休息檢測時身體的感受為何。利用「身體意識」留意你是
否幫自己排除了任何累積的壓力。

▶ 左右轉動頭部。你感覺到活動範圍變大了？轉動頭部時，疼痛或僵硬
感減輕了？

▶ 如果先前感覺到上半身貼壓在地板上重量最重的部位是肩胛帶，那麼
現在是否感覺肋骨架的中段貼壓在地板的重量多一點？

▶ 你感覺到下背曲線的位置彷彿比較靠近骨盆？

▶ 如果先前感覺骨盆部位是尾骨重壓地板的重量比兩側臀瓣大，那麼現
在留意一下該處的感覺是否有任何改變。大腿部位的感覺又如何呢？
是否感受到比較貼壓地板，而且兩邊貼壓地板的重量比較平均了？

▶ 最重要的檢測事項為：想像你將自己對分成左右兩半。左右兩邊感覺
更平均和平衡了嗎？如果答案為肯定，代表你已經改善了「自動導航
器」與身體引力中心的連結，因此它可以更有效率地發揮作用了。

▶ 做一次呼吸。呼吸的感覺似乎比較順暢，或者更飽滿？

▶ 只要留意到以上的任何改變，就代表你的身體正在重新平衡了。

身體改變：完成「重新平衡的連續動作」之後，在重新檢測時你或許會留意到一些特別的改變：

● 你的上半身貼在地板上的感覺更放鬆了。

● 你的呼吸感覺更深沉，而且更不費力。

● 你的身體從左邊到右邊對比下來，感覺更平衡。

「重新平衡」的力量

　　發覺自己的身體有失衡後，做一些擺動、發聲，加一點集中的呼吸，瞧！你的身體煥然一新，處在更平衡的位置，而且「自動導航器」的全球衛星定位系統訊號重新上線。儘管看起來好像沒做太多事，可是身體做的改變非常深層。

　　每次在團體課教「重新平衡的連續動作」時，我都會很興奮。看著全教室的人在我眼前，身體轉變到平衡、正位，從來都不會讓我覺得無趣。用這麼簡單的連續動作就能恢復身體健康的關鍵要素，我從來都不會把它的力量視為理所當然。它對我是一份禮物，對我的學生也是如此。我發現這個不需要用我的手按壓就能進入「自動導航器」的方法，簡直令人驚豔，事實上，就和我第一次試驗出這個方法時的感覺一樣。

　　有天早上醒來，我必須承認自己宿醉了。前一天在朋友四十歲的生日宴上，我喝雞尾酒有點喝過頭。宿醉的感覺好像整個人被巴士輾過似的，我趕緊喝了將近一公升的水，然後也沒回躺到床上，而是決定做一點 MELT 療法，看能不能讓自己舒服一點。

　　做「休息檢測」時，我感覺到自己整個身體有一邊特別貼壓在地板上，感覺就好像地板是傾斜的，但其實地板是平的。我試著重新調整自己，但剛

剛的感覺依然存在。這種感覺非常不尋常，因為我從來沒有在「休息檢測」時有這麼全然失衡的感覺。

這時要做 MELT 療法的「再水合」技術似乎不是好主意——因為我已經噁心反胃，頭疼得很厲害了。於是我決定躺下來將脊椎貼在滾筒上，改做一些標準的橫膈膜放鬆技術。

讓呼吸達到身軀的每一個方向後，我突然想到可以用新的訴求目標讓呼吸達到3D立體面向。呼氣時，我以這個或許能幫我解決反胃的想法，順著腹部自然的深層收縮。我把專注目標放在腹部深層出現的細微與三個立體面向的聚集壓力，它感覺就像一個輕柔的內在擁抱感。我的焦點不是擺在肌肉收縮上，而是聚焦在每次呼氣時接觸核心肌群的最深層。從徒手治療工作中，我知道這種收縮會搭著每一次的呼氣不自覺出現，這時治療成果就會隨著各種徒手治療技術而提升。鎮定下來的浪潮開始湧遍全身，我的頭開始清晰了，呼吸整個舒展開來，噁心感消退了，而且下巴也鬆了。這是小奇蹟！

我離開滾筒，重新做檢測。身體的「團塊」貼在地板的感覺穩定多了，不過令我訝異的是，先前偏一邊的感覺現在完全不見了。姿勢的正位徹底改變，而我的方法只不過是利用躺在滾筒上，有覺知地連結如今被我稱為「神經核心」的地方。

我實在難以置信，感覺真的舒服許多，而且接下來的一整天，這種感覺還一直持續。不必服用任何阿斯匹靈。我吃了很棒的一餐，喝了很多水，甚至感覺好到可以做健身運動。

我很想知道，這種不平衡的感覺是否只是宿醉的副作用，或者我的學生做檢測時也會留意到這種感覺呢？如果他們同樣經歷這種不平均的感覺，我的這種迅速改善的方法能否複製重現在他們身上呢？

隔天早上，上課一開始做完「休息檢測」後，我問學生是否有人感覺身體有一整邊貼壓在地板的重量比較重，或者感覺一腳比另一隻腳長。出乎意料的是，全班有一半以上的學生舉手。

　　我讓大家躺在滾筒上，依照整套的「3-D呼吸」方法做「3-D呼吸分解動作」。我要求學生發出「噓」的聲音幫助自己去感覺到那種細微、不自覺的收縮。重新檢測時，我又問了：「先前從左邊到右邊比對下來感覺失衡的人，現在有多少人是覺得比較集中平衡的？」每個人都舉起手。我很震驚，也很興奮。

　　學生很想知道我們到底做了什麼。我其實無法完全說出個所以然，因為我也才剛開始體會到這個方法。我先提出一個假設：「它似乎就像你的神經系統現在更有辦法找到身體的引力中心了。」當中的差異，我可以看出來，而學生可以感覺出來。我意外發現的治療技術，是否真的能幫人在自己的神經系統調節上創造改變呢？我明白當人有意識地連結不自覺的收縮，可以支撐到脊椎和器官，全身的正位也會改善。現在我必須找出它如何能夠改善全身正位的原因。到底是什麼讓神經系統重新取得平衡呢？採用如此深層的方法時，在這當中又是什麼讓身體能夠這麼迅速改變呢？

　　這些問題引領我認真投入研究和實驗了一陣子，真要講起這些研究和實驗，可能可以寫滿整本書。這段投入得出來的成果就是我的「神經核心」模型。這個模型提出一個新的理解方法來認識身體如何在無意識控制之下創造穩定。這些發現徹底會改變你打通並重新平衡身體反射、穩定機制的能力。當身體穩定、連結並調回正位時，它就可以有效能地管理所有型態的壓力，讓壓力不會卡住。重新平衡「神經核心」時，你也能刺激身體內在的復原療癒機制。我現在了解這個在我宿醉時用的技術，看似簡單、微不足道，但它對身體來說絕對不簡單。以下扼要列出當中的步驟流程：

檢測「自動導航器」的能力，感覺你的身體引力中心：在「重新連結」這一章中，你學到在平躺休息時，可以檢測「自動導航器」的效能。如果身體有一邊感覺貼壓地板的重量比較重，或者有一隻腳比另一隻腳長，你的「自動導航器」已經失衡了，而且很難定位出身體的引力中心。分辨出任何的失衡是第一步驟。

順著脊椎的位置躺在滾筒上：處在這個姿勢時，大腦會充滿與這個身體位置相關的神經資訊，因為直接在軟滾筒的輕壓下，你正刺激著脊椎的感受器。在平常生活中，你的脊椎從來不會得到這種正向、溫和的觸壓，就算是躺在地板上，也難獲得這種感受。這個姿勢會在你的手、腳、脊椎和大腦之間打開一個強而有力的傳輸溝通管道。

與此同時，你正躺在一個不穩的界面上，所以在脊椎持續受到刺激時，「自動導航器」也會為了要穩住身體而面臨挑戰。「溫和擺動」的動作接著會加強「自動導航器」的全球衛星定位系統連結到身體引力中心的訊號。在重新平衡調節器與「神經核心」的過程中，這是第一個步驟。

單獨分化出骨盆：當你將骨盆的動作與腳、肋骨區隔開的時候，會強化「自動導航器」與身體引力中心的連結。做這個動作的過程中，身體在滾筒上出現輕微的移動或擺動時，就代表「自動導航器」的全球衛星定位系統正重新取得與身體引力中心連結的訊號。

在滾筒上做「3-D呼吸分解動作」：脊椎由滾筒支撐，再透過覺知和手，感受橫膈模的活動，在無意中會強化橫膈模全範圍活動的能力。這會打開「反射核心」與「根基核心」機制之間的傳輸溝通管道，提升「自動導航器」找到身體引力中心的能力。

做「3-D呼吸」：在吸氣達到六個面時，你會感受到橫膈膜的活動範圍更開展。不過，「3-D呼吸」更大的目標是在呼氣時加強「神經核心」的不自覺收縮。這是穩定肌群與結締組織的反射收縮。

呼氣中發出「噓」之類的特定聲音時，能夠增加腹部的壓力和振動。感受到反射、穩定的核心收縮，以及溫和包圍器官的能力會跟著提升。接著，以不發聲呼氣時，有覺知地使用「身體意識」去感覺，並順著相同的不自覺收縮，你會強化產生「身體意識」的能力，而且就算你已經不去想它了，它也會產生。

重新檢測：確定當中的改變——也就是身體貼壓在地板上感覺比較平衡了，

讓你的覺知和「自動導航器」確認身體真正的引力中心。

　　以上六個步驟會重新設定「自動導航器」。當「自動導航器」可以找到身體的引力中心，壓力調節器的重新平衡作用就會產生。這也是為什麼大家會因而體驗到那種瞬間「啊！」釋放的感覺。你的肌肉、器官、神經和結締組織系統也全都體驗到相同的釋放感。

　　想進入更準確的身體引力中心，或重新平衡壓力調節器，不能用想的，你必須透過身體。運用「身體意識」與提升振動溝通，你可以重新校正「神經核心」機制的平衡，進而改善傳輸溝通，讓身體擺脫失衡的感覺。實際執行這個動作，可以為零疼痛人生之路踏出重要的一步。

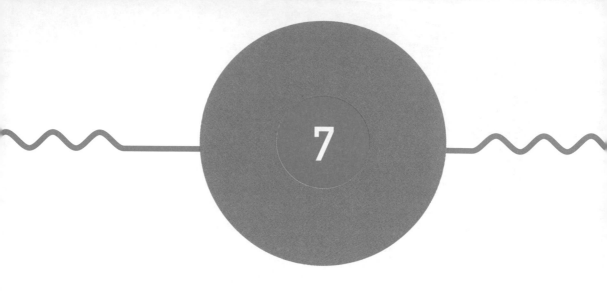

再水合

開始，我非常熱中於再水合作用。尤其是，我很想教客戶如何自己做。我的客戶總是在按摩療程後描述自己的感覺舒服多了，所以我在想有什麼方法可以教他們不依靠我就能達到同樣的感覺呢？

我後來開始確信答案一定能在結締組織中找到。在我的徒手治療工作中，重新恢復結締組織系統的流動狀態，就會產生最立即與持續的改變。我決定拿自己做實驗，如果能掌握到自我療癒這個組織的方法，就能為客戶提供維持零疼痛和改善整體健康的新解決方式。很快我就發現，用自己的手，再加上經常施行在客戶身上的相同輕觸手法，若想做到自我療癒結締組織，其實根本得不到相同的成效。要改善結締織組織的流動狀態，必須在被治療者身上施加特定的輕觸振動，可是我根本不可能在治療過程中一邊當施力者，一邊又當受力的被治療者。再說，身體有些特定部位要治療的話，我也

很難碰觸到，例如：脊椎和肩膀。我知道必須使用一個支撐道具，但從來沒想過自己最後會用到的一個道具竟然是滾筒。

我一直不是真正愛好泡棉滾筒的人。

硬質的泡棉滾筒有超過半個世紀的時間，一直被用來處理肌肉的糾結，它的技術近幾年來也被拿來用在「自我肌筋膜放鬆」（self-myofascial release）。它的方式就是將硬質泡棉滾筒置於肌群或身體部位下，做來回的滾動。這個動作很類似用熨斗燙一件襯衫，或用吸塵器吸地毯，以改善血液循環的方式達到放鬆肌肉緊繃的目的。一碰到痛點，你必須直接在痛點上滾動，或者繼續在這個點上施壓，直到你根本無法再忍受的地步。接著繼續做來回滾動的動作直到找到下一個痛點。

我第一次加進泡棉滾筒使用是在二十幾歲時。當時我的膝蓋受傷後，去物理治療室報到。還沒輪到我之前，我躺在地板上做伸展，隔壁是一名運動員，他正在用滾筒來回滾動自己的大腿外側。他的表情痛苦，發出各種哀叫聲，我問他在做什麼。

他說：「我正在鬆開髂脛束（IT band）[1]的糾結，改善膝蓋。」

我立刻抓了另一個白色硬質的滾筒，然後跟著他的方式做。真的好痛。「應該要這麼痛嗎？」

他回答說：「這樣妳會知道有效果了。愈痛，效果愈好。」

於是我繼續，來來回回滾過大腿。隔天，我的大腿痛死了，痛到幾乎完全感覺不到膝蓋痛。大腿的疼痛完全轉移膝蓋的疼痛，但我的膝蓋沒有感覺比較舒服。我是不是漏掉什麼事了？

過沒多久，我又繼續嘗試。滾著白色滾筒，感覺好像在摩擦傷口。常

1　髂脛束（IT band），位於大腿外側，終點在膝小腿骨前外側。

常覺得滾過後比先前做的時候更痠痛，但就是從未見識到肌肉問題、肌肉表現或膝蓋疼痛因此有大幅正向的改變。下場是：我試圖擺脫疼痛，結果又討了一頓痛。我和其他幾位使用泡棉滾筒的運動員討論過，並發現這本來就會痛。而且這些人愛死這種疼痛了。我心裡想，為什麼引發疼痛會代表某種效果呢？我找了一些人要他們解釋當中的邏輯給我聽。沒有人說得出來。所以我停止使用滾筒了。

幾年後，從科學研究和工作中學到更多的結締組織知識後，我明白第一次嘗試泡棉滾筒時自己直覺感受到的是什麼。對自己施加疼痛根本不是解決疼痛的方法。別忘了，無論背後隱藏的起因為何，疼痛都是脫水的結締組織反應出來的症狀。我發覺，在組織上做強烈的自我施壓，毫無適當預備和容許的時間做調整適應，結締組織和神經系統是不會起任何正向反應的。這反倒讓結締組織生起防禦反應，保護底下的神經、血管，甚至是肌肉，避免重壓下的持續傷害。強烈的施壓會啟動疼痛的感覺神經訊號傳到大腦，主要是警告你有「嚴重傷害」之類的可能創傷或破壞。它會導致神經系統有不必要的壓力。

這類快速、強烈的壓力的確能刺激結締組織、肌肉組織，以及神經和血管。疼痛就是神經企圖保護自己，免於傷害所發出的訊號。雖然重壓和深層的按壓或許在特定的狀況下有益，但就我工作專業上的觀點來看，這些技術最好由經驗足夠的專業人員來做，因為他們清楚自己按壓的用意。如果在自己身上，你想要做這類強壓的技術，請確定一開始你已經從訓練有素的專業人員身上學到方法了，而且你的結締組織處在含水的狀態。最重要的是，要明白施加疼痛應該不是最終的目標，而且疼痛並不代表該方法有幫助，或者做對了。

直接在緊繃的肌肉下手，也不是擺脫疼痛或提升肌肉表現的好方法，這往往會引發更多的問題。位於所有肌肉（或肌筋膜）上的淺層結締組織，必須充滿水分，才能讓肌肉接收到清楚的神經輸入訊號。結締組織脫水會造

成不協調的動作、肌肉疲勞和疼痛。一旦肌肉重新補足水分，再做伸展、按摩，加上其他輕壓或中等程度的按壓程序，才會覺得舒服，並有助於維持正向的改變。記住，你不會想做一些會讓自己受傷的事。

很受歡迎的放鬆肌肉方法就是按摩。我可是愛好按摩的頭號粉絲。它同時是紓解身心、促進血液循環的絕佳方式。我很喜歡有人幫我按摩。當然，這代表必須掏荷包。而且按摩的目的與 MELT 療法大相逕庭，因為按摩的重點放在肌肉和血液循環。如果你也很享受按摩， MELT 療法會幫助你將按摩的成效維持得更久。

找到對的工具

開始實驗調整自己的結締組織時，我明白要模擬我的徒手治療法必須有一個支撐物。為了找到能夠製造出類似徒手治療的成效，從健身輔具、物理治療工具到玩具和廚房用具，我嘗試過所有的東西。說也奇怪，這番探尋竟將我帶回到泡棉滾筒，不過我必須開發出比現有的滾筒還更柔軟的滾筒。我發現，軟滾筒在身體最容易受傷害的部位上製造出的施壓非常理想。這樣的工具也可以用來支撐與溫和刺激脊椎。一確定軟滾筒是理想的工具，我便依據滾筒的條件、形狀和密度，開發各種技術和姿勢體位。

MELT 療法開始的前幾年，大家都認為我就是用泡棉滾筒來做自我肌筋膜放鬆，我覺得這一點很令人洩氣。感覺我好像老是在努力解釋 MELT 療法並不像這類的技術或方法，以及我用的滾筒很不一樣等等。我很明白的是，我已經創出一種全新的滾筒使用方法。

正向有利的施壓

在探尋方法的過程中，我把首要的焦點擺在如何能調整關節內外結締

組織的流動狀態，將它專門用來增加關節空間、活動力和適當的正位，就像我幫人做按壓治療的效果一樣。我做了手法治療所說的「直接施壓技術」（direct compression techniques）──直接推拿特定關節附近的組織。我用很慢的動作，一小區一小區做，在確定能忍受的按壓範圍內達到在組織上施壓的目的。我模擬了羅夫按摩、深層組織按摩和神經肌肉按摩技術，不讓按壓到達疼痛的地步。

　　如果你也想做，那麼在自己做的時候，感覺到施壓和推拿是無痛的，這樣最準。只有你最清楚自己何時到達痛點了。儘管如此，也不是每個人的「身體意識」或可以忍受的疼痛標準都能符合身體真正的需要，但這可以學。記住：疼痛會強化壓力調節器和「自動導航器」的防禦反應，進而導致發炎和更多的疼痛。身為徒手治療的治療師，我從未在治療中刻意施加疼痛。我本能地知道，自己所開發的任何技術，一定要抱持著將疼痛抽離的理念來創出方法。

　　隨著持續檢測、施壓實驗、重新檢測，然後再做其他更多的實驗，我有了一些發現。採用可以忍受範圍的施壓，不僅刺激我聚焦的關節部位有新鮮流動液體的替換，而且在我施壓處以外還有更大範圍的區域也出現這種替換。第一次用「休息檢測」姿勢重新檢測出這種感覺時，我記得那種感受很奇特，卻非常舒服。感覺我的背好像更開展、活躍、輕盈但穩定扎實。更難想像的是，我檢測到血液流動改善的感覺。我感覺到的液體流動正好就在結締組織的間質內行進。

　　開頭時就算我的關節感覺舒服很多，活動起來也更輕鬆了，但如果我只是做單獨部位的施壓技術，這種舒服的感覺並不會持續很久。一、兩個小時之後，我施壓的區域就會有輕微的腫脹，關節也會覺得僵硬。我不知道有沒有人可以用肉眼察覺到這種現象，但我可以感覺到。這跟我想要達到的效果相反。

　　我知道一定漏掉哪個環節。在我的徒手治療的工作中，一刺激關節內

的新鮮液體做替換後，我就可以確定該組織部位的液體流動已經重新流入更大的結締組織系統的活動中了。只要做到這種程度，就能產生更大的效果。光是將液體搬回到關節還不夠，這些液體必須穿透關節，然後流到更遠的部位。從關節區域補足新的液體，轉入整個結締組織系統的定向液體流動，如此一來，才會達到持久的改變。遺憾的是，我實在不知道該如何不透過我的手療，複製這種過程。

於是，我試了一些「逆向工程」（reverse engineering）[2]。我完全將自己對客戶的手療法拋在一邊，因為這種高度專業的輕觸振動法就是無法用在自我療法上。找了幾個自願當實驗的客戶，我開始把自己的手和手臂當成像滾筒一樣的工具。我會在關節區域施壓，然後試驗不同的技術和壓力，試圖重新恢復液體的流動。我也帶入從吉爾・赫德利的大體解剖課程中學到的淺層結締組織知識，以及與此層結締組織獨特性相關的其他科學研究。

我直覺明白要在深層的結締組織纖維層和全身的關節融入新鮮的液體替換，我必須借助在表皮正下方的淺層結締組織。吉爾幫我更了解這層組織，並激發我繼續努力鑽研它，然後帶入全身的連結和整合。有天，和客戶比爾（Bill）正在實驗，我突然想到於施壓之後再試著增加一連串的輕壓掃過動作。於是我用手掌和前臂，在膝關節周圍做輕掃的動作。我將液體只推往一個方向，目的是要將關節周圍重新融入的液體一路帶進淺層結締組織。

這一招見效了。重新檢測時，我可以感覺到整個結締組織系統的液體流動改善了。比爾留意到關節活動範圍更大了，動起來容易多了且更靈活，而且效果很持久。用滾筒時，按照施壓接著做定向輕掃的程序規則，也會創造

2　逆向工程（reverse engineering），將一項已經完成的產品或實物作為研究對象，從已知的外觀結果，有系統地逐步逆推其形成的原因，進而發覺其製作過程，然後予以複製或修改，變成另一個產物。

關節內外持久的改變，並遍及整個結締組織系統。

　　我試著用同樣的技術，自己用滾筒做做看，也發現類似的成效。後來，我在其他自願實驗的客戶身上又試過，成效一致。隨著不斷試驗，我發現愈來愈多有效的方法用來解釋達到最好成效的途徑。如今，在 MELT 療法中，將這種單向輕掃滾筒的技術稱為「刷掃」（Rinsing）。

我的小祕密

　　我不單單試圖重現自己學過的手療技術，我也努力想對照自己開發的一些技術。

　　在我的實務治療工作中，表皮底下的那層結締組織（或說淺層結締組織）是我用手第一個檢測的部分。我可以感覺到液體狀的振動在這層結締組織正下方流動。過去從手療訓練或大學研究所教育中，我不曾學到或聽過這門知識。打從有記憶以來，它就是我一直能感受到的某種感覺。一成為徒手治療師後，我的經驗愈來愈多，也開始更能覺察到自己感受到的是什麼。我發現一件事，那就是淺層結締組織內的振動液體不管在哪個地方沒有連貫的定向移動時，這些身體部位就是需要特別注意的地方。流失水分時，這個外層結締組織可以想成像是一件尺寸小了兩號的牛仔褲，穿著走路、彎下身體或坐著都不舒服。在緊身牛仔褲下的所有部位都會受到擠壓，非常痛苦。

　　不管客戶剛開始來給我治療的狀態是訴苦連連，還是看來有更大的毛病，我發現只要以特定、有規則的輕觸處理淺層結締組織，接著我在處理脫水的區域，或者關節、肌肉、器官和更深層結締組織的糾結阻塞時，就能夠更有效率，而且效果更持久。

多層結締組織的療法

　　當我從自我療癒結締組織中持續看到更大的成效時，更有動力想看其他有哪些手療技術可以拿來當成我創新技術的參考。同一個時期，正好有愈來愈多關於結締組織的科學研究出爐，而且也解釋為何手療技術會如此有效。雖然直覺上我明白自己感覺到什麼，但唯有結締組織的科學一開始出現，我才能夠清楚解釋自己到底一直努力在做什麼事。

　　結締組織內有各種型態的感受器（receptors），它們針對不同程度的施壓所呈現出的反應也已經被發現了。如今，我知道為何不同類型的壓力要施行在不同的水合運作狀態下。我明白當我用手按壓結締組織時，最重要的是優先處理脫水的結締組織，讓它有時間做調整適應。如果太快處理太深層的結締組織，該組織會排拒我的碰觸，更不可能有液體的替換。用太硬的滾筒來做也會有同樣的問題。所以，我嘗試用軟滾筒來減輕施壓的力道。如果一開始先用滾筒輕輕移動，探測結締組織再帶入壓力，我發覺得到的成效會比較好。這也會讓每一層結締組織慢慢調整適應，更容易接受施壓。現在，我把這個技術稱為「滑動」（Gliding）。

　　在任何徒手治療結締組織的療程中，我總是會在任何特定部位做一種以上的施壓，這是為了製造更有效的液體替換。有鑑於此，在身體不同部位施壓時，我就試了很多的深度和持續時間，感覺上似乎試過無數種施壓量。為了達到最立即和持久的改變，我開發出針對身體每一個「團塊」部位施壓的各種方法。現在，這些施壓技術稱為「剪切施壓」（Shearing），它有兩種類型：直接和間接。

　　「直接剪切施壓」和「間接剪切施壓」的施行方法不同，端看身體要做「剪切施壓」是在哪一個部位。我在我的身體各個部位實驗過按壓，想確定哪些區域做「剪切施壓」會有效和安全。我發覺最好不要在身體的「空隙」做按壓。唯有具高度技術專業的人才能推拿你的「空隙」部位（例如：

腹部、頸部、喉嚨和下背），這樣在這些部位上的神經和器官才不會受到傷害。我個人就有一些奮戰史，包括傷到腎、過度刺激臀窩的神經（嗚嗚，痛呀！），還有在肚子上得來一個永遠都存在的「縫線痕」。在 MELT 療法中，你會學到有效治療「空隙」的技術，方法就是處理「空隙」部位上下的「團塊」部位。

結締組織對緊繃的反應模式

令人注目的研究主題開始出現，科學家持續不斷做實驗室的測試，觀察結締組織在組織的力學牽拉下如何針對形成的張力做出反應。這項研究最明顯的不同就是，它的焦點不是放在肌肉系統，而是結締組織，以及張力牽拉（tensional pull）如何影響結締組織的水合作用、調節適應力和反應。

研究顯示，每當施加牽拉張力時，結締組織就會被拉緊，組織內的液體量也會減少。該結締組織被牽拉的時間長度和比率，會決定壓力鬆解時該區域的液體回歸量和速度。科學研究提出的結論是，該組織被牽拉或施壓的時間愈長，該區域就愈難讓細胞自行帶回液體到組織裡，且膠原纖維也愈難恢復到理想的長度。缺乏足夠的液體，遺留下的問題就是脫水，也就是我們說的「卡住的壓力」，以及許多日積月累的潛在問題。幸運的是，會引發結締組織脫水的壓力，一旦施加一小段時間，同樣也有讓身體重新補回水分的特質。這一點，在手法治療上已經是多年的假說，而最後終於有科學解釋來證實這項假說了。

光是施壓還不夠

這項新研究激發我去尋求一種方式，透過它可以在自己的身上製造正向的張力牽拉，就像用我的手幫客戶做的一樣。我想要盡可能刺激到更多的

感受器和組織層，創造最好的水合作用效應。當我幫客戶做治療時，他們是靜靜躺著的，這樣我可以在不必動用到他們的肌肉之下，於結締組織上製造牽拉。為了在自己身上製造牽拉，我必須動用到自己的肌肉。但我到底該如何不必借助自己的肌肉，才能在我的結締組織上製造足夠的張力牽拉呢？這很棘手。我探究不同的姿勢、身體扭曲、支撐工具和動作。日積月累之下，我發掘出不必動用肌肉牽拉就能牽拉結締組織到極限範圍（end range）的方法。技巧就是在身體的兩個區域之間利用反作用力的移動，製造雙向的牽拉。滾筒就是幫助我達到此目標的有利工具。

一旦姿勢就定位時，我必須慢慢移動，讓結締組織在尋找自己的極限範圍時做調整適應。否則，我習慣用來製造牽拉的肌肉就會開始主導，又會轉變成肌肉牽拉了。利用施壓，我發現當液體留在結締組織時，做個幾次集中呼吸的「暫停」和「等待」相當重要。接著鬆開牽拉的壓力時，再水合作用的效應就會出現。雙向牽拉結締組織會發動非常強力的液體替換，立即改善組織的延展性。

現在這項技術被稱為「雙向延展」技術（Two-Directional Lengthening techniques），專門針對身體每一個部位。在第十三章的 MELT 療法的藍圖計畫中，各位會學到如何延展身體不同部位的結締組織。

新型的治療途徑

發覺我能夠教別人如何自我療癒結締組織系統，達到和徒手治療一樣的成效時，到現在還是讓我非常驚奇。進展到此階段時，我最大的挑戰是扭轉大家的著力重點，先前用的是施加疼痛和牽拉肌肉的方法，現在必須轉換到一個從來都沒有人聽過的自我治療身體系統的方法。

開發和琢磨每一個 MELT 療法技術的過程中，教會我不少結締組織系統的相關知識。結締組織、神經和肌肉系統運用這些技術全都得到改善。每次

處理水合作用的問題時，我不斷對人體的自癒能力有一種敬畏。再者，筋膜的研究也持續證實我在徒手治療上的發現，以及 MELT 療法背後的科學。

重新找回結締組織的水分

　　幫結締組織重新補水分時，會大幅增加身體的療癒能力，讓你再也不必與疼痛為伍，並擁有更健康的身體。你已經知道第一步是：持續喝足夠的水。不過，如果你的結締組織系統無法吸收這些水分，疼痛的關節和發炎的組織便會漸漸處於脫水狀態。結締組織就是這麼一回事——你必須對它做有效刺激，讓身體所有的細胞吸收你攝取的液體。這就是 MELT 療法做的事。

　　MELT 療法的專業技術和工具會改善結締組織的流動狀態。當結締組織充分得到水分時，肌肉的運作會更好，關節會獲得必要的支撐和關節空間，而且全身會找到更理想的垂直正位，有助於吸收日常生活中的衝擊和壓力。更棒的是，身體所有的細胞會更容易吸收你攝取的水分和營養。

　　水分流失或「卡住的壓力」會引來身體的疼痛、關節痛、毒素、不良的姿勢、皺紋、蜂窩組織、肌肉失衡、細胞脫水和身心壓力的累積。結締組織受到「卡住的壓力」影響的區域，特別刺激後會觸發再水合作用的反應——就好像身體的焦點瞬間集中在這個區域，並全副心力讓此區域康復。調整並充實該區域的液體會改善整個結締組織系統，我稱它為「整體的再水合作用效應」（global rehydration effect）。

　　壓縮和張力，一方面會在重複的活動中讓結締組織流失水分，但奇妙的是，它們另一方面也用來重新補足組織的水分。MELT 療法中處理「卡住的壓力」和結締組織脫水，採用兩種截然不同的方法：施壓刺激和雙向延展。以下是它的運作原理。

　　結締組織系統以明確界定的分層和結構組成3D立體網。每一層都包含感受器，針對力學牽拉，以及輕度、中度、緩慢和快速的力學施壓等做出精

準的反應。當感受器受到正向刺激時，液體構成的結締組織細胞會製造再水合作用效應，或者說是液體的替換。再水合作用效應的結果就是「卡住的壓力」和發炎減輕了，所有細胞和神經的環境跟著改善了。手療法治療師是利用他們的手在組織上製造力學壓力或牽拉，達到再水合作用的效應。身為人體非手觸治療法的治療師，你準備使用的是 MELT 療法的再水合作用的技術、MELT 的軟滾筒，以及「身體意識」，幫你的結締組織重新補足水分。

MELT 的再水合技術包括「雙向延展」技術，以及四種施壓方式——滑動、直接剪切施壓、間接剪切施壓和刷掃，目的是刺激不同的結締組織層和感受器。這些技術會創造與徒手治療一樣的再水合作用效應。

針對 MELT 療法的延展長度技術，軟滾筒的作用在於穩定、抬高與溫和支撐脊椎、肋骨或骨盆，讓你可以達到正確的姿勢。針對 MELT 療法的施壓技術，軟滾筒的作用是在沒有過度刺激或壓迫結締組織和神經系統之下，為貼在滾筒上的身體部位提供輕緩與正向有力的施壓。

想達到再水合作用的效應，你的「身體意識」（或內在覺知）與技術和滾筒一樣重要。你會利用到「身體意識」幫忙判斷身體有哪些特定區域需要額外的關注。「身體意識」也會幫你判斷每一個技術要達到特定壓力所需要施加的重量和力道。

任何技術只要下的力道太過，其實都會讓再水合作用的效應打折扣。怎樣才能知道自己施加的力道太過呢？你的「身體意識」會傳達訊息給你，那就是：強烈的不舒服或疼痛。疼痛代表當下施加的壓力太過了，以致於無法正向刺激到不同的結締組織層和感受器。疼痛也會過度刺激壓力調節器，這與原先 MELT 療法強化復原調節器的目標背道而馳。MELT 療法中沒有一個環節會帶來痛苦，這就像我用手按壓客戶時，從來不會刻意施加會讓他們疼痛的力道。力道應該永遠在身體可以承受的範圍內，所以傾聽「身體意識」的聲音相當重要；如果覺得疼痛，就要調整身體在滾筒上的重量。

MELT 療法的施壓技術

　　學會 MELT 療法的施壓技術最簡單的管道就是實際操作。先從小腿肚的「滑動」開始吧！

◎ 小腿肚滑動（Calf Glide）

▶　將滾筒放在右小腿肚上半部位的底下，也就是膝蓋下幾公分的位置。然後兩腳腳踝交叉，左腳踝在右腳踝上方。腳掌與腿部放鬆，以可以忍受範圍內的施壓讓小腿肚完全貼陷入滾筒。

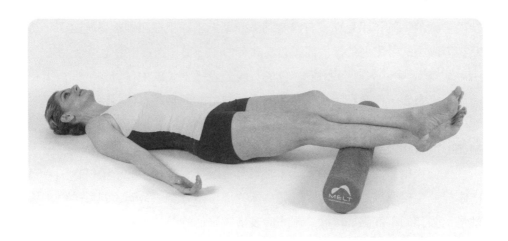

▶　膝蓋慢慢彎曲再伸直 4 ～ 5 次，讓滾筒前後來回移動的幅度不超過 5 公分。腳掌與腳踝要保持放鬆，在你探索小腿肚上卡住的壓力部位時，要持續一定力道與可以忍受範圍內的施壓。

▶　將小腿肚向外翻，然後重複做 3 ～ 4 次前後來回小幅度的「滑動」動作。

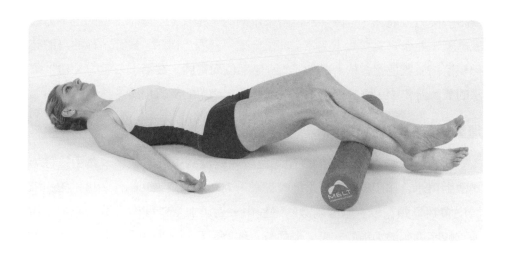

▶ 將小腿肚向內翻，繼續「滑動」的動作 3 ～ 4 次。

▶ 運用「身體意識」留意這三個部位中，哪一個部位比較有感覺。

▶ 返回這個部位繼續「滑動」，然後在做 2 ～ 3 次的呼吸當中，讓動作愈來愈小。

▶ 藉由腳掌與腿的放鬆，讓小腿肚以可忍受範圍內的施壓貼陷入滾筒內。

▶ 換到左小腿肚的「滑動」。

◯ 滑動

在「滑動」的技術中，滾筒以小幅度與輕微的前後來回動作在身體的局部移動。如果在滾筒上的身體區域施壓，然後移動滾筒，你就是在做「滑動」。運用「滑動」可以導引輕微試探性的壓力。動作保持小而慢，而且帶入持續一致的壓力，讓組織有時間適應施壓。「滑動」也是讓你有機會探索組織，找到卡卡的或一碰就痛的區域，讓你接下來做「剪切施壓」。

滑動（以及其他所有的施壓技術）只能在身體的「團塊」部位做，比方說，肩胛骨、臀部和大腿。絕對不能在「空隙」部位施行，像是頸部、下背

或膝蓋後方。能為「空隙」部位帶來幫助的，是在「空隙」部位的上下方區域施壓，而不是直接對「空隙」部位施壓。針對「滑動」動作，你的身體姿勢和滾筒放置位置會依「滑動」的身體部位而不同。在第十三章的 MELT 療法的藍圖計畫中，會針對再水合作用技術有簡單的步驟指導。

滑動與結締組織的關係

「滑動」會在滾筒上的身體部位帶入輕度到中度的施壓，藉由這種方式啟動再水合作用的效應。這種較輕微、柔和的前後來回動作，可以讓組織從皮膚到骨頭在沒有過度刺激的過程中，適應並準備好做「剪切施壓」這種有較明顯刺激力道的施壓。滑動時，你會留意到某個明顯的區域有強烈的感受、觸痛或疼痛。這些卡卡的「阻礙」就是結締組織脫水的區域，也就是「卡住的壓力」感覺起來的樣子。這種不舒服就是身體的訊號，告訴你需要特別關注這些區域。

經常做 MELT 療法，做愈多，你會發現「阻礙」愈少。身體有一些區域要注意，例如：臀兩側、大腿內側，特別是靠近關節的地方有更密集的結締組織層。而身體的這些區域常常因為重複的姿勢而拉緊，因而有更多的阻礙導致肌肉阻塞。這些區域特別容易一碰就痛，為了達到最好的成效，一有疼痛就是你要放開施壓的訊息了。

記住，做任何施壓技術過程中，你一定要維持在自己可以忍受的施壓範圍。疼痛就是施壓太過的訊號。

接下來進入「剪切施壓」的動作。

○ 小腿肚剪切施壓（Calf Shear）

▶ 身體的姿勢與置放在滾筒的部位與「滑動」動作時一樣，都在右小腿肚。回想一下剛做「滑動」時，三個部位中哪一個部位比較有感覺。在該部位再「滑動」一次，找到有感覺的點。

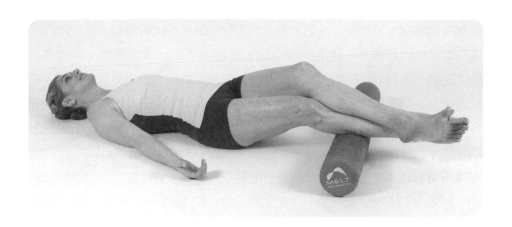

▶ 藉由腳掌與腿的放鬆，讓小腿肚貼陷入滾筒內。

▶ 在可以忍受的施壓範圍內，透過右腳踝彎曲與伸直 3 ～ 4 次，以及朝順時針、逆時針方向各打圈 3 ～ 4 次，間接做「剪切施壓」。

▶ 放鬆腳踝，然後執行內外翻右腿的動作，製造直接的「剪切施壓」；動作要小，而且範圍控制在 2 ～ 5 公分內，重複 4 ～ 5 次。滾筒的位置要保持不動。

▶ 維持小腿肚在滾筒上的施壓，然後將雙腿輕輕地由左往右稍微轉動，感覺很像用小腿肚在刮滾筒。這叫做「交互摩擦」（cross friction）。如果有任何疼痛的感覺，就放開交叉的雙腿，減輕在滾筒上的施壓。

▶ 暫停與等待。在讓小腿肚更貼陷入滾筒內的同時，做 2 次深層集中的呼吸。

▶ 換到左小腿肚的「剪切施壓」。

◎ 剪切施壓

「剪切施壓」是比較強烈型態的施壓與刺激，而且永遠要先從「滑動」帶入。它有兩種不同的方法：

直接剪切施壓：身體要「剪切施壓」的部位在固定不動的滾筒上執行動作。當你的腿向內外翻時，就是在小腿肚的部位做直接的「剪切施壓」。「直接剪切施壓」會由外向內刺激結締組織。你的身體動作，但滾筒沒有移動。你反而是在製造單獨特定的動作，強化施壓力道在滾筒上的身體部位。這會讓你的結締組織層動員起來，並重新補足它們的水分。「剪切施壓」的區域愈小，再水合作用的效應也愈好。

間接剪切施壓：身體要「剪切施壓」的部位依然在固定不動的滾筒上執行動作，但動作的區域要接近關節。在小腿不動，腳踝打圈時，你是以間接的方式做小腿肚的「剪切施壓」。「間接剪切施壓」會由外向內刺激結締組織。在滾筒上的身體部位維持不動，只活動靠近關節的部分，能夠收縮與放鬆正在施壓部位下方的肌肉。這會刺激並補足水分到肌肉和骨頭周圍的深層結締組織。

　　至於做「直接剪切施壓」和「間接剪切施壓」的方法、時機點和部位，全部列在第十三章的 MELT 療法的藍圖計畫中。

剪切施壓與結締組織的關係

　　「剪切施壓」會刺激分布在結締組織內的感受器，製造水合作用，並改善結締組織的反應作用。「剪切施壓」會有效刺激從皮膚到骨頭的全部結締組織層。它也會激發構成阻礙的脫水組織能夠去吸收新鮮的液體，讓理想的再水合作用產生。這會提升結締組織的彈性和支撐品質。

　　做「剪切施壓」時，在滾筒上維持定量且集中的壓力，藉由這種方式可以靠身體的重量控制施加的壓力。施壓的目的是排出液體空間（就像擠海棉），它會刺激結締組織的細胞分泌並攝取新的液體。在持續施壓過程中暫停和等待，就是在排出所有的液體。接著鬆開壓力再往下一個點時，前一個點甚至會有更多的液體被引進該區域，進而帶入細胞內，脫水和僵硬的組織會立即得到改善。為了達到這種再水合作用的效應，你務必要將滾筒上的施

壓區域維持在小且單獨的範圍內。太重、不舒服或疼痛的施壓應該要避免。如果「剪切施壓」做得正確,你或許會覺得該區域有觸痛感,但不應該到受傷的地步(記住,疼痛是鬆開壓力的訊號)。

接下來進入「刷掃」的動作。

⚪ 小腿肚刷掃(Calf Rinse)

▶ 坐在地板上,雙臂置於身後當支撐。右膝彎曲,右腿往內翻,讓腳踝內側置於滾筒上。腳掌放鬆,大拇趾接近地面。

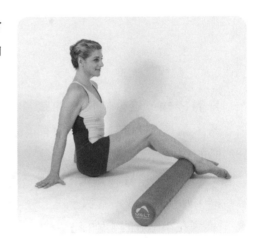

▶ 身體前傾,然後慢慢伸直右腿,讓滾筒以持續一致且輕微的壓力壓著小腿內側一路往上。萬一滾筒往上的移動無法遍及整個小腿,也沒關係。

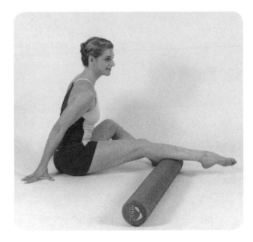

▶ **翻腿，讓小腿後側在滾筒上。**

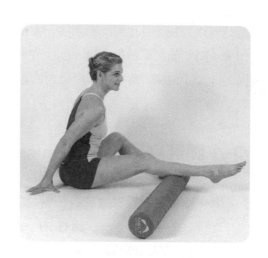

▶ **身體後傾，然後慢慢彎曲膝**
蓋，讓滾筒以持續一致與輕
微的壓力壓著小腿後側一路往
下，動作到腳踝處為止。「刷
掃」動作重複 3 ～ 4 次。

▶ **換到左小腿肚的「刷掃」。**

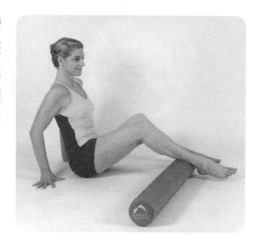

○ 刷掃

　　「刷掃」技術專門用來讓結締組織的液體往人體特定的液體方向流動。
這種配合結締組織自然的能量流或「張力能量」（tensional energy），以液
體沖刷結締組織的方式，可以增加持久的效果。這種效果你會感覺得到。

　　為了在結締組織做 MELT 療法，你必須慢慢移動滾筒，不能操之過急。
「刷掃」最重要的細節在於方向要正確，而且施加的壓力應保持在相當輕微

的力道。「刷掃」是在皮膚正下方的結締組織做一定輕微的掃動，因此力道要比「滑動」或「剪切施壓」來得輕。比起深層的施壓，「刷掃」更強調的是維持在持續的輕微施壓。至於「刷掃」的時機點和部位，會依照你做的MELT療法的藍圖計畫而定。

刷掃與結締組織的關係

「刷掃」會吸收「剪切施壓」在刺激小區域後所分泌的新液體，並將這些液體沖遍整個結締組織。「刷掃」時，你是在幫這些液體能夠流貫全身。這會製造「整體的再水合作用效應」，啟動全身的水合作用整合。「刷掃」會讓整個結締組織系統內的液體流動恢復連貫性，讓全身產生平衡的狀態。「自動導航器」仰賴結締組織的流動狀態來迅速傳輸從頭到腳的訊息，讓你可以維持有效能的平衡狀態。「刷掃」有助於開拓這條資訊溝通管道，讓「自動導航器」維持在清晰的訊號狀態下，定位出身體的引力中心和所有關節的位置。

因為結締組織是連續不斷的系統，所以你沒必要在每一個做過「滑動」和「剪切施壓」的區域做「刷掃」。「刷掃」的關鍵重點在於，要順著結締組織內的全身流動方向。我稱這個有方向性的液體流動為「張力能量」。

張力能量

透過徒手治療的實務經驗，我發現人體有一股具方向性、連續的能量生命力（energetic life force）。藉由手，我可以感覺到這股振動的液體流動。這股能量力源源不斷地活動，就像一條河流，擁有來自多方的水流。

這個連續不斷循環的水潮往下流貫身體背面，然後往上流遍身體前面。返回時從身體兩側往下行進，接著經過腿的內側和身體的中心再度往上行進。這個活動繼續循環往下，以螺旋模式行經身體，接著再次穿過身體的中心。這股能量流以阻抗或張力的關係運作著，讓身體一方面能配合地心引

力，一方面又能對抗它，這樣你才可以處在直立姿勢，並能保持穩定。它沒有起點或終點，這股能量力不僅針對精神能量，它也攸關生理。「自動導航器」仰賴體內這個持續的活動，為它的「全球衛星定位系統」提供振動溝通。不過「卡住的壓力」會讓這股張力能量中斷、變樣及偏移。

張力能量模式充滿且內建許多過去和現在正在進行的既定療癒程序，然後針對新的程序再建立範本。了解這個反應靈敏的系統，你會獲益良多，它會幫助你提升自我療癒機能。「滑動」、「剪切施壓」、「刷掃」的技術，再搭配 MELT 療法的藍圖計畫，對於張力能量的流動方向運轉非常有效。

○ MELT 施壓技術的訣竅和注意事項

保持穩定

做再水合技術時，你一定要讓核心肌群緊縮，身體才能保持在穩定狀態。如此一來，在滾筒上做任何動作時，手臂、頸部、肩膀和腿部也不會負擔過多，而且身體貼壓在滾筒上的「團塊」部位重量也會維持在最適當。這樣你才能得到這項技術的全部好處。做 MELT 療法的施壓技術時，如果需要額外的支撐，可以考慮用靠枕或瑜伽磚輔助身體貼壓在滾筒上。

可以忍受的施壓範圍

記住，你想要的是喚醒結締組織內的一小部分，所以不能過度刺激它或感覺神經系統。過度刺激會造成發炎，並讓自我療癒的效益大打折扣。MELT 療法的本意是用來減輕疼痛和發炎，不要本末倒置。要得到 MELT 療法的全部好處，最重要的是傾聽身體，當你覺得疼痛時（或者最好在覺得疼痛之前）就要做調整。一有強烈的感受時，如有必要就必須鬆掉施加的壓力量，以及「剪切施壓」的動作。

少，永遠就是多

結締組織以正確的方法施加特定的壓力量，就會有反應。壓力施加太過、動作太快，以及在一個區域停留太久其實都會降低 MELT 療法的效益。

不要在「空隙」部位做 MELT 療法

絕對不要直接在身體任何的「空隙」部位（例如：腹部、頸部等）做「滑動」、「剪切施壓」或「刷掃」，因為這些部位有神經和器官，應該只能由專業人員來治療碰觸。只有在「團塊」部位才能做 MELT 療法——當你重新補足「團塊」部位的水分，這些液體也會讓「空隙」部位受益。

做深層集中的呼吸

做再水合技術時，要集中呼吸到正在施壓的身體部位。做一個深層集中的呼吸會刺激橫膈膜和神經系統之間的關鍵連結，讓你放鬆並慢慢適應施壓。深層集中的呼吸也有助於新鮮帶氧的血液和液體在全身循環，這對於減輕身體其他區域過度的緊繃非常有幫助，讓你從施壓技術中得到最大的效益。所以在施壓時千萬別憋氣。

MELT 療法的雙向延展技術

延展主要是在身體特定的兩個「團塊」部位，比方說，臀部和腳後跟，以相同的步調彼此推移，在兩者間製造結締組織的張力長度（tensional length）。試想一下，將一條橡皮筋分別往兩個方向拉，把它拉緊。換作是身體時，你是將兩個帶骨頭的「團塊」部位以相對的方向移動，然後在維持該姿勢時做幾個深呼吸，讓結締組織調整適應。

想達到最佳的再水合作用效應，你要花點時間實際感受在身體這兩個焦點部位上的張力牽拉。姿勢就正確位置相當關鍵。要延展結締組織，你必須

使用特定的肌肉將關節調整在正確的位置，才能完全接觸到組織。緊縮你的核心肌群會幫助你維持穩定，並就正確的位置。

　　為了產生雙向的延展，需要講究的細節是使用滾筒的方式，以及每個身體部位要做牽拉的相對部位。在第十三章的 MELT 療法的藍圖計畫中會列出詳細的講解。

○ MELT 延展技術的訣竅和注意事項

在滾筒上的時間

　　身體（順著脊椎）直躺在滾筒上，或者在任何「團塊」部位上（例如：顱底或骨盆下方）放滾筒，最多的時間是十分鐘。如果你懷孕、受傷或覺得不舒服，無論在滾筒上採什麼姿勢，都必須將施壓的時間縮到四分鐘，下次做 MELT 療法時再逐次增加一分鐘，直到達到十分鐘的極限。

三次呼吸規則

　　別忘了，「少就是多」──也就是「速戰速決」（get in and get out）。MELT 療法的延展姿勢維持的時間，相當於三次的深層集中呼吸。如果姿勢撐太久，會造成肌肉疲乏，而且會從身體傳達混淆的訊號給你的大腦。你隨時都可以用一秒鐘鬆開牽拉力量，然後再做技術。

MELT 療法的延展技術

讓我們從臀部到腳後跟延展你的腿背。

○ 臀部到腳後跟的施壓

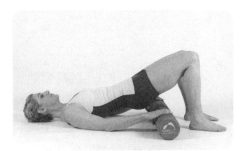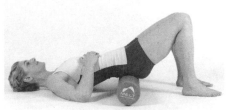

▶ 平躺在地上，膝蓋彎曲，腳掌平貼在地面上，兩腳掌打開的距離與臀同寬。置於地上的滾筒，正對膝蓋的下方。腳掌往地板推踩，讓臀部提高，滾筒置於骨盆底下（在薦骨處），也就是正好在下背以下的位置。

檢查一下滾筒的位置是否正確，然後兩腳的膝蓋往胸部的方向拉。滾筒應該不能像快滑掉的樣子。如果覺得快滑掉了，就將滾筒往下背處挪動，但它不能正好在下背處。如果感覺它的位置就在該部位，滾筒要再往下挪。

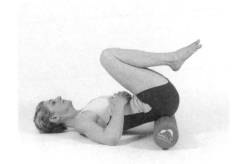

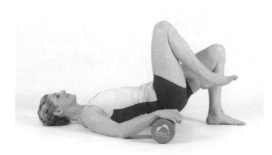

▶ 左腳掌踩在地板上，讓膝蓋與臀部呈一直線。抬起右大腿，這樣膝蓋就會指向天花板。

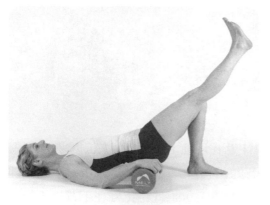

▶ 右腿往前伸直，腳踝彎曲。以略為傾斜的角度讓骨盆貼壓在滾筒上，而且中段肋骨部位放鬆並貼壓在地上。

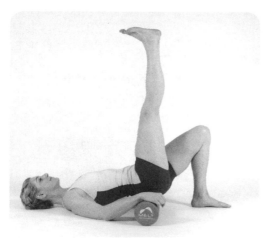

▶ 右腿打直，慢慢將彎曲的右腳掌帶往天花板方向，並在膝蓋呈彎曲之前停止動作（伸直腿時，不要交鎖膝蓋或過度伸展膝蓋，或者製造膝蓋的疼痛）。

就算你的柔軟度再好，打直的腿與地板的角度千萬別超過九十度角。當腿朝鼻子的方向伸時，你會損失掉腿背結締組織的延展能力。

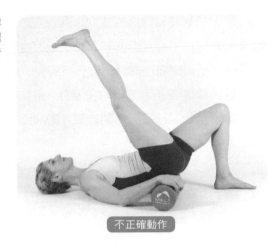

不正確動作

▶ 在一次呼氣中朝兩個方向主動彎曲你的腳踝，以及傾斜骨盆，讓骨盆貼壓在滾筒上。在感覺到從腳後跟一路到臀部的牽拉感受時，做一個深層集中的呼吸。

▶ 吸氣，然後腳掌放鬆。接著呼氣，主動彎曲腳掌，讓骨盆陷入滾筒內去感受傾斜的感覺。當你要再加深牽拉的感受時，做一次深層集中的呼吸並暫停動作。接著右側的所有動作再重複執行一次，然後將右腳掌帶到地板上。

▶ 換另一腳，重複動作。

⊙ 雙向延展長度與結締組織

　　雖然結締組織有柔軟度，但它的角色是管理緊繃與對抗過度的伸展。結締組織內的膠原纖維以保護支援的方式發揮對抗作用，降低在移動時（如果結締組織含水）肌肉和結締組織遭破壞的機率。結締組織脫水時會造成組織的延展性和反應變差。在結締組織執行張拉整體結構支援系統的任務時，它也會成為絆腳石。

當你刻意將結締組織雙向延展到它的極限範圍時，會製造再水合作用的效應，並恢復結締組織的延展性。延展會牽拉出結締組織的液體，一旦鬆開力道後，結締組織內的感受器會被觸發，進而在該區域分泌更多的液體。

延展會改善結締組織的恢復力，並恢復它的彈性和支撐品質。結締組織重新補足水分與延展，會製造更多的關節空間，提升關節的完整性、穩定和正位。

◎ 善用「身體意識」

雖然你會用肌肉來製造反作用力的移動，但要讓結締組織做到有效的雙向牽拉，最重要的方法是「身體意識」。要學會比對結締組織張力牽拉與肌肉伸展的感覺，你必須經過練習，加上敏銳的「身體意識」。了解兩種感覺的差異至關重要。

比起肌肉伸展，結締組織雙向張力牽拉，感覺會在身體延展的長度上要來得更長，例如：整條腿背的延展，而不會只是在小腿部位的肌肉伸展。而且，不像獨立部位的肌肉伸展，牽拉的延展範圍始終跨過一處關節部位。以肌肉伸展的方式時，牽拉延展感覺起來是在小範圍，這種方式通常延展的範圍只接近關節，並不會跨過關節。記住：只有在結締組織的條件許可下，肌肉才能伸展。肌肉伸展最佳的時機就是在做完 MELT 療法的藍圖計畫後。你會發現在延展結締組織，並重新補足水分時，肌肉的彈性會大幅提升，而且是立即見效。

如果你感覺到的是肌肉伸展，就必須將正確延展姿勢的範圍拉長，因為原先的姿勢會抑制刺激結締組織的能力，讓它無法獲得再水合作用的效益。舉例來說，延展整條腿背的結締組織感覺起來不應該像是只牽拉到小腿部位。有這種現象時，必須重新調整姿勢，將製造雙向牽拉的動作再放慢一點，直到感覺到結締組織內輕微牽拉是順著腿背延展，含括的範圍更長。儘

管這種牽拉可能感覺起來沒有肌肉伸展來得強烈，但它為肌肉和結締組織帶來的效益更好，而且更持久。如果你發現姿勢無法到位，試著先在該區域做施壓的技術，然後再試試延展的姿勢，看自己是否能做到雙向的長度延展。

延展動作需要練習，很快你會發現抓住正確姿勢、創造立即成效的要領和感覺，其實輕而易舉。

◎ 比對延展長度也是檢測技術

在 MELT 療法的藍圖計畫中，有時也會使用延展技術來檢測身體特定區域的失衡。流程就是在身體同一個區域做施壓技術的前後階段，做相同的延展技術，然後檢測前後是否有差別。舉例來說，你或許可以做肋骨的延展，接著在上背做「滑動」、「剪切施壓」和「刷掃」，然後再做一次肋骨的延展。第二次做肋骨的延展時，你的延展能力應該會提升。

每次執行延展技術時，同樣也要留意哪一邊需要更多的延展，或者感覺起來比另一邊更緊。想解決這種失衡，你可以在失衡的一邊重複做延展技術。甚至可能在做延展技術之前，必須先在該區域重複做施壓的技術。

◎ 「團塊」區域的穩定和分化動作

上半身做延展技術的過程中，要製造肋骨和骨盆（或者說主要的「團塊」部位）的雙向反作用力動作，你的焦點會擺在讓這兩個部位維持在貼壓和穩定狀態。下半身做延展技術的過程中，你必須在一個團塊做分化訓練動作，而另一個團塊必須處在穩定狀態。舉例來說，在臀部到腳後跟的施壓中，如果想發揮最大的功效，你必須讓肋骨貼壓在地板上，骨盆則貼陷入滾筒中。

◎ 集中的呼吸

　　刻意呼吸至正在延展的區域，透過這種方式做集中的呼吸。慢慢集中呼吸到正在做 MELT 療法的區域時，你的吸氣會增加張力牽拉的深度，它會讓你獲得明確延展動作所帶來的全部效益。

身體改變：完成 MELT 療法的再水合作用技術後，重新檢測時你可能會留意到幾個明顯的改變：

● 「團塊」部位貼壓在地板上的範圍感覺更完全與扎實。
● 全身的液體流動會恢復。
● 身體感覺會更接近理想正位的參考點。

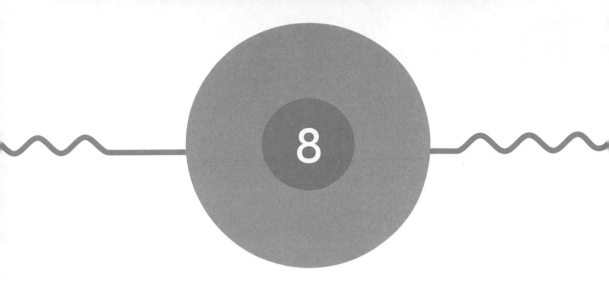

釋放

有天，我試著找一個方法推拿我的顱底來放鬆頸部關節。當時我開始拿自製的工具實驗，想模擬出我幫客戶達到的那種效果。拿一根 PVC 塑膠管裏上包裝氣泡袋和一層瑜伽墊，再用膠帶固定住，這項工具的效果似乎最好。將這個自製道具墊在顱底下方，我慢慢調整身體的重量、顱部的施壓和姿勢，以及自製滾筒的位置，想看看可能的效果。我照著幫客戶用手治療的方法挪動和調整自己的姿勢。在重新檢測時，我的頸部感覺整個鬆開了。我的頭從一邊扭到另一邊時比較容易了，而且呼吸也比較順。我真是不敢相信。我真的解除自己頸部的壓力了。那一整天的感覺真是棒呆了。隔天我又試了一次，成效依然一樣。我可以解除或放鬆自己的脖子、頸椎的緊繃壓力，並感覺到全身明顯的改變，這彷彿是奇蹟。我用到的動作和施壓非常巧妙，模擬了我在徒手治療技術使用到的手法。

　　我非常興奮地將這個新技法分享給我的客戶琳恩，她本身有嚴重的頸部和顳顎關節障礙。顳顎關節障礙就是下巴處在錯位的狀態。下巴會變得僵硬，導致嘴巴很難張大到正常的程度。顳顎關節障礙會引發嚴重的下巴疼痛和頭痛，就像琳恩一樣。在我告訴她關於減壓的發現時，她說：「妳覺得它對我有幫助嗎？」透過我的手幫她減輕頸部的壓力，通常會為她的下巴帶來很大的紓解，逐漸減輕她的頭部和頸部的緊繃。所以我告訴她在療程結束時，可以花一點時間試試新的釋放技術。

　　在她的療程快結束時，我故意跳過用手幫她的脖子減壓的步驟。我讓她在地板上做「休息檢測」。我要求她特別留意脖子和下巴的感覺。接著將PVC道具遞給她，並把我先前自己做時的流程從頭到尾告訴她。當她重新檢測時，做了一個深呼吸、打個呵欠，然後猛然張大眼睛說：「天啊！妳有看到我剛剛嘴巴張多開在打呵欠嗎？我的下巴甚至不會發出喀喀聲。蘇，我覺得它真的有效耶！」

　　我附贈我自製的道具和用法說明讓她回家練習，要她每天重複做這個技術，直到下次預約的療程時間。以前不論何時用我的手療幫琳恩的頸部減壓，她的下巴通常可以撐個三天到五天不會痛。那一次她回來治療是在一個星期後，她告訴我：「我的下巴當真好很多了。我都不敢大聲嚷嚷，生怕一說可能就破功。我的下巴感覺起來還是和上星期走出妳的診療室時的感覺一樣。」

　　接著她又說：「我真的覺得狀況一天比一天好一點。幾乎每做一次，它就讓我的下巴感覺更好，而且我的頭痛連一次都沒發作。前天，我一口氣一覺睡了八個小時，這是長久以來頭一回，而且醒來時感覺有睡飽。起床吃早餐時，我發現下巴不會發出喀喀聲了。我覺得打從前一個星期開始，下巴的狀態就一直是如此了。」

　　琳恩的臉看起來完全放鬆，我還可以看出她的樣子變年輕了，而且更有活力。皮膚和眼睛也看起來清晰透亮。呈現出的精神狀態也是我看過最好的

一次。

「蘇，妳確實在治療上發現新大陸耶。現在，如果妳能想個辦法像這樣治一下我老公打鼾和背痛的毛病，妳可能連我的婚姻都拯救了。」琳恩開心地笑著說。

我覺得驚訝與興奮。如果琳恩的頸部都能夠減壓，對其他的客戶應該也有效。不過這還不夠。當下我已經開始在想如何自己解除下背部的壓力。我看過太多的客戶有這項需求。根據亞利桑那大學醫學院（University of Arizona College of Medicine）的報告指出，有百分之八十的成年人在一生中都會經歷到下背疼痛，它也是最普遍的慢性疼痛類型。而頸部疼痛位居第二名。原因在於，身為人體最大的兩個「空隙」部位，頸部和下背在日常的一舉一動中最備受挑戰。結果，在這些區域的脊椎壓力和力距（torque）最容易變過大。慢性疼痛、發炎和關節磨損也跟著來。這會產生骨牌效應，也就是從小痛和僵硬開始，然後引發常見的健康毛病，像是頭痛、失眠、消化問題和受傷，接著就是加速老化和慢性健康的問題。我們其餘能做的只是以療癒有限的選項來應對，包括：藥物、手術和更陷入久坐的生活模式中，而且這些不完善的解決方式本身就帶有風險。

那一年開發更多的減壓技術時，我在課堂中和很多客戶分享，得到的迴響非常令人吃驚。甚至有其他小毛病的客戶，像是膝蓋疼痛或消化不良，在持續幫自己的脊椎減壓時，也開始感覺到這些症狀好像減輕了。這似乎代表我開發了一項技術，可以教大家自行解除疼痛，讓自己健康一身輕。在所有的 MELT 療法技術中，減壓技術創造出一些最顯著且有力的改變。

一開始， MELT 療法的講師和我只是把這些技術展示給我們的一對一客戶。後來，我很勉強地在團體的健身課中展示這項巧妙的技術，每次至少花幾分鐘解說、示範，然後再用五分鐘實際練習。我那時候其實還努力在建立 MELT 的概念，就像全力在擬訂提升健身表現的主要目標計畫。擺脫疼痛就是大家體驗到的附加效果，並非我一直聲稱 MELT 療法有這樣的能力。

再者，我在健身界待太多年了，非常清楚這項概念對這個圈子實在是治療福音。

　　我在團體課程中持續琢磨其他的 MELT 技術，大家也一直見識到這些技術驚人的效果，我也依舊看到大家對減壓技術的需求。學生一星期又一星期來上課，付出時間、經常練習，加上有耐心地去了解學生，我學會在減壓示範中如何簡化語言和給予提示，也發現在釋放壓力之前做「滑動」和「剪切施壓」的正確訣竅。最後，我學會如何讓一班又一班的學生可以聽得懂，而且能感受到自己釋放掉頸部和下背部「空隙」壓力的感覺。有愈來愈多的人來上課，教室爆滿，我常覺得自己一直重複在說：「我用我的手幫人釋放頸部和下背部的壓力，賺了不少錢。但對我而言，比酬勞更有意義的是告訴人家如何靠自己就能解除壓力，讓他們也可以無痛一身輕。現在你也可以自己來。歡迎你加入。」就在那時候，我發覺來給我治療的人數大增，工作室預約爆滿！

減壓的基礎部位

　　頸部、下背，以及脊椎、手和腳的關節減壓，對任何想過零疼痛日子的人來說非常重要。 MELT 療法會告訴你釋放關節壓力的方法。

⊙ 找回「空隙」部位

　　年紀愈大，如果能長愈高，相信沒有人會抱怨。這是由於人上了年紀後，人體關節內的空間喪失，身高因而會變矮。重複的動作和姿勢，加上地心引力的作用，會損耗身體留住關節空間的能力。它不僅僅侵襲年紀大的人。如果你曾有過頸部或下背疼痛、脖子轉動困難或下背僵硬，你就已經體驗到關節空間流失了。在手和腳之外，通常最先受到影響的就是頸部、腹部

或下背等「空隙」區域，或者說是「主要的身體空隙部位」。這些「空隙」部位，就像關節的作用一樣，讓你可以彎曲、轉動和移動，不會讓「團塊」部位傷及器官和神經。你可以想像一下如果肋骨的部位一路長到骨盆的地方，會是什麼情形──你會根本沒辦法彎下腰。所以「主要的空隙部位」在人體相當重要。

不管是什麼導致頸部或下背部喪失「空隙」部位，結果都是一樣的──脊椎骨之間的距離會愈來愈近。脊椎一受壓迫，當中的椎間盤、從脊柱發出的神經也會開始受壓迫。當神經受到壓迫、擠壓和刺激，你會感到疼痛。疼痛是慢性壓迫的第一個訊號。

當你因為壓迫導致疼痛時，也是結締組織發炎引發關節磨損的訊號。壓迫到脊椎的神經所產生的疼痛和刺麻，在身體其他區域也能感受到，被稱為「轉移痛」（referred pain）。感知動作的溝通就會跟著開始減弱與延遲，脊椎進而變得更不正。你的「自動導航器」光是為了維持不正的姿勢，運作會更吃力。

當脊椎受壓迫，你的頸部和下背的自然彎曲弧形就會部分或全部不見了。少了曲線彎曲，脊椎便喪失震動吸收和彈性能力。脊椎有這兩種必備的能力才能幫你輕鬆自如地活動，不會有壓迫或代償作用。當身體偏離理想的正位，關節會變得僵固，脊椎盤磨損和傷害跟著來。接下來，錯位就會蔓延到「次要的身體空隙部位」，例如：肩膀和膝蓋，然後這些部位會依照壓迫、疼痛、發炎到關節磨損這樣的循環從頭上演一遍。沒有恢復頸部和下背彎曲和空間的完整性和穩定度，那麼在「次要空隙部位」的錯位和壓迫永遠會回頭找你。

不管壓迫的問題已經持續數月、數年或幾十年了，你還是能恢復流失掉的空間，方法就是經常以 MELT 療法的減壓技術釋放頸部和下背。一開始嘗試這個技術，會感覺到身體正位上的立即改變，並正朝零疼痛的大道邁進。

MELT 療法的減壓技術

　　在這一個小節，你會學到如何幫頸部減壓。在頸部減壓之前一定要先做檢測。接著用「剪切施壓」技術將新鮮的液體帶到這個區域，讓減壓的成效達到最好。做減壓技術過程中移動頸部時，肋骨部位要保持穩定不動。

> **頸部釋放的連續動作**
>
> 轉頸檢測
> 顱底剪切施壓
> 頸部減壓
> 轉頸重新檢測

◎ 轉頸檢測（Neck Turn Assess）

▶ 仰躺，雙腿伸直打開。如果雙腿伸直躺下時會造成背部不必要的緊繃，你可以屈膝。檢測時要處在輕鬆狀態。

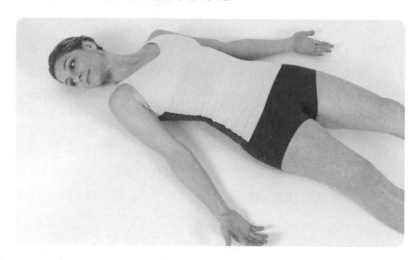

▶ 利用「身體意識」留意你的頸部曲線。在不碰觸頸部之下，留意這個曲線感覺起來的模樣，以及頸部空隙的大小。頸部曲線的最高點理想位置是比較靠近頭部，而不是肩膀。

▶ 慢慢扭轉頭部，先往右邊再往左邊，下巴的位置要遠離肩膀。扭轉頭部時，是否覺得有一邊比另一邊更容易做到呢？有感覺到任何疼痛或緊繃嗎？在扭轉頭部時，是不是感覺到肩膀也跟著移動呢？

▶ 留意自己的一切感覺，這樣在做完釋放頸部之後，你就可以比較前後差別。

○ 顱底剪切施壓（Base of Skull Shear）

▶ 右側臥，然後顱底、右耳後方的部位置於滾筒上。雙膝彎曲，右手臂向外伸直，如此一來，雙肩就會放鬆。

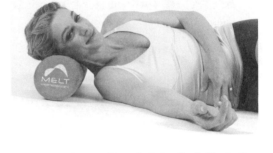

▶ 做一個深層集中的呼吸，然後開始以順時針、逆時針方向在頭部畫小圈 5 ～ 6 次的方式，對顱底做剪切施壓。接著暫停一會兒，做一個深層集中的呼吸，讓這個部位更貼陷入滾筒內。

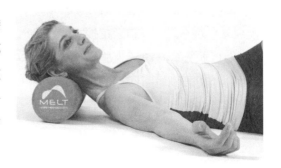

▶ 朝天花板方向張開左腳膝蓋，這樣就變成你的右半部後背貼在地板。滾筒依然在右側的顱底，離耳後約 3 公分左右，比較靠近顱底的中心位置。

▶ 做一個深層集中的呼吸，重複畫小圈的剪切施壓動作。然後暫停一會兒，做一個深層集中的呼吸。

▶ 轉向左側，在左側顱底重複剪切施壓動作。在每一個部位的動作之後都要暫停一會兒，做一個深層集中的呼吸。

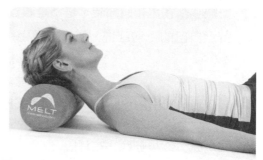

▶ 仰躺，雙膝彎曲，此時顱底的中心部位置於滾筒上。下巴稍微提高。

▶ 持續一定力道的施壓，在顱底中心點上執行畫小「8字形」的動作 5 ～ 6 次。
施壓要持續不斷，而且下巴要稍微提高。然後暫停一會兒，做一個深層集中的呼吸。

○ 頸部減壓（Neck Decompress）

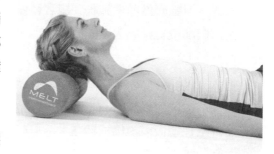

▶ 將雙膝保持彎曲。雙手放在滾筒上，然後將滾筒朝後腦杓中心部位的方向往上挪動約 2.5 公分。雙手離開滾筒。鼻子朝上方的天花板，然後頭輕輕在滾筒上施壓。動作從頭到尾所使用的施壓力道必須持續一致。

▶ 吸氣，然後在呼出一口氣時
慢慢將下巴稍微朝下點頭。

▶ 吸氣，維持住點頭的姿勢。
接著呼出一口氣時稍微提高
下巴，回到鼻子朝上方的天
花板的姿勢。吸氣時暫停動
作；呼氣時繼續執行動作。

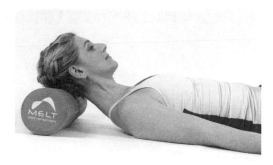

千萬別費力想讓下巴去碰觸胸腔。你
做的動作應該要小且慢。注意在頭往
上提時肩膀是否也抬高了。上背要保
持不動與放鬆。

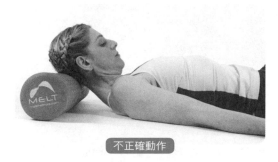

不正確動作

▶ 點頭動作重複 4 次，而且吸氣時暫停動作；呼氣時繼續執行動作。

▶ 從後腦杓移開滾筒，再輕輕將頭擺回到地板上。

○ 轉頸重新檢測（Neck Turn Reassess）

▶ 仰躺，雙腳伸直打開。如果背部覺得不舒服，雙膝可以彎曲。

▶ 檢測你的頸部彎曲，它有感覺比較輕鬆嗎？在顱底的正下方是否可以
留意到比較明顯的彎曲弧度呢？

▶ 從左到右慢慢扭轉你的頭部。活動範圍是否變大了？頸部的疼痛或僵
硬是不是減輕了？在扭轉頭部時，你的背部和肩膀是否感覺比較放鬆
了？

▶ 只要感覺到以上任何的改變，你就已經成功幫自己的頸部減壓了。

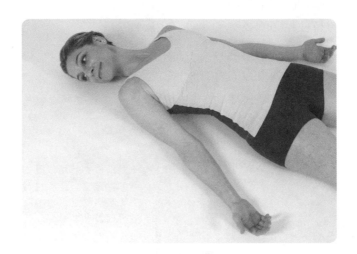

身體改變：完成頸部釋放的連續動作後，在重新檢測時，你或許會留意到以下明顯的改變：

● 頸部彎曲的位置感覺往上提高，比較靠近頭顱。
● 頸部轉動範圍變大了，也比較不費力和少疼痛。
● 扭轉頭部時，可能感覺起來像是從頸部較高的位置開始動。

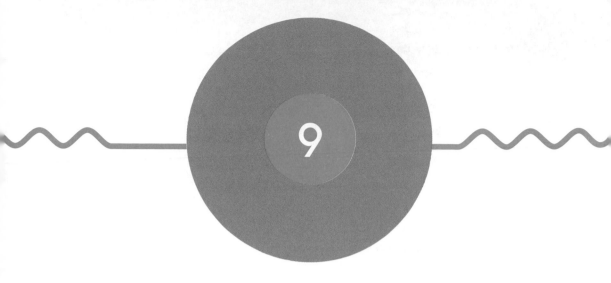

手部和足部的治療

在我幫助形形色色的人擺脫掉疼痛後，經過口耳相傳，一瞬間我的工作室預約從一個星期九至十名客戶衝到四十名。那段日子真是不可思議。每次的療程，我要幫客戶做徒手治療，另外再加上指導他們以 MELT 療法和滾筒做自我療癒。

有天早上，我被一件事嚇到。我從櫥櫃拿了一個杯子，它從我的手上滑掉了。當我想把它撿起來時，竟然又滑掉了。我試著握握拳頭，發現幾乎無法完全握緊。剛開始，我被手的狀況嚇壞了，還認為一會兒應該就沒事了。我想一定是睡姿不好造成的。但問題後來並沒有消失。我試著自己按摩手，不過根本辦不到。手都沒辦法運作了，還想用這樣的手按摩自己的手……呃……有用才怪。過了一個小時，仍然沒改善，我取消當天所有的客戶療程，然後趕快到工作室想看有什麼東西可以用，讓我不需動用到自己的手來

處理手的問題。這一天讓我在無意中開始開發 MELT 的手部和足部治療法。

當時，我沒找到大小適合的道具，所以我到附近的玩具店買不同類型的球。我買了乒乓球、彈力球和彈珠，甚至從我家陽台的盆栽裡拿了幾塊橢圓形的石頭，然後開始試著模擬幾個技術。我很清楚檢測的重要性，所以第一件事就是手緊抓著球做握拳檢測。這時候我才意識到用手幫客戶治療的重複動作，已經在不知不覺中影響我了。

我經常幫人治療手。通常是因為他們有關節炎、腕隧道症候群（carpal tunnel）、網球肘（tennis elbow），或者是直接影響到手部神經控制的病症。發覺到自己竟然也需要類似的治療，令我很訝異。我開始把玩這些球，想模擬我用在客戶身上的徒手治療技術。但靠一個沒生命的物體，不太可能完全做到我用在客戶身上的手法治療，因此我朝既有的技術著手。我試了幾個「滑動」和「剪切施壓」的技術，就和使用滾筒做一樣。我也運用美國物理治療師凱利・安布洛喬（Kerry J. D'Ambrogio）手療技術的概念，實驗各種方式來鬆手和手指的關節。「刷掃」的時候，我本能地壓著球一路往上至前臂。重新檢測握拳動作時，手的問題明顯改善了，而且兩手的感覺起來比較平均了。

隔天早上醒來，發現握起拳來仍然是比較緊實，手腕只有輕微的僵硬，我鬆了一口氣。我立刻再拿球來重複做前一天的動作。感覺上我已經可以再面對客戶了。那天徒手治療第一位客戶的身體時，我發覺到某件神奇的事發生了。我用手做檢測和治療的能力居然比先前更好了。手部的「身體意識」增強，而且可以持續一整天。

自療手部變成我每天早上例行公事的一部分，也開始留意到在一天結束後，甚至都還沒做到滾筒的技術之前，我的頸部感覺就已經比較舒服了。我長久以來在客戶身上看到頸部和手部問題之間的關聯，從這一點來看完全說得通。我的臉甚至開始看起來比較放鬆。接下來幾個月，每次換不同方式使用球，我都會記錄自己的進步。因為手部有太多的關節聚集在一起，所以我

知道重要的是必須找到最佳的方式製造正向有利的施壓，從中可以得到最大的改變。

我準備好要把這項新技術示範給一些客戶看，當時已經有不少急切的志願者等著呢。我很快就明白一開始時與其送一堆球給人家回家練，倒不如只給他們軟球練習就好。有關節炎和其他手部毛病的客戶，剛開始時關節的周邊沒太多可用的液體，所以我們必須慢慢移動，在短時間內先製造液體，然後再讓液體流動。少了液體，用比較硬的球施壓反而會增加刺激和發炎。

這個技術的成效相當令人難以置信。有慢性手部或腕部疼痛的客戶都見識到它的立即成效。他們覺得活動更自如、握力變大了，而且疼痛、腫脹和發炎也減輕了。很多人都說頸部感覺比較舒服了，和我先前體驗後的感覺一樣。最後，客戶紛紛來問我是不是因為做了手部治療，所以他們的睡眠、頭痛、偏頭痛和鼻竇炎改善了。有肺部和呼吸毛病（包括氣喘）的客戶同樣體會到自己長期的症狀有大幅的改善。

這麼簡單的手部治療竟然可以找回客戶的希望和健康，真令我詫異。以前每次交代家庭功課給客戶做，他們通常都不會做，而我也習以為常了。我會一直鼓勵他們在生活方式做簡單的改變，身體就會變舒服了。只是鼓勵歸鼓勵，他們還是寧可來找我，讓我「修理」。然而，手部治療讓這樣的客戶突然間很積極且有動力自己照顧身體了，這是我前所未見的。他們正在改善自己的老化過程（aging process），而且他們感覺得到。這也讓我想要把手部治療分享給更多人知道。

最後發明的法寶

我持續教大家手部治療時，另一方面也開始用球在足部做實驗。我的客戶很多都有足部的毛病，像是拇趾外翻、慢性腳痛和腫脹、足底筋膜炎和神經瘤（neuromas）。我知道如果他們能夠在療程與療程中間的空檔自我治療

足部，對他們的疼痛、發炎和腫脹的療癒會帶來很大的差別。

　　我的職業傷害之一就是碰觸別人的足部，一想到我可能有解決的方法也讓我很興奮。我並非排斥足部的治療。我有些客戶會做很乾淨的足部護理，然而還是有很多人不會做。在紐約，雙腳可說是人人的交通工具，我指的是紐約人（包括我）的腳一離開家就在運動了。這會醞釀出一雙出汗的臭腳丫，又歷經一個夏天穿著夾腳拖，腳丫會變得更髒。再加上拇趾外翻、疣、香港腳、灰趾甲、老繭，以及其他足部問題，你應該可以想見為何這是我工作中最不討喜的一部分。

　　手部和足部有很多的共通點。兩者都有上千個本體感受器、感覺神經末梢，以及大量的關節。當然，本體感受器最集中之處都在最靠近關節的位置。再者，手部和足部之間的結構也有相似度，所以一開始把手部的技術移植到足部當然有它的道理。結果，比起先前達成的任何成效，我這次感受到的是更有力且更立即的效果。當時，我每天都會以滾筒做 MELT 療法，所以我很驚訝的是，治療足部的同時，身體內竟然還能有如此大的改變。

　　做完足部的治療，我的下背部立即會感覺比較舒展，而且脊椎也更柔軟了。多年來頭一次，我蹲坐到地上不會聽到膝蓋嗶剝聲。呼吸感覺也比較舒闊。整個人也有比較平靜扎實的感覺。健身時，我也比較有體力，而且之後的恢復期明顯縮短。

　　我感到很驚奇。於是開始在做 MELT 療法時減少使用滾筒的比例，這樣我才比較分得清楚用足部治療所帶來的特定改變。我發現，在足部做過 MELT 療法時，再以滾筒做的自我療癒，成效會持續更久。這時候一想到足部在我嘗試自我療癒時竟然不是被擺在優先著手的部位，讓我感覺自己很蠢。在我的徒手治療工作中，從足部幫身體打底一直是第一個主要目標。回頭想這次的經驗似乎也擺明了一件事：做身體任何部位之前，先從治療足部開始幫身體打底，也能幫助「自動導航器」找到身體的引力中心。

　　我會先在一隻腳上做完全部的技術，再做另一隻腳，這樣才能從一邊到

另一邊對比出當中的身體變化。在做完一邊的足部治療後，我會閉上眼睛，用「身體意識」重新檢測，體會當中任何的差異。做過治療的一邊，足部感覺起來會有緩衝保護，且有穩穩的著地力。每次真的一有穩定著地的感覺就會像這樣：整個人會彷彿是站在記憶乳膠墊或沙子上，而不是在硬地板上。同一邊的腿感覺也比較緊實、站得穩又很輕盈。

至於另一邊的腿，我就會留意到關節和腿部比較沉重。足部著地的感覺也很不踏實，彷彿只是懸停在地面。下一次我就從這隻腳開始做足部治療，看看當中的改變是否相同，而明擺的事實就是：成效一樣。於是我開始記錄成果心得。

我先做額外的兩邊對比的檢測。在治療一邊的腳之後，我做了「脊椎彎曲檢測」。

我以「手臂延伸」做對比，留意到身體有做治療的一邊，手臂可以伸得比較長（有時候只會差一點點）。這表示，刺激足部會推動液體流經脊椎，一路到指尖。當我彎下腰碰觸腳趾時，在身體已經治療的一邊，脊椎和腿感覺比較柔軟，不太有緊繃。我只不過是把球置於足底做 MELT 療法的技術，就感覺到自己好像在一條腿上做了一個很有分量的伸展運動。在兩腳都做過治療後，我更可以感覺到走起路來步伐比較大和輕盈，移動也更自如，而且不會那麼笨重。如果我在做足部治療前喝水，這些改變甚至會更明顯。

我開始將足部治療介紹給客戶時，他們同樣見識到我經歷到的這些改變，甚至有更多的改變。能夠觀察到客戶身上的改變，讓我學到很多。我愈來愈清楚足部治療可以強化不費力和直立穩定的身體系統。我觀察到我的客戶在著地力、穩定性、平衡和柔軟度都改善了。

我讓客戶在治療足部的前後階段做一次站姿的「自動導航器」檢測。很顯然的是，做過足部治療後，「自動導航器」更容易找到身體的引力中心。我又理解到在人體有一個系統專門用來穩定脊椎，並讓全身保持直立，最後這幫助我簡化並清楚解釋「神經核心」模型中的「根基核心」元件。我學到

「根基核心」這個從頭到腳的穩定系統機制，可以透過足部直接切入；就像「反射核心」機制在以滾筒刺激脊椎時，可以從橫膈膜處著手。

球與技術完美的結合

我不斷在琢磨檢測、技術和連續動作，讓它們達到最大的成效。當中讓我花最多時間思考的技術就是「定位點按壓」（Position Point Pressing）。剛開始，我囊括這項技術的意圖只是想鬆關節，並重新平衡「圓拱」。當我把足部治療分享給客戶時，我發現刺激這些點也會在消化能力、睡眠、焦慮和一堆慢性症狀上創造正向的改變。先前客戶只有在每次做過我的療程後才能感覺到這種緩解。

我有自己的一套理論，但我想要有研究根據可以解釋自己正在做的事。反射療法（reflexology）、針灸、指壓療法（acupressure）是否也是使用這些點呢？這些定位點是否可以通人體的經絡呢？事實上，有些是，有些又不是。逐漸明朗的是，我確定最有幫助的那些點，就是湯姆‧梅爾斯「肌筋膜經絡」模型中的筋膜連結「節點」（end points）。（自此之後，有研究也已經指出針灸的經絡與這些結締組織的經絡是互有關聯的。）刺激這些點，我同時也鬆了關節、恢復結締組織內的水合作用、強化「身體意識」、刺激感覺神經末梢，以及活化結締組織經絡。接著再做「滑動」、「剪切施壓」和「刷掃」就會帶入更進一步的再水合作用。

由於足部和手部位於人體的末端，結締組織的液體和血液容易積在這些區域，所以我另外加了一個技術，叫做「摩擦」（Friction）；它會製造輕微的刺激，激發淋巴系統內任何停滯於結締組織裡的血流能夠回到全身循環。

手部和足部治療的技術結合「重新連結」、「重新平衡」、「再水合」及「釋放」，可以為全身帶來改變。這就是為什麼我說這項治療是一個「整體的技術」。因為就算只是刺激手部和足部，你也在為全身奠立影響深遠的

改變。

　　就算手部和足部的治療模擬了徒手治療師以手、手指和手肘辦到的事，我還是必須花很多時間確定適用的工具。我決定做四種不同的球——大又軟的球、大又硬的球、小又軟的球，以及小而硬的球。它們的尺寸和密度是專門為MELT療法的手部和足部治療設計的。使用這些球不僅可以得到最好的成效，還保證不會讓使用者暴露在有毒化學物質或染劑、乳膠或塑化劑中。

　　（輕便的MELT療法手部和足部治療工具組旅用隨身包，內含八顆球、拇趾外翻貼布，以及兩份圖解說明。相關訊息請見：www.meltmethod.com。手部和足部治療與MELT療法的DVD同樣也可以在網站上購買。）

　　大的軟球是最溫和的，可以用在所有的手部和足部治療技術。你可以先從大的軟球開始。如果想採用其他的球，請先參考工具組內和DVD的使用說明。

MELT 療法的手部和足部治療

　　只要花幾分鐘，你就可以自我療癒手部或足部，達到4R——重新連結、重新平衡、再水合和釋放。手部和足部治療其實是為全身回春而備的整體技術。

　　手部和足部治療技術利用特製的自療球，可以緩解每天的手腳磨損和破壞所造成的負面影響，並改善全身的整體正位、連結和柔軟度。這些迅速的自我照護技術，任何人都可以輕易在任何地方操作。

　　手在日常生活中扮演相當吃重的角色。 MELT 的手部治療可以紓解重複的日常活動所造成的僵硬。這種僵硬在手部和腕部感覺起來會像疼痛，日積月累之下就會演變成慢性頸部、肩膀和背部的疼痛了。另一方面，我們每天踏出的每一步，足部都要承受全身的重量。活動得愈多，足部承受的衝擊就愈大。 MELT 的足部治療可以減輕常見的足部疼痛和問題，並舒緩下背和脊

椎的緊繃。

　　MELT 療法的手部和足部治療可以讓手腳的柔軟度更好，並有助於恢復全身的靈活度、平衡和穩定度。很多人都回應說自己做了 MELT 療法之後，整體感覺很健康，身體也輕鬆了。最棒的是，做完 MELT 療法之後，這種通體舒暢的感覺通常可以持續很久。

MELT 療法的手部和足部技術

　　MELT 療法的手部和足部技術使用五個技術來製造全身的改變：

定位點按壓：直接在手部和足部的特定點施加可以忍受範圍的按壓，目的是鬆關節，並以必要的液體復原關節。「定位點按壓」不僅改善手腳的靈活度，也能活絡四肢和身體其他各系統之間的神經連結。

滑動、剪切施壓和刷掃技術：主要用來啟動和復原手腳結締組織的再水合作用，就和在身體其他部位做這些技術的目標一樣。不過額外帶來的好處是，當你「刷掃」手部和足部時會舒緩頸部和下背的緊繃。

摩擦：就是輕輕地往任意方向摩搓球，目的是刺激最淺層的結締組織，並激發淋巴系統的液體流動。這有助於降低手腳的發炎，所以你始終要以這項技術做收尾動作。它的重點在於做到輕微、表層的按壓。這項技術可以讓關節產生類似在按摩浴缸做水療按摩的效果。如果按壓太重，你會達不到該有的成效。

　　以 MELT 療法做身體部位時，在每組連續動作或治療的前後階段都要做「重新連結」，它對於達成持久改變這項目標是相當重要的定律，換成手部

和足部也同樣如此。在自我療癒的前後階段檢測身體，有助於你掌握自己創造的改變，並幫你維持已達到的成效。

◎ 手部和足部治療的訣竅與注意事項

呼吸

在手部和足部做 MELT 療法時，將呼吸集中到你正在以球按壓的點。這會將訊息傳遞到神經系統，引發再水合作用效應。再者，可以增強你的「身體意識」。

可以忍受的按壓範圍

開始做 MELT 療法時，手部和足部一碰就痛的程度或許會讓你倒退三步。一旦發覺有個區域不舒服，這就代表你該鬆掉按壓，做個呼吸了。疼痛始終是做過頭與降低期待成效的訊號。記住：球是無生命的物體，它們沒辦法傷害你——唯獨你才會拿球傷害到自己。不管你覺得自己應該用哪一種按壓方式，最理想的按壓其實可能就是輕壓。

在本章節，你準備開始用迷你軟球做手部和足部的治療。手部和足部做愈多的 MELT 療法，你會愈來愈輕鬆，並體驗到持久的效果通達全身。

患部的折衷調理

遇到受傷，或者像壓力性骨折（stress fracture）、足底筋膜炎或神經瘤等問題，在受傷部位的周圍做 MELT 療法，可以為組織重新補足水分，有助於痊癒，又不會引發更多的刺激。當你在球上施壓，沒有引發疼痛時，就會知道患部已經準備好可以直接執行治療的技術了。疼痛始終代表停止患部周圍的按壓或 MELT 療法的訊號，直到身體讓你知道它已經準備好了。

如果碰到的問題或狀況是像掌肌膜攣縮症（Dupuytren's contracture）[1]、硬皮症（scleroderma）[2] 或類風濕關節炎，第一次治療時要縮短做每個技術的時間。尤其重要的是，做 MELT 療法的前後階段，一定要喝足夠的水。

用迷你軟球做手部的治療

○ 開始之前

● 做這些技術可以站著，或者坐在桌子前或坐在地板上。如果你覺得側躺比較舒服，也可以。

● 拿掉戒指、手鐲和手錶。

● 上半身放鬆，肩膀別緊縮。

● 保持在可以忍受的按壓範圍。不要將全身的重量壓在球上。

完成檢測時，記住自己的發現，以及身體的感覺。做完 MELT 療法後，再做一次檢測，感覺並評估 MELT 療法所帶來的改變。

1　掌肌膜攣縮症（Dupuytren’s contracture），又譯成「杜普宜特朗氏攣縮」。是一種掌肌膜纖維組織增生而造成手指屈曲攣縮的疾病，以無名指受影響最多見，小指占第二位，中、食、拇指的發病率依次減少。

2　硬皮症（scleroderma），是一種免疫系統疾病，主要特徵是結締組織過度增生而沉積在皮膚、血管，造成皮膚緊繃、硬化及血管內壁細胞異常增生，引發血管疾病；也可能發生於身體其他器官，如：肌肉、關節、內臟等器官失調。因增生現象最常出現在皮膚，造成皮膚硬化，故稱「硬皮症」。

握拳檢測（Grip Assess）

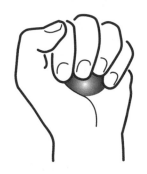

▶ 將一顆軟球放在一手上，然後全力緊握住 3 ～ 4 次。

▶ 將球放到另一手上，並留意握拳的力道是否感覺起來是一樣的，或者有一邊的握拳的力道比另一邊還大。記住這種感覺。

滑動

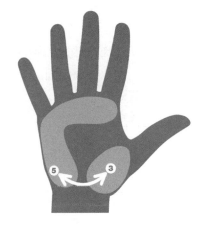

▶ 將軟球放在桌上，或者其他平坦的地面或檯面上。

▶ 右手掌心朝下，將球從定位點 3「滑動」過掌根，到定位點 5，接著以持續的按壓力道回到定位點 3。做「滑動」時，將中指的指尖貼在桌上或地板。做 3 ～ 4 次集中呼吸，持續來回「滑動」的動作。

剪切施壓

▶ 將軟球置於右手的定位點 3 下方，也就是大拇指下方肉墊處，然後打小圈，並做 3 ～ 4 次的集中呼吸。動作放慢，好好在大拇指下方肉墊處「剪切施壓」，因為這個區域經常堆了很多「卡住的壓力」。

▶ 換左手做「滑動」與「剪切施壓」。

○ 手指刷掃（Finger Rinse）

▶ 將左手平放在地板或桌上。右手在
左手上，從指關節到指甲處朝同一
個方向在每一個指尖之間摩搓軟球
（這也會刺激在上方手部的定位點
4，為手腕的組織補足水分、減少
發炎並減緩手腕的疼痛）。

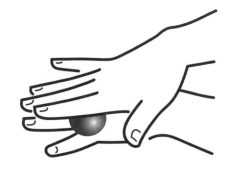

▶ 兩手交換，重複此動作。

○ 摩擦

▶ 以輕快任意的動作，一隻手放在軟球上隨意摩搓球。連手指和手腕一
定都要摩搓到。

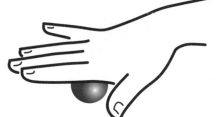

▶ 換手重複摩搓動作。

○ 握拳重新檢測（Grip Reassess）

▶ 記得在一開始做「握拳檢測」時握拳力道的
感覺。現在將軟球放在一手上，全力緊握住
3～4次做重新檢測。現在握拳是不是不必
費太大力氣就比較有力道了？從左邊到右邊
對比下來，兩手握拳的感覺是不是很平均？

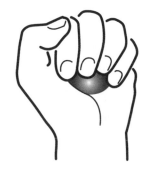

身體改變：完成手部的治療後，重新檢測時你可能會留意到幾個明顯的改變：

● 頸部、頭部和肩膀的緊繃減輕了。
● 手指和腕關節的緊繃和僵硬舒解了。
● 手感覺比較柔軟和輕盈靈活。

用迷你軟球做足部的治療

○ 開始之前

● 做這些技術，腳在臀部正下方站立，要保持在直立的姿勢。在治療過程中，試著將手抬高，眼睛不要看腳，而是以「身體意識」去感覺足底的球是不是在正確的位置點。

● 如果有必要的話，你可以靠牆或椅子站立，幫助你平衡。假如站立有困難時，可以坐著做足部的治療。

● 保持在可以忍受的按壓範圍。不要將全身的重量壓在球上。如果覺得疼痛，按壓的力道放鬆一點。

　　完成檢測時，記住自己的發現，以及身體的感覺。做完 MELT 療法後，再做一次檢測，感覺並評估 MELT 療法所帶來的改變。

○ 身體掃瞄檢測

▶ 雙腳對齊打開，與臀部同寬（約 15 公分）。閉上眼睛，運用你的「身體意識」留意足部。左腳或右腳踩在地板上是不是感覺比較重？是不

是感覺到重量集中在腳掌的特定區域？

▶ 使用「身體意識」往上掃瞄你的腿。留意腳踝、膝蓋和臀部的關節，以及肌肉。你的腿緊繃嗎？你覺得自己站著，是不是好像用到很多肌肉力量？你的大腿和臀部肌肉是不是收緊的？你看看在放鬆這些肌肉時，是否還能輕鬆地站著。如果肌肉是收緊的，你會知道自己只是站著時就用到太多力氣了。

◯ 定位點按壓

▶ 身體站直，雙腳打開與臀部同寬。將軟球放在你前方的地板上，然後右腳踩上去，將球調整到定位點 1 的位置。

▶ 讓兩腳腳掌對齊，輕輕將身體部分的重量轉移到球上，製造可以忍受範圍的按壓。接著再將部分壓在球上的重量解除。

▶ 做幾次集中的呼吸時，重複這個重壓轉移動作 2 ～ 3 次，可以舒緩壓力，讓它在可以忍受的範圍。

▶ 左腳後退一步，然後將重量轉移到左腳。

▶ 將球置於定位點 5 的位置，也就是腳後跟的前緣。做一個集中的呼吸時，在這個點施加可以忍受範圍內的壓力。

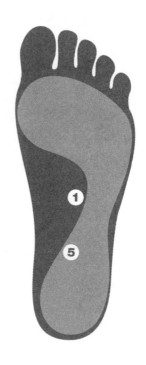

○ 滑動

▶ 將球置於定點5的位置,也就是腳後跟的前緣。蹠球部和腳趾貼在地板上,腳跟離地。

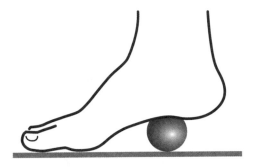

▶ 腳掌的前半部保持貼地,慢慢讓球在腳後跟前緣的兩邊來回移動。

▶ 在腳後跟後緣移動時,持續在兩邊來回「滑動」球,然後回到定點5。

○ 剪切施壓

▶ 球置於定點5的位置,以稍微重的力道從左至右擺動腳掌。球應該不太會移動。

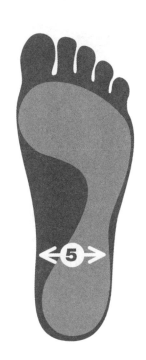

○ 刷掃

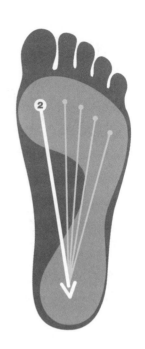

▶ 將球置於定位點 2，也就是大拇趾關節正下方。將球朝腳後跟按壓，動作要連貫，力道要一致，且在可以忍受的範圍。為了更好的效果，開始「刷掃」時，腳掌的位置稍微在身體後方，這樣就可以輕鬆從腳趾到腳後跟做流暢的「刷掃」動作。

▶ 抬起腳掌，將球置於下一個腳趾關節，然後做「刷掃」動作。

「刷掃」只能朝同一個方向做動作。

▶ 重複動作，直到五個腳趾頭關節都做完。

○ 摩擦

▶ 以輕快任意的動作，一隻腳掌和五趾在球上隨意摩搓球。

○ 身體掃瞄重新檢測

▶ 閉上眼睛，運用你的「身體意識」留意剛做完自我療癒的那隻腳。留意腳掌部位，是不是跟另一隻腳的感覺有差別？（別太驚訝──你才剛以球按摩腳掌。）

▶ 使用「身體意識」往上掃瞄你的腿。留意腳踝、膝蓋和臀部的關節，以及肌肉。你的腿緊繃嗎？你覺得自己站著，是不是好像用到很多肌肉力量？你的大腿和臀部肌肉是不是緊縮的？你看看在放鬆這些肌肉時，是否還能輕鬆地站著。如果肌肉是緊縮的，你會知道自己只是站著時就用到太多力氣了。

▶ 留意腿部的關節。你或許會發覺到腿部不會再感覺鬆散，而是比較緊
實。留意是否覺得著地力比較穩了。

接下來在另一隻腳重複所有的技術。

◎ 最後的身體掃瞄重新檢測

▶ 閉上眼睛，運用你的「身體意識」留意腳掌踩在地板上的感覺。留意
關節部位。現在兩邊的腳是不是感覺比較緊實了？兩腳著地力的穩定
度是不是更平均？

身體改變：完成足部的治療後，重新檢測時你可能會留意到幾個明顯的
改變：頸部、手和肩膀的緊繃減輕了。

● 腳掌、膝蓋、臀部和下背部的緊繃減輕了。
● 腳掌和腿感覺更輕盈，柔軟度更好。
● 「自動導航器」重新抓到全球衛星定位系統的訊號，找到身體的引力中
心，這時全身的平衡和穩定度便改善了。
● 足弓重新被平衡，彈性跟著增加了。

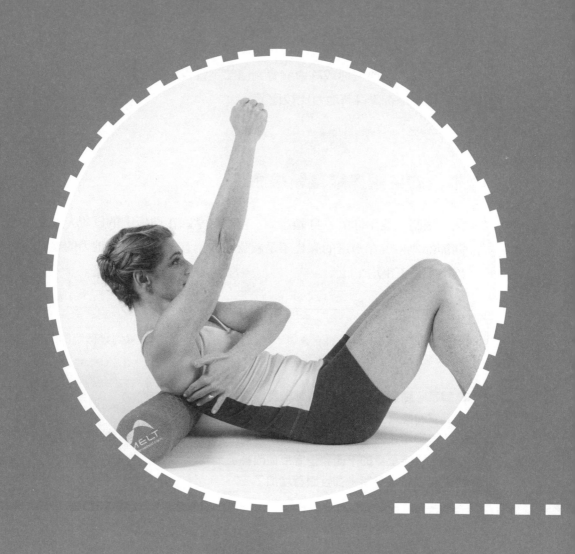

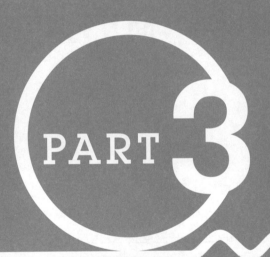

PART 3

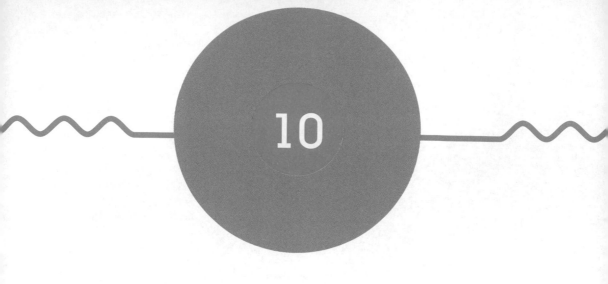

開始練習 MELT 療法

MELT 療法的自我療癒計畫是以步驟引導的方式來改造你的健康狀況。第一週,會從「重新平衡的連續動作」與「手部和足部的治療」開始。這些連續動作有助於強化你的「身體意識」、重新連結你的「自動導航器」,並重新平衡你的「神經核心」。讓你的橫膈膜的運作恢復到更好、身體著地力更穩,而且改善身體的張力能量。我建議在開始的第一個星期,每一個連續動作都做 2 ～ 3 次;不過 MELT 療法的動作夠溫和,所以任何連續動作都可以每天做。如果你最近曾經或正在接受醫師的治療,請特別注意第十四章的說明指示。

接下來,會增加「上半身和下半身施壓與延展的連續動作」,透過結締組織系統的再水合作用,直接處理「卡住的壓力」。然後你的身體就準備好再加入「釋放的連續動作」,為頸部和下背增加更多的「空隙」。此外,每

個星期仍然要持續做幾次的「手部和足部的治療」。

做到這個階段後，就準備結合連續動作到 MELT 療法的藍圖計畫中，處理「卡住的壓力」所導致的四個全身性效應。你會愈來愈熟悉這些連續動作，用短短十分鐘的 MELT 療程留住自己創造的身體改變。如果你的時間更充裕，還有針對十五分鐘至二十分鐘設計的藍圖計畫，而且你還可以常常回頭做「上背和下背的藍圖計畫」做完全套的 MELT 療程。我建議全套的 MELT 療程一個星期至少做一次（或一次以上）。

現階段，一星期做三次十分鐘的 MELT 療法，你難免會小心翼翼、嚴謹地努力執行。但別忘了，你先前從未做過人體非手觸的治療法。每次多學一個新的連續動作都會有一個「學習曲線」，所以要給自己時間學習這些動作。這個時期是「多做會更好」的階段，一旦更熟悉這些動作和連續動作時，你甚至不需要看書就能做 MELT 療法。

自我療癒的啟動計畫

「自我療癒的啟動計畫」：在本章會學到第一週要做的「用軟球做手部和足部的治療」和「重新平衡的連續動作」。這些是MELT療法的基礎部分，也是你的自我療癒之路的最佳起始點。第十一章會學到「上半身和下半身施壓和延展的連續動作」，第十二章是「頸部和下背釋放的連續動作」。做這兩章的連續動作時，基礎部分的動作依然要持續做。在四星期至五星期內，你會學到MELT療法所有的基本動作，然後準備進入十分鐘、十五分鐘和二十分鐘的「MELT療法的藍圖計畫」。手部治療、足部治療，或者重新平衡的連續動作全是每一個藍圖計畫中的一部分。

開始之前

第一次做 MELT 療法時，以下有幾個重點和注意事項要牢記在心。

◎ 應該做 MELT 療法的時間

第一次開始做 MELT 療法時，最佳的時間點是一天結束時，也就是在睡覺前的前一小時。這尤其對有慢性疼痛的人非常好。以這種方式，可以啟動身體的療癒機制與復原調節器，讓你睡得更安眠。「自動導航器」也有機會修復和重新充電，讓你從 MELT 的過程中得到更多的益處。

如果你沒有慢性疼痛和其他的症狀，或者晚上沒辦法做 MELT 療法，你可以在早晨，或是行動和運動的前後做。重點在於，你撥時間學方法，然後花時間做自我照護，如此一來，你會得到更多的能量，並減少疼痛——然後享受自己喜愛做的事。

◎ 一定要做「重新連結」

記住 MELT 療法的定律：每一個連續動作的前後階段都要做「重新連結」。在每一個連續動作之前，做檢測是為了「重新連結」你現階段的身體狀態。做完 MELT 療法之後，再做「重新連結」是為了留意你正在製造的改變。它也會讓「自動導航器」重新設定到更有效率、更平衡的狀態，並重新校準本身與身體引力中心的連結。

這就是為什麼在 MELT 自我照護的例行程序中，「重新連結」始終是必要的步驟。不做「重新連結」，你會失去恢復自律神經系統與結締組織系統的連結機會，這兩者的連結才能對付四種引發「卡住的壓力」效應的元凶。一開始時，經由「重新連結」的方式也能讓你知道 MELT 療法做得是否正

確，你就能詳細列出自己創造的改變，並追蹤進度。

○ 使用「身體意識」

要學會使用「身體意識」，可以透過練習。不太確定自己對身體的感覺，這是正常的。因為在這之前，你不曾使用到「身體意識」。去挖掘了解「身體意識」會影響你善用它的程度。

剛開始時，或許你會很想碰觸身體，幫助自己了解當下的感覺，但想幫助「自動導航器」的要訣在於學會使用「身體意識」。所以，如果不太確定自己感覺到什麼，那麼就把這種感覺當成檢測結果。接著，一做完治療時，再檢測一次。

每次做 MELT 療法時，花一點時間問自己：「我現在感受到的是什麼？」如果答案是「我沒什麼感覺」，這時大不了把速度放得更慢，壓力施加得更少，也不會有什麼傷害。「身體意識」不敏銳時，人往往會覺得施壓必須再大力一點，這樣比較有感覺。不過如果覺得一碰就痛或敏感，就要溫和地碰觸該部位，而且記得「速戰速決」──不過你也不會想逗留太久的。

○ 別強加疼痛

做 MELT 療法的時候，除了使用「身體意識」留意正向的改變之外，你也必須關注疼痛這件事。 MELT 療法的任何環節（無論是過程中或結束時）不應該有一丁點傷害。事實上，疼痛扮演壓力計的角色：任何過程中如果太過頭了，身體會提醒你的方式之一就是透過疼痛。尤其是剛開始階段，痛感增加就是訊號，告訴你或許動作做太快，或是施壓過大了。所以動作要放慢，施壓要鬆掉。如果做完 MELT 療法後反而覺得更痛，這也代表你必須將 MELT 療法的時間縮短，施力也要降低（或者也代表疼痛的起因完全與 MELT 療法無關）。

⊙ 間接刺激先於直接刺激

　　每一項MELT的連續動作都會在當下執行的部位直接製造改變。然而，影響深遠之處就是：你體會到改變的部位可能離你執行MELT的部位有一段距離。我明白人往往都會想直接從疼痛的部位下手，但當碰到疼痛時，我始終會建議你要先在身體的其他部位執行MELT。這種對患處部位做間接再水合的過程，是在沒有對神經系統施加過度壓力之下執行的。這就是我稱之為「間接刺激先於直接刺激」的方法，它無疑是擺脫疼痛最有效的方式。

⊙ 少，就是多

　　不管從 MELT 療法得到多少好處，每次以滾筒在任何「團塊」部位施壓的時間上限就是十分鐘。就算「感覺太好了」還是只能做十分鐘（若時間內無法完成一個動作或連續動作，依然要離開滾筒，重新檢測後再回到滾筒上做後續動作）。當你速戰速決，結締組織和神經系統會快速做出回應和調整適應。時間拉太久，整個反應狀態會好像身體不太搭理你介入治療一樣。

身體改變：將 MELT 療法納入日常生活中，你可能會留意到一些改變

● 睡得更好了。
● 全身更舒緩了。
● 每天的體力和情緒變好了。
● 你的平衡和靈活度更好了。

⊙ 追蹤成效

　　做檢測與重新檢測時，你會開始留意到自己的身體有一些常見的失衡，

MELT 療法可以幫你對治它們。注意你的一切感覺，以及做完 MELT 療法後自己的感覺如何。久而久之，你可能會留意到自我療癒竟然可以在身體製造如此大的改變，而且這些改變之大不僅僅是在疼痛的解除。你或許也會發現這一點實在讓人很有動力想追蹤這些改變。

你可能還有一堆想要改善的清單，像是頸部疼痛或無法一覺到天亮，也可能是消化系統困擾或體重問題。花一點時間想想自己想要創造的任何改變，在你持續不斷做MELT療法時，追蹤這些變化。

如果一直沒見識到任何立即的改變，請多喝水，然後繼續做 MELT 療法。練習加上毅力，你應該會在兩星期內開始留意到改變。

喝水的重要性

想要有最佳、最持久的成效，最重要的是做MELT療法前先喝水，且做完後立刻又喝水。做MELT 療法前後應至少喝約兩百四十毫升的水。MELT療法會帶很多水分進入組織，若想讓結締組織再水合，務必補充水分。

一整天以少量多次的方式持續喝水，可以當身體效能的後盾。至於一天該喝多少水，有一個快速的計算方式：體重以磅為單位時，將體重除以「2」，就是你該攝取水分的盎司數。舉例來說，體重一百六十磅的男女，一天就應該喝八十盎司的水[1]。這是身體恢復到更健康與零疼痛時，所必需的最少水量。你也可以補充水分多、營養充分的食物，例如蔬菜和水果。試

1　若換成以「公斤」為單位時，相當於要將體重除以「30」，會得出該攝取水分的「公升」數。例如，一百六十磅約七十二公斤，一天應該攝取約二 · 四公升的水。

著遠離甜食和加工食品,因為它們會引起身體發炎,並增加壓力。寫下飲食和活動日誌,你可能會發現它有助於自己分辨身體和哪些事契合與不合。

我建議進食當中不要喝太多水,而是在進餐的前後一小時喝水。當你以少量多次的方式持續喝水時,或許會發現過去以為在餐與餐之間的「空腹痛」,其實只是身體正在需索更多的水分。

特殊狀況的對應方法

如果你目前正接受醫師的治療,還是可以徵詢醫師的同意做 MELT 療法。 MELT 療法非常適合用來補足物理治療和復健的缺口。

無論你的現況為何,第一週都要以本章的「手部和足部的治療」與「重新平衡的連續動作」開始。不過有些狀況,到第二週之後會有特殊的自我療癒計畫,當中包括量身打造的說明指示、折衷法,以及藍圖計畫。狀況如下:

● 疼痛是由創傷、損傷或手術而來。
● 被診斷為全身性系統狀況、異常和疾病。
● 懷孕和產後。

更多特殊的狀況和量身打造的對應方法,請見第十四章〈以MELT療法作為自我照護的輔助〉。

預備,開始!

一開始,嘗試在晚上睡覺前的前一個小時做以下的「重新平衡的連續動作」和「手部和足部的治療」。最好剛開始試著將連續動作打散來做,然後等更熟練之後再合起來做。第一個星期時,每一個連續動作至少要做 2 ～ 3

次。記住， MELT 療法相當溫和，所以每天都可以做這些連續動作。這可是所有 MELT 自我療癒計畫的基礎。

「重新平衡」的連續動作

找一個安靜的地方，可以讓你專注於內在，這樣做這個連續動作會非常有效果。

休息檢測	3-D 呼吸分解動作
溫和擺動	3-D 呼吸
骨盆收縮和傾斜動作	休息重新檢測

◎ 休息檢測

▶ 躺在地上，手和腳伸直張開、放鬆，掌心朝上。

▶ 做一個深層集中的呼吸，讓身體輕鬆與地板接觸。閉上眼睛，花一點時間檢測自己的感覺。別調整或碰觸身體——只是留意就好。

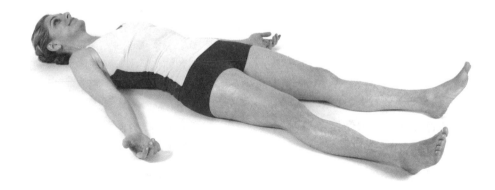

切記：卡住的壓力最喜歡存在身體的三個部位：肩胛帶、橫膈膜和骨盆。運用「身體意識」審視身體並留意自己有何感受。

▶ 檢測肩胛帶上卡住的壓力。你感覺上半身貼壓在地板上重量最重的部位是肩胛帶，並非在肋骨架的中段？頭部是否後傾，或者後腦杓擱放的位置偏離中心位置？你的手臂是否感覺到失衡？

▶ 左右轉動頭部。你感覺到疼痛或活動範圍受限？

▶ 檢測橫膈膜上卡住的壓力。你感覺下背曲線比中背曲線大？

▶ 做一個深層集中的呼吸。吸氣時，是否感覺到任何阻力？

▶ 檢測骨盆上卡住的壓力。你感覺骨盆部位是尾骨比較重壓地板，而不是兩側臀瓣？雙腳大腿後側貼壓在地板上的重量不平均，或者完全是離地的？你感覺到腳掌趾尖是朝向屋內任何一方，或是直指天花板？

▶ 檢測「自動導航器」。想像你將自己對分成左右兩半。留意身體是否有一邊的重量感覺比較貼壓地板，或者覺得有一隻腳比另一隻腳長？

○ 溫和擺動

▶ 坐在滾筒底端的旁邊，身體斜靠滾筒。將雙手放在身後，接著移動骨盆至滾筒上。

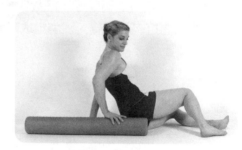

▶ 利用雙手做支撐，然後順著滾筒的長度，慢慢做捲曲仰躺。

如果需要額外的支撐，可以在滾筒的任一側上面放毛巾、枕頭或靠枕。

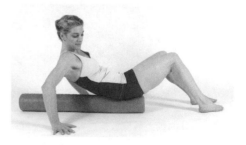

▶ 用手觸碰頭頂，確定頭部完全有滾筒支撐。並確認骨盆是在滾筒上，而且腳掌也平貼於地，兩腳距離要與臀部差不多寬。

▶ 雙手前臂置於地板上。做一次呼吸。

▶ 讓你的頭部、胸部和骨盆緩緩往一邊的地板偏傾，接著回正，再緩緩擺向另一邊。你必須感受到身體輕輕往下倒又被雙手前臂剎住的感覺，而且你的後腦杓、脊椎與骨盆的中心位置始終呈一直線，並重壓在滾筒上。身體在滾筒上，溫和地從一邊到另一邊擺動，持續約三十秒。

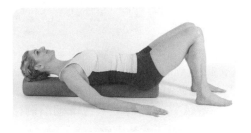

▶ 切記：每次身體在滾筒上時，你都要先從一邊至另一邊溫和地擺動身體。這會讓「自動導航器」去適應脊椎上的施壓；況且，在滾筒不穩的表面上挑戰你的平衡時，會強化「自動導航器」與身體引力中心的連結。執行正確時，這個動是很小與輕微的。

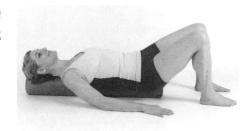

▶ 留意你的感覺：是不是有一邊的身體重量比另一邊更容易轉移呢？

▶ 身體回正。

◎ 骨盆收縮和傾斜動作

▶ 兩手放在骨盆處，指尖位置在恥骨，掌根位置在髖骨前段。

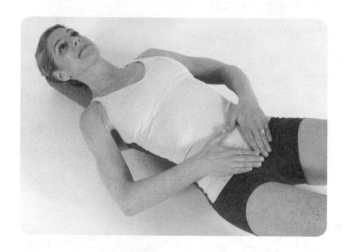

▶ 做一次深層集中的呼吸，然後慢慢收縮骨盆。當你收縮骨盆時，掌根
會感覺到壓力、下背會朝滾筒移動，而且恥骨會抬升。你的肋骨要保
持穩定，腳的施壓也要持續不變。

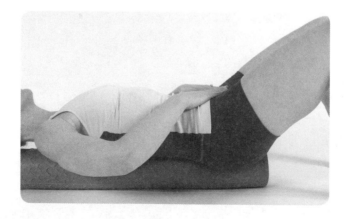

▶ 接下來,維持肋骨部位的壓力,然後緩緩讓骨盆傾斜。當你傾斜骨盆時,手指尖會感覺到壓力,恥骨會下沉,而且下背會離開滾筒。在下背輕微提起時,你的肋骨仍舊要保持穩固。

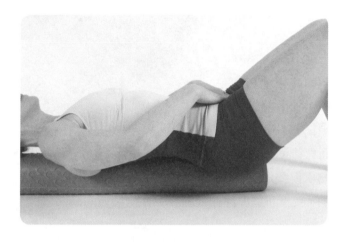

▶ 重複收縮和傾斜動作 5 ～ 6 次,動作要放慢。腳掌要輕踩地板,而且肋骨要保持放鬆與平穩不動。

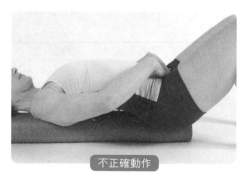

不正確動作

在執行收縮和傾斜動作時,請確認你不是收緊兩側臀瓣或抬升臀部。千萬不要為了收縮動作而去推蹬腳掌;或者在執行傾斜動作時,也不能抬升肋骨,讓肋骨部位離開滾筒。動作一旦執行正確,其實動起來的幅度是非常小且分離的。

切記:如果留意到你的身體會輕微地左右搖擺,就讓它如此;這是「自動導航器」正在重新連結身體引力中心的好現象。

● 3-D 呼吸分解動作

▶ 將一隻手放在胸部，另
一隻手放在肚臍下方的
腹部上。

▶ 做 3 ～ 4 次呼吸，氣到
達身體的前面和後面之
間的區域，吸氣時讓橫
膈膜往兩個方向擴展
──前面與後面。這些
呼吸不要求你要做到最

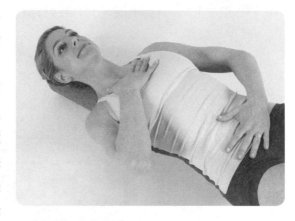

飽滿的深呼吸，而是專注在橫膈膜只往兩個方向擴展。

▶ 將兩手放在腋窩下、胸
腔最寬的部位上。做
3 ～ 4 次呼吸，讓橫膈
膜在兩手之間擴展。感
受自己呼吸可以到達的
廣度。吸氣時，看你是
否能覺知到手和肋骨分
開的感覺，這個移動是
非常細微的。

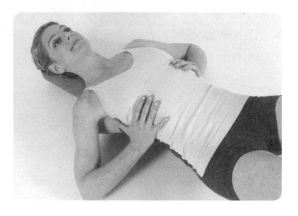

▶ 將一隻手放在喉嚨下方的鎖骨上，另一隻手放在腹部下方的恥骨上。
在這兩個區域之間做 3 ～ 4 次的深層集中呼吸，這個呼吸應該一路往
下到骨盆腔底，同時也要一路往上達到肺部的上方。

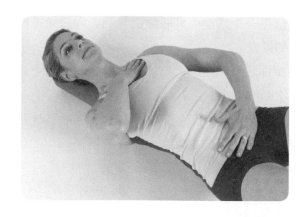

▶ 做任何方向的呼吸過程中，留意自己的身體是否會轉移，或滾筒會擺動。這是一個很好的現象，代表你的「自動導航器」正在重新設定，而且它的全球衛星定位系統訊號正取得與身體引力中心的連結訊號。

◎ 3-D 呼吸

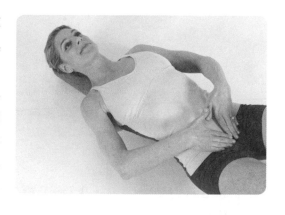

▶ 將雙手放在肚子，然後做一個深層集中的呼吸，氣以 3D 立體的方式擴展，到達身軀的六個面。吸氣時，留意腹部如何膨脹到觸及雙手，接著在呼氣時又如何自然而然地與雙手分開。嘗試這個步驟 2 ～ 3 次。

▶ 在下一次呼氣時，發出有力的「噓」、「唏」或「哈」聲音，加強在下腹部深層反射作用的感知能力。這三種聲音全部都試試看，並在用

力呼氣時，感受一下這個汽缸收縮從各個方向微微擠壓著脊椎、骨盆腔底和器官的感覺。

▶ 挑一種最能讓你感受到腹部內縮或擠壓感覺的發聲方式，利用這個聲音再多做幾次動作。

▶ 接下來，在不發出任何聲音或用力呼氣之下，開始以自然的呼氣方式，觀察自己是否能以「身體意識」去感覺與遵循同樣的反射作用，然後有意識地連結更多微細的緊實集中感。

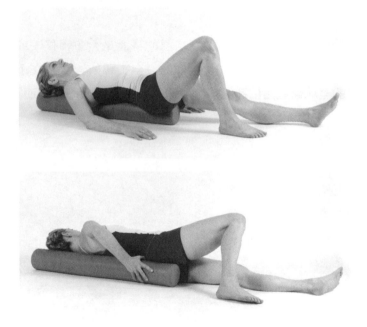

▶ 嘗試這個步驟 2 ～ 3 次。我們將它稱之為「尋找身體核心」。未來執行其他動作時，你還會被要求「尋找身體核心」，因此請記住這種感覺。

▶ 將手放到地板上、伸直一隻腿，然後從那一邊滑下來——先是骨盆、再來是肋骨和頭，身體慢慢離開滾筒，

○ 休息重新檢測

▶ 躺在地上，手和腳伸直張開、放鬆，掌心朝上，和先前的動作一樣。呼吸，讓身體輕鬆與地板接觸。閉上眼睛，花一點時間重新檢測。

▶ 回想先前做休息檢測時身體的感受為何。利用「身體意識」留意你是否幫自己排除了任何累積的壓力。

▶ 左右轉動頭部。你感覺到活動範圍變大了？轉動頭部時，疼痛或僵硬感減輕了？

▶ 如果先前感覺到上半身貼壓在地板上重量最重的部位是肩胛帶，那麼現在是否感覺肋骨架的中段貼壓在地板的重量多一點？

▶ 你感覺到下背曲線的位置彷彿比較靠近骨盆？

▶ 如果先前感覺骨盆部位是尾骨重壓地板的重量比兩側臀瓣大，那麼現在留意一下該處的感覺是否有任何改變。大腿部位的感覺又如何呢？是否感受到比較貼壓地板，而且兩邊貼壓地板的重量比較平均了？

▶ 最重要的檢測事項為：想像你將自己對分成左右兩半。左右兩邊感覺更平均和平衡了嗎？如果答案為肯定，代表你已經改善了「自動導航器」與身體引力中心的連結，因此它可以更有效率地發揮作用了。

▶ 做一次呼吸。呼吸的感覺似乎比較順暢，或者更飽滿？

▶ 只要留意到以上的任何改變，就代表你的身體正在重新平衡了。

用軟球做足部的治療

身體掃瞄檢測	刷掃
「自動導航器」檢測	摩擦
定位點按壓	身體掃瞄重新檢測
滑動	最後的身體掃瞄重新檢測
剪切施壓	「自動導航器」重新檢測

⊙ 身體掃瞄檢測

▶ 雙腳對齊打開，與臀部同寬（約 15 公分）。閉上眼睛，運用你的「身體意識」留意足部。左腳或右腳踩在地板上是不是感覺比較重？是不是感覺到重量集中在腳掌的特定區域？

▶ 使用「身體意識」往上掃瞄你的腿。留意腳踝、膝蓋和臀部的關節，以及肌肉。你的腿緊繃嗎？你覺得自己站著，是不是好像用到很多肌肉力量？你的大腿和臀部肌肉是不是收緊的？你看看在放鬆這些肌肉時，是否還能輕鬆地站著。如果肌肉收緊的，你會知道自己只是站著時就用到太多力氣了。

⊙ 「自動導航器」檢測

▶ 眼睛閉上，腿放鬆。十根腳趾頭上翹離地，然後做三次呼吸。

▶ 在收尾的那次呼氣時，十根腳趾頭放下。留意自己是否會往前傾。前傾是訊號，代表你的「自動導航器」尋找身體引力中心的能力有問題。

▶ 同樣的檢測，睜開眼睛試試看。在可以依賴視覺維持平衡時，留意你前傾的幅度減少多少。

檢測完畢後，先在一腳上做完所有的技術。
接著再換另一腳做全部的技術。

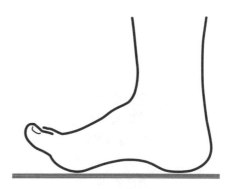

定位點按壓

▶ 身體站直，雙腳打開與臀部同寬。將軟球放在你前方的地板上，然後一腳踩上去，將球調整到定位點 1 的位置。

▶ 讓兩腳腳掌對齊，輕輕將身體部分的重量轉移到球上，製造可以忍受範圍的按壓。接著再將部分壓在球上的重量解除。

▶ 做幾次集中的呼吸時，重複這個重壓轉移動作 2 ～ 3 次，可以舒緩壓力，讓它在可以忍受的範圍。

▶ 另一腳後退一步，然後將重量轉移到這一隻腳。

▶ 將球置於定位點 2 的位置，也就是大拇趾關節的正下方。輕輕往前滾動球，在這個定位點上施加可以忍受範圍的壓力。

▶ 換到下一個趾關節時，要踩住往後的那隻腳，可以解除施壓。持續以滾動的動作，在腳掌前緣的每一點做到施壓與解除施壓。接著再換到定位點 3、4、5。

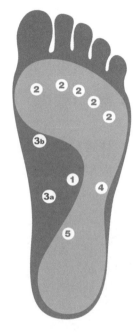

滑動

▶ 將球置於定點 5 的位置，也就是腳後跟的前緣。蹠球部和腳趾貼在地板上，腳跟離地。

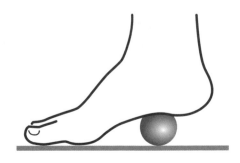

▶ 腳掌的前半部保持貼地，慢慢讓球在腳後
　　跟前緣的兩邊來回移動。

▶ 在腳後跟後緣移動時，持續在兩邊來回「滑
　　動」球，然後回到定點 5。

○ 剪切施壓

▶ 球置於定點 5 的位置，以稍微重的力道從
　　左至右擺動腳掌。球應該不太會移動。

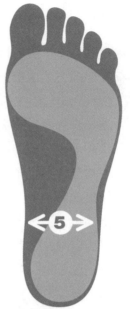

○ 刷掃

▶ 將球置於定位點 2，也就是大拇趾關節正
　　下方。

▶ 腳後跟貼壓地板，以持續的壓力往腳掌外
　　側，輕輕讓球按壓過所有腳趾關節。再抬起
　　腳掌，將球放回到原始起點，再重複動作 2
　　次以上。

記住，「刷掃」只能朝同一個方向做動作。

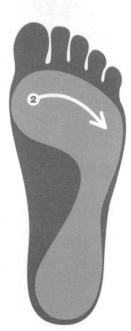

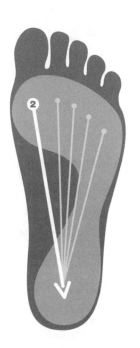

▶ 將球放回定位點 2，也就是大拇趾關節正下方。將球朝腳後跟按壓，動作要連貫，力道要一致，且在可以忍受的範圍。為了更好的效果，開始「刷掃」時，腳掌的位置稍微在身體後方，這樣就可以輕鬆從腳趾到腳後跟做流暢的「刷掃」動作。

▶ 抬起腳掌，將球置於下一個腳趾關節，然後做「刷掃」動作。

▶ 重複動作，直到五個腳趾頭關節都做完。

○ 摩擦

▶ 以輕快任意的動作，一隻腳掌和五趾在球上隨意摩搓球。

○ 身體掃瞄重新檢測

▶ 閉上眼睛，運用你的「身體意識」留意剛做完自我療癒的那隻腳。留意腳掌部位，是不是跟另一隻腳的感覺有差別？

▶ 留意腿部的關節。你或許會發覺到腿部不會再感覺鬆散，而是比較緊實。留意是否覺得著地力比較穩了。如果你還有空，可以再多幾個檢測步驟，留意身體左邊和右邊有什麼差異。

接下來在另一隻腳重複所有的技術。

○ 最後的身體掃瞄重新檢測

▶ 閉上眼睛，運用你的「身體意識」留意腳掌踩在地板上的感覺。留意關節部位。現在兩邊的腳是不是感覺比較緊實了？兩腳著地力的穩定度是不是更平均？

○ 「自動導航器」重新檢測

▶ 站著，閉上眼睛，十根腳趾頭再做一次上翹離地的動作。腳趾再回到地面時，你的前傾是不是沒有之前那麼嚴重了？用軟球做足部的治療可以強化「自動導航器」與身體引力中心之間的連結。

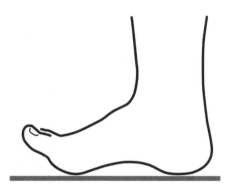

用軟球做手部的治療

手腕檢測	刷掃
握拳檢測	手指刷掃
手指施壓	摩擦
定位點按壓	手腕重新檢測
滑動	握拳重新檢測
剪切施壓	

手腕檢測（Wrist Assess）

▶ 兩手的手肘和手腕併攏。

▶ 手掌呈開花狀，讓掌心朝天花板。
理想的情況是，你的手呈現的樣子
應該看起來像字母 T。如果你的手
看起來像字母 Y，或者留意到小指
彎曲，這就代表你從手一路到頸部
和肩膀有脫水現象和不必要的緊
繃，這或許會導致疼痛、僵硬和不
良姿勢。

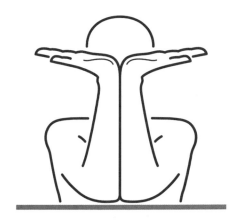

握拳檢測

▶ 將一顆軟球放在一手上，然後全力緊握住
3～4次。

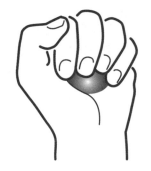

▶ 將球放到另一手上，並留意握拳的力道是
否感覺起來是一樣的，或者有一邊的握拳
的力道比另一邊還大。記住這種感覺。

手指施壓（Finger Compression）

▶ 將球放在一手的掌心上。將這隻手的食指指腹放在球上。如果你沒辦
法將球固定住，可以用另一隻手幫忙穩住。

▶ 食指指腹往下壓球。

▶ 放掉壓球的施力，然後彎曲你的食指，換成是食指指尖碰觸球。再一

次，輕壓球。

▶ 食指指腹和指尖輪流按壓球，各做 4 次。

▶ 挪動一下球在掌心的位置，然後將中指放在球上。

▶ 在每一根手指（包括拇指）重複彎曲和伸直的動作模式 4 次。

▶ 換另一隻手重複動作。

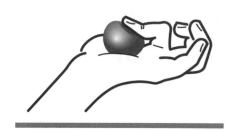

如果發現你的手指一次無法用一根做動作，可以放兩根手指在球上，看這樣會不會順一點。甚至第一次試這項技術時，你可以用另一隻手輔助關節的活動。

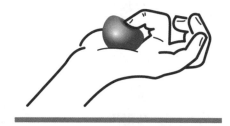

○ 定位點按壓

▶ 將球放在桌上，或其他平坦堅硬的地面或檯面上。手按壓球，按壓的位置如圖示，從定位點 1 開始依序按壓每一點。在可以忍受的範圍內按壓，並做一個集中的呼吸。你可以用另一隻手輔助，製造輕微的施壓。

▶ 接著從食指下方開始，做定位點 2 至 5 的施壓。要做每一個定位點時，在抬高手移往下一點之前先做一個集中的呼吸。一旦有太敏

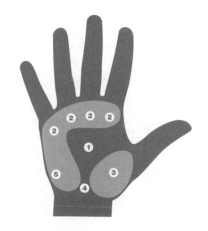

感的反應或疼痛,就鬆開按壓。這是非常有力道的技術,所以不要急。

▶ 一按壓完每一個定位點,就換另一隻手重複動作。

○ 滑動

▶ 右手掌心朝下,將軟球從定位點 3「滑動」過掌根,到定位點 5,接著以持續的按壓力道回到定位點 3。做「滑動」時,將中指的指尖貼在桌上或地板。做 3 ～ 4 次集中呼吸,持續來回「滑動」的動作。

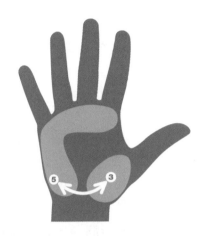

○ 剪切施壓

▶ 將軟球置於右手的定位點 3 下方,也就是大拇指下方肉墊處,然後打小圈,並做 3 ～ 4 次的集中呼吸。動作放慢,好好在大拇指下方肉墊處「剪切施壓」,因為這個區域經常堆了很多「卡住的壓力」。

▶ 換左手做「滑動」與「剪切施壓」。

○ 刷掃

▶ 從右手的一根手指指尖開始,慢慢按壓軟球,一路從手指往下,過了定位點 4,再通過手腕。

▶ 換其他的手指,每一根手指都是從指尖開始重複此動作。

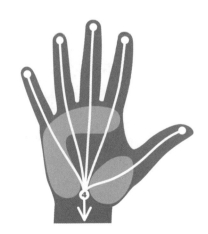

▶ 換左手重複此動作。

▶ 接下來，從指尖開始慢慢按壓軟球，經過手腕，再持續往上到前臂，
　 直到手肘為止。

▶ 換其他的手指，每一根手指都
　 是從指尖開始重複此動作。

▶ 換手重複此動作。

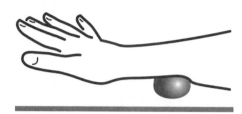

○ 手指刷掃

▶ 將左手平放在地板或桌上。右手
　 在左手上，從指關節到指甲處朝
　 同一個方向在每一個指尖之間摩
　 搓軟球（這也會刺激在上方右手
　 的定位點 4，為手腕的組織補足
　 水分、減少發炎，以及減緩手腕
　 的疼痛）。

▶ 兩手交換，重複此動作。

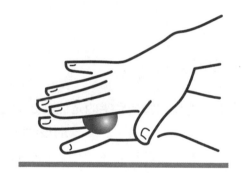

○ 摩擦

▶ 以輕快任意的動作，一隻手放在
　 軟球上隨意摩搓球。連手指和手
　 腕一定都要摩搓到。

▶ 換手重複摩搓動作。

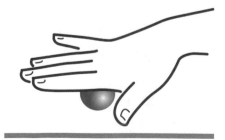

◎ 手腕重新檢測

到這個階段，你也知道自我檢測非常重要吧。

▶ 兩手的手肘和手腕併攏。手掌呈開花狀，讓掌心朝天花板。你感覺到手腕柔軟度的改變嗎？有感覺到手臂的緊繃減輕了嗎？手指延展更完全了嗎？

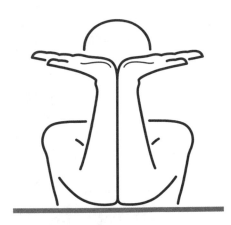

◎ 握拳重新檢測

▶ 在一開始與重複做「握拳檢測」時，記住握拳力道的感覺。將軟球放在一手上，然後全力緊握住 3 ～ 4 次。換到另一手重複此動作。現在握拳是不是不必費太大力氣就比較有力道了？從左邊到右邊對比下來，兩手握拳的感覺是不是很平均？

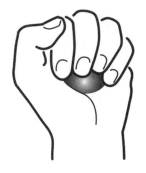

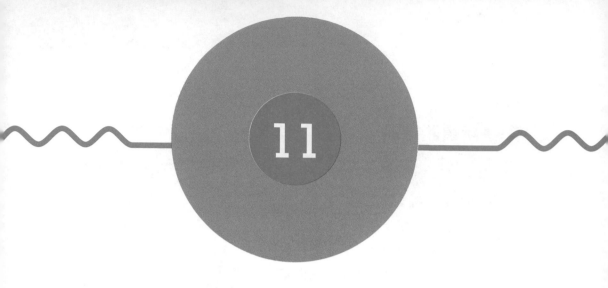

11

補充上半身和下半身的水分

現階段，你已經重新連結你的「自動導航器」，幫它的全球衛星定位系統接收到身體引力中心的位置，並重新平衡你的「神經核心」，接著就該來了解在結締組織內的「卡住的壓力」，並體會一下它的感覺來為你的身體創造改變。

你已經學到「再水合」技術的「滑動」、「剪切施壓」、「刷掃」，以及「雙向延展」，也在小腿肚和腿部的後側練習過這些技術。現在你要將這些技術放到身體的「團塊」部位，這些部位實在有太多「卡住的壓力」正在對主要的「空隙」部位搞破壞。

當你在上半身和下半身比較大的「團塊」部位做「滑動」、「剪切施壓」和「刷掃」時，會讓「張力能量」回歸到連貫性的全身流動中。補充這些「團塊」部位可以提升脊椎的穩定度，並有助於恢復全身關節的靈活度和

穩定度，當然這當中包含了膝蓋、肩膀、頸部和臀部等的關節。透過再水合技術，在這些關節上的疼痛都會減輕，甚至能夠消除。

做 MELT 療法的再水合技術，無論坐姿、站姿或運動的重複性習慣都不會造成慢性疼痛和「卡住的壓力」。日常的一舉一動不再導致不必要的肌肉僵硬或關節壓力。接下來的「再水合的連續動作」，請試著在晚上睡前一小時做，並嘗試一個晚上做「下半身施壓與長度的連續動作」，另一個晚上換做「上半身施壓與長度的連續動作」，一個星期至少要做到兩次。一個星期也要繼續做三次的「重新平衡的連續動作」和「手部與足部的治療」，兩者可以搭著一項其他的連續動作一起做，或分開做。學習這些技術時，注意在滾筒上的時間。記住：身體任何區域在滾筒上施壓的時間上限是十分鐘。你可以隨時離開滾筒，重新檢測，然後再回到原先的動作或連續動作。

不要忘了每次做MELT療法的前後都要喝一杯水。這是治療的一部分，有助於你從MELT療法中得到最大好處。

下半身施壓的連續動作

休息檢測　　　　　　　　　小腿肚刷掃
後大腿剪切施壓　　　　　　大腿內側與後大腿刷掃
小腿肚滑動與剪切施壓　　　休息重新檢測
大腿內側滑動與剪切施壓

○ 休息檢測

▶ 躺在地上，手和腳伸直張開、放鬆，掌心朝上。做一個深層集中的呼吸，讓身體輕鬆與地板接觸。

▶ 記住身體的感覺：上背貼壓在地板上重量最重的部位是否在肩胛帶？

中段的後背是否呈拱形、未接觸地板？尾骨是否比較重壓地板，而不是兩側臀瓣？或者感覺一腳或雙腳的大腿後側沒碰觸到地板？一旦有上述感覺，代表你已經辨識到身體「卡住的壓力」。

▶ 閉上眼睛，利用「身體意識」留意當下的感受。

▶ 左右轉動頭部。你感覺到疼痛或活動範圍受限？

▶ 將注意力帶到下背的彎曲處。以肚臍當參考點，從肚臍對應後方到肩胛骨的背部區域，感覺上是升起、沒碰觸到地板嗎？留意自己的一切感覺。

▶ 留意你的骨盆。理論上，你會感覺到兩側臀瓣貼壓在地板上的重量是平均的。留意到自己是否感覺是尾骨碰觸到地板，而不是兩側臀瓣？或者你的骨盆貼壓在地板的感覺是一邊比另一邊重？

▶ 將注意力帶到大腿。照理說，雙腳的大腿區域照理說會平均地貼壓在地板上。你感覺大腿貼壓在地板上的範圍有多少？大腿是不是有一邊貼壓在地板上的感覺比另一邊來得重呢？也或許你覺得大腿沒有完全碰觸到地板——就記下你感覺到的一切。

▶ 留意一下兩腳的膝蓋後方是否有一個「空隙」，以及小腿肚貼壓在地板上的重量是否平均。腳踝是「空隙」部位，腳後跟是貼壓在地板上。理論上，後腳跟外側有三分之一的區域貼在地板上，而且你會感覺到腳趾頭趾尖是朝向天花板與牆壁交界處。

▶ 從臀部到腳後跟留意你的腿。左腳或右腳貼壓在地板上會感覺比較重，或有一隻腳比另一隻腳長，或者兩腳感覺是平均的？

▶ 最後，做一個深呼吸，留意在肺部氣充飽時，身軀的哪一個部位擴張了。是腹部，還是肋骨呢？或者兩者都會動呢？焦點只要放在感覺何者動，何者沒動就好。

▶ 記下感覺到的一切，這樣就可以在完成下半身施壓的連續動作之後做前後的對比。

○ 後大腿剪切施壓（Back Thigh Shear）

▶ 躺在地上，雙腳膝蓋彎曲。將滾筒置於大腿後側下、臀窩下方的位置。

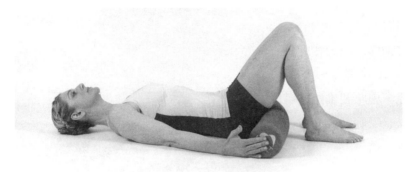

▶ 在伸直雙腿時，讓上半身放鬆地貼在地上。雙腳要放鬆，並持續貼壓在滾筒上。

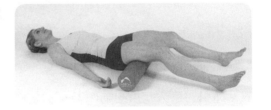

▶ 在大腿後側執行「剪切施壓」時，雙腳腳掌要貼近地板。

大腿後側「剪切施壓」的方法，就是持續以一致的施壓在滾筒上拖拉著雙腿做合併與打開的動作。拖拉雙腿合併時，要將雙腿朝內側翻；拖拉雙腿打開時，要讓雙腿往外側翻。這個雙腿開合動作要重複 4 ～ 5 次，這時要想的是你正在後大腿上扭絞骨頭周圍的肌肉，而不只是在滾筒上摩擦大腿而已。

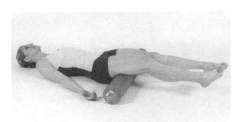
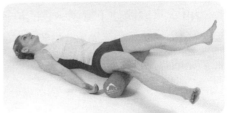

▶ 接下來的動作是一次
只在單腿上執行：彎
曲一條腿，並在滾筒
上放鬆，然後另一條
腿做向外與向內的拉
腿動作。向內和向外
拉腿重複 4～5 次
時，施壓要維持在可
以忍受範圍，而且力
道一致。

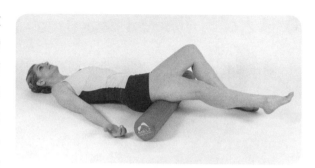

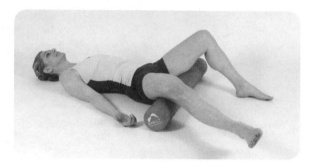

▶ 換另一邊大腿重複動作 4～5 次。

▶ 雙腿回正，做 2 個深層集中的呼吸，暫停動作，然後讓大腿上半部更
貼陷入滾筒中。

▶ 再將滾筒往下挪動到大腿的中段位置（這個地方通常會有蜂窩組織），
然後重複「剪切施壓」的動作。你可以同時在兩腿上做「剪切施壓」，
或者一次只在一條腿上執行動作。重複扭絞肌肉的動作 4～5 次，接
著雙腳回正，暫停動作並做一個深層集中的呼吸。

▶ 再次將滾筒往下挪動，它的位置會在膝蓋的正上方處。

▶ 執行雙腳一起，或者一次只做一腳的「剪切施壓」動作，重複 4～5 次。

▶ 完成後，暫停與等待，並做一個深層集中的呼吸。

○ 小腿肚滑動與剪切施壓

▶ 將滾筒放在右小腿肚上半部位的底下，也就是膝蓋下幾公分的位置。然後兩腳腳踝交叉，左腳踝在右腳踝上方。腳掌與腿部放鬆，以可以忍受範圍內的施壓讓小腿肚完全貼陷入滾筒。

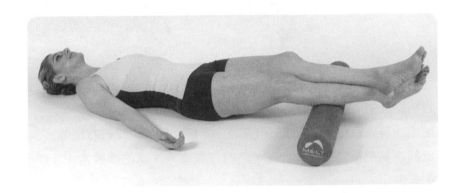

▶ 膝蓋慢慢彎曲再伸直 4 ～ 5 次，讓滾筒前後來回移動的幅度不超過 5 公分。腳掌與腳踝要保持放鬆，在你探索小腿肚上「卡住的壓力」部位時，要持續一定力道與可以忍受範圍內的施壓。

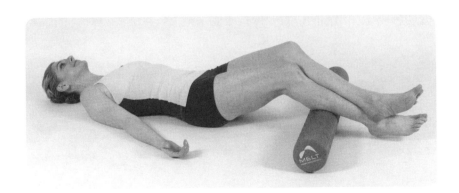

▶ 將小腿肚向外翻，然後重複做 3 ～ 4 次前後來回小幅度的「滑動」動作。

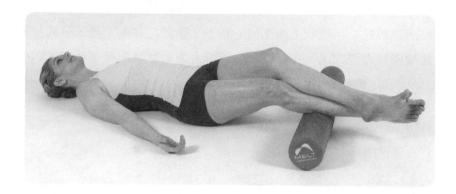

▶ 將小腿肚向內翻，繼續「滑動」的動作 3 ～ 4 次。

▶ 運用「身體意識」留意這三個部位中，哪一個部位比較有感覺。

▶ 返回這個部位繼續「滑動」，然後在做 2 ～ 3 次的呼吸當中，讓動作
愈來愈小。

▶ 現在暫停動作。維持在可忍受範圍內的施壓，做「間接剪切施壓」，
方式就是右腳踝彎曲、繃直 3 ～ 4 次，接著朝順時針、逆時針方向各
打圈 3 ～ 4 次。

▶ 放鬆腳踝，然後維持可以忍受範圍的施壓，直接在痛點處做右腿的內
外翻，動作要小且範圍控制在 2 ～ 5 公分內，重複 4 ～ 5 次的「直接
剪切施壓」。滾筒的位置要保持不動。

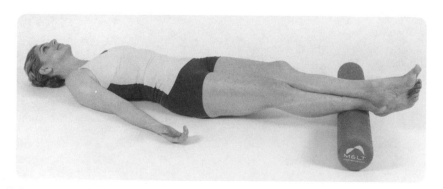

▶ 維持小腿肚在滾筒上的施壓,然後將雙腿輕輕地由左往右稍微轉動,感覺很像用小腿肚在刮滾筒。這就是「交互摩擦」。

如果有任何疼痛的感覺,就放開交叉的雙腿,鬆開在滾筒上的施壓。

▶ 暫停、等待,並做 2 個深層集中的呼吸,讓小腿肚更陷入滾筒內。

▶ 將滾筒往下挪到右小腿肚的下半段部位,也就是腳踝上方幾公分處。在此部位重複相同的「滑動」和「剪切施壓」技術。

▶ 換到左小腿肚,重複執行整套連續動作。

○ 大腿內側滑動與剪切施壓

▶ 右側躺,滾筒置於身前。將左大腿內側、膝蓋正上方的部位置於滾筒上。

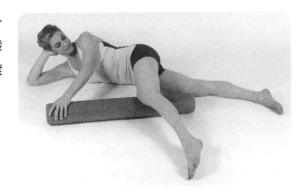

▶ 用手從滾筒的頂點將滾筒推離。此時滾筒會斜置,與上半身的距離拉開,你就像畫出一個 V 字形。讓頭枕在下臂,或者用一個枕頭給予頸部更多的支撐。將左手放在地板上。

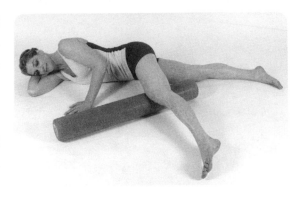

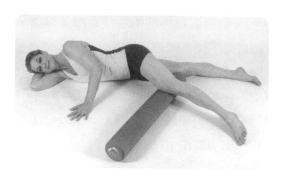

萬一沒辦法將腿抬高到示範動作照片
中的高度時，斜置的滾筒頂點要與上
半身之間的距離拉得更開。

▶ 透過讓身體稍微往前倒的方式，開始執行「滑動」。接下來，利用你
的左手將身體往後推，如此一來，滾筒就會在下半部的大腿內側、膝
蓋上方處執行 2 ～ 5 公分的上下移動，動作要重複 4 ～ 5 次。

▶ 接著將腿向內翻，讓腳趾頭朝地板，繼續再「滑動」 4 ～ 5 次。發現
有「卡住的壓力」的區域，該區域的「滑動」要愈來愈小，然後慢慢
靠近此部位，並暫停動作。

▶ 做一個深層集中的呼吸，然後開始要來做一個「間接剪切施壓」。方
法就是慢慢彎曲與打直膝蓋，重複動作 3 次。小腿要保持放鬆，在滾
筒上的施壓力道要持續一致。

▶ 接下來執行一個「直接剪切施壓」，方法就是呈彎曲的腿要做翻腿動
作，這樣腳後跟就會上抬和落下至地板，重複此動作 3 次。

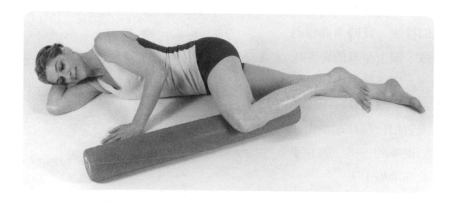

▶ 讓彎曲腳的腳掌放鬆著地，然後嘗試執行「交互摩擦」。方法就是透過推踩腳掌去扭絞貼在滾筒上的大腿肌肉，這個緩慢刮擦的動作要重複 3～4 次。

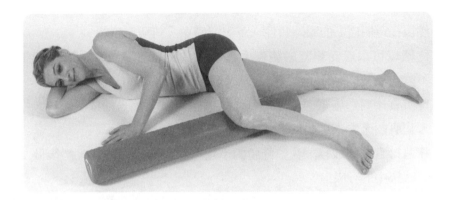

這個部位通常第一次做MELT療法時會很容易一碰就痛，所以如果太有感覺也不要被嚇到。只要記住，使用可以忍受範圍的施壓力道。一有疼痛，就鬆掉在滾筒上的施壓。

▶ 彎曲腳的膝蓋打直，腿放鬆，暫停動作並做 2 個深層集中的呼吸，此時讓你的大腿貼壓並更陷入滾筒內。

▶ 接著將滾筒挪到大腿的中段部位，並重新調整身體的姿勢。將頭靠在右手臂上。左手放地上。

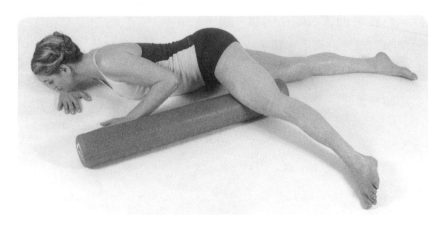

▶ 利用左手讓身體向後推與往前倒的方式，再度開始執行「滑動」。重複「滑動」4～5 次過程中，以稍微內翻與外翻大腿的方式探測這個大腿部位上「卡住的壓力」時，要呼吸與放鬆。

當你發現有「卡住的壓力」的區域，該區域的「滑動」要愈來愈小，然後在這個痛點的周圍暫停一下，準備做「剪切施壓」。

▶ 持續以可以忍受範圍的施壓力道，彎曲和打直膝蓋做「間接剪切施壓」，重複此動作 3 次。接著是屈膝，做腳掌的上抬和放下動作，執行「直接剪切施壓」。你也可以讓大腿內側上下「刮擦」滾筒，扭絞大腿肌肉產生「交互摩擦」。

▶ 膝蓋打直，腿放鬆，讓整條腿的重量落在滾筒上做休息，然後做 2 個深層集中的呼吸。

▶ 滾筒再往大腿上方移動，在內側大腿上方三分之一的部位找到另一個痛點時，就重複一次以上的連續動作。

▶ 換到右大腿內側，重複整個「滑動」與「剪切施壓」的連續動作。

○ 小腿肚刷掃

▶ 坐在地板上，雙臂置於身後當支撐。右膝彎曲，右腿往內翻，讓腳踝內側置於滾筒上。腳掌放鬆，大拇趾接近地面。

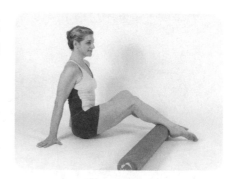

▶ 身體前傾，然後慢慢伸直右腿，讓滾筒以持續一致且輕微的壓力壓著小腿內側一路往上。萬一滾筒往上的移動無法遍及整個小腿，也沒關係。

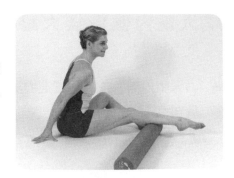

▶ 翻腿，讓小腿後側在滾筒上。

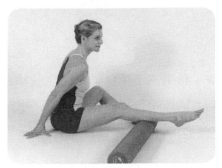

▶ 身體後傾，然後慢慢彎曲膝蓋，讓滾筒以持續一致與輕微的壓力壓著小腿後側一路往下，動作到腳踝處為止。「刷掃」動作重複3～4次。

▶ 換到左小腿肚的「刷掃」。

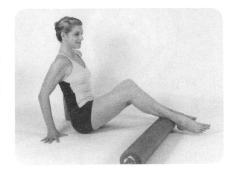

◎ 大腿內側與後大腿刷掃（Inner and Back Thigh Rinse）

▶ 右大腿內側、膝蓋的正上方部位放在滾筒的左側上。

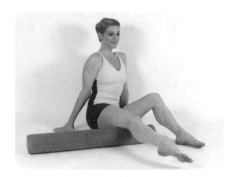

▶ 利用兩手手臂讓身體往前移動，以持續一致的施壓力道讓滾筒朝內側大腿的頂端移動。

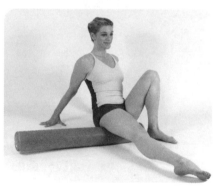

▶ 當滾筒到達頂端時，注意力擺在扭絞大腿骨周圍的肌肉，而且翻腿時，就會變上半部的大腿後側在滾筒上。

▶ 利用雙手手臂讓身體往後，以持續一致的施壓力道讓滾筒在大腿上一路往下移動，到達膝蓋的正上方處就停止動作。

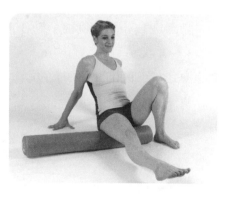

▶ 再度將注意力擺在扭絞大腿骨周圍的肌肉時翻腿，就會變成大腿的內側在滾筒上。以持續一致的施壓力道，慢慢往上刷掃大腿的內側。

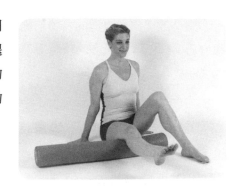

▶ 這套掃刷流程要重複 3 ～ 4 次。

▶ 換到左大腿的「刷掃」。

◎ 休息重新檢測

▶ 躺在地上，手和腳伸直張開、放鬆，掌心朝上。呼吸，讓身體輕鬆與地板接觸。閉上眼睛，花一點時間重新檢測。

▶ 回想四個常見的失衡。你有改變嗎？肋骨感覺比較貼壓地板？下背曲線的部位是否比較放鬆，而且較靠近骨盆？骨盆部位比較貼壓地板的是兩側臀瓣，而不是尾骨？大腿的後側已經貼壓地板了？

▶ 左右轉動頭部。你感覺到活動範圍變大了？轉動頭部時，疼痛或僵硬感減輕了？

▶ 將注意力帶到骨盆。如果先前的休息檢測時，骨盆接觸地板的部位感覺最明顯的是在尾骨，那麼留意一下現在是否兩側臀瓣貼壓地板的感覺更顯著了？

▶ 留意你的雙腳。大腿的後側是否比較貼壓地板了？左右兩腳貼壓地板的感覺也比較平均了？

▶ 最後，做一個深呼吸，留意身體是否感覺到比較大的動作嗎？做深呼吸是不是更容易了？

▶ 只要留意到以上的任何改變，代表你已經減輕身體上「卡住的壓力」了。

　　這些改變都代表你的身體已經做了充分的水合作用，可以因應身體的自我療癒。你已經將很多的液體帶入組織中，所以一定要在接下來的二十分鐘內喝一杯水。

下半身長度的連續動作

休息檢測　　　　　　　　臀部到腳後跟的施壓
薦髂關節剪切施壓　　　　休息重新檢測
屈膝的施壓

○ 休息檢測

▶ 躺在地上，手和腳伸直張開、放鬆，掌心朝上。做一個深層集中的呼吸，讓身體輕鬆與地板接觸。

▶ 記住身體的感覺：上背貼壓在地板上重量最重的部位是否在肩胛骨？中段的後背是否呈拱形、未接觸地板？尾骨是否比較重壓地板，而不是兩側臀瓣？或者感覺一腳或雙腳的大腿後側沒碰觸到地板？一旦有上述感覺，代表你已經辨識到身體「卡住的壓力」。

▶ 閉上眼睛，利用「身體意識」留意當下的感受。

▶ 將注意力帶到下背的彎曲處。從肚臍對應後方到肩胛骨的背部區域，感覺上是升起、沒碰觸到地板嗎？

▶ 留意你的骨盆。留意到自己是否感覺是尾骨碰觸到地板，而不是兩側臀瓣。或者你的骨盆貼壓在地板的感覺是一邊比另一邊重。

▶ 將注意力帶到大腿。你感覺大腿貼壓在地板上的範圍有多少？大腿是不是有一邊貼壓在地板上的感覺比另一邊來得重呢？

▶ 最後，做一個深呼吸，是腹部會動，還是肋骨呢？或者兩者都會動呢？

▶ 記下感覺到的一切，這樣就可以在完成下半身長度的連續動作之後做前後的對比。

⦿ 薦髂關節剪切施壓（SI Joint Shear）

▶ 平躺在地上，膝蓋彎曲，腳掌平貼在地面上，兩腳掌打開的距離與臀同寬。

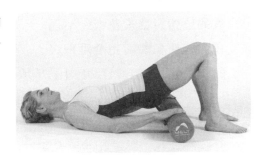

▶ 置於地上的滾筒，正對膝蓋的下方。腳掌往地板推踩，讓臀部提高，滾筒置於骨盆平坦部位的底下（在薦骨處）。

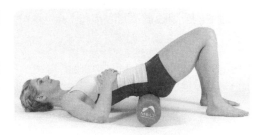

▶ 滾筒就定位時，將雙膝往胸部的方向拉。雙膝往胸部帶時，滾筒不能滑掉，或者位置不能正好在下背處。

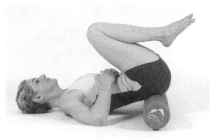

要讓滾筒在骨盆的下方，如果對你來說有困難，頭和上半身底下可以墊一條折疊的瑜伽墊或毛巾。

▶ 膝蓋完全彎曲，雙腳的大腿
內側處相併攏，小腿和腳掌
也放鬆。核心肌群要維持緊
縮，肋骨放鬆並貼壓地板。
慢慢將雙膝帶離胸部，讓膝
蓋的位置對準天花板，不過
在大腿快和滾筒完全垂直之
前要停下來。這會有助於下背的放鬆。

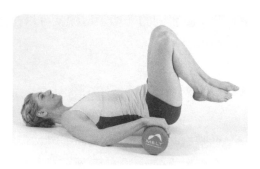

▶ 維持一定力道的施壓，慢慢將
雙腳膝蓋在一點鐘和十一點鐘
方向之間輕輕朝右和朝左擺
動，探測薦髂關節的兩側。

膝蓋擺動的幅度不要離任一對側太遠。你的
目標是將重量放在背面骨盆、薦骨的位置，
而不是在臀部。

移動時，試著不要拱起背或動到肋骨。透過
持續收縮核心肌群的方式，你就可以將焦點
集中在移動骨盆，而不是肋骨。

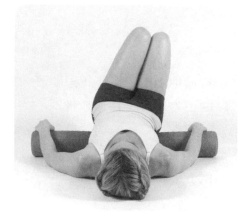

　　雙膝移動到右邊暫停，然後雙膝以順時針和逆時針方向畫小圈的方式
做右邊薦髂關節的「剪切施壓」。兩個方向各重複 2 ～ 3 次。

▶ 接著，依照腳傾斜向哪一側，該側的腿就嘗試畫圈，圈圈要畫得稍微
大一點，不過畫圈動作放慢。

▶ 你也可以試著讓膝蓋以行進
  動作的方式往前和往後，慢
  慢重複動作 2 ～ 3 次。

▶ 雙腿保持朝右側傾斜，暫停
  一會兒，持續在滾筒上的施
  壓，然後做 2 個深層集中的
  呼吸。

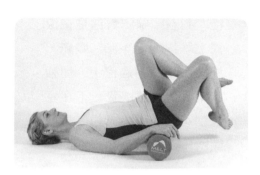

▶ 雙膝回正，然後換到左邊，重複動作。

○ 屈膝的施壓（Bent Knee Press）

▶ 將滾筒置於骨盆的中心部位
  下。動作一開頭先以收緊骨
  盆的方式讓肋骨放鬆，並陷
  進滾筒中。

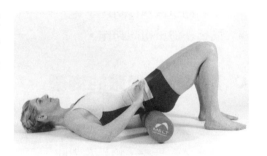

▶ 緊縮核心肌群。將右腿提高，
  雙手輕輕交疊，放在右脛（右
  小腿）或後側大腿周圍。

▶ 左腳掌要穩穩踩在地上，而
  且左腳膝蓋要與臀部呈一直
  線。

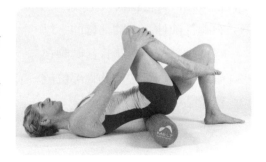

▶ 從左到右，確認臀部是在滾筒上維持穩定不動。吸氣，然後在呼氣的過程中，加強收緊骨盆，並感覺一下在左大腿正面的張力牽拉。暫停與做一個深層集中的呼吸。

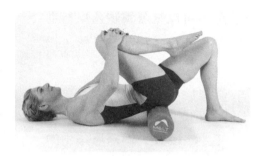

當你將右膝帶往胸部的方向時，留意左腿是否會往左偏移。如果有偏移，要放鬆背部施壓，然後重新調整左膝，讓腿的方向朝正前方。

▶ 吸氣與放鬆，接著將右膝往身軀拉時呼氣與收縮骨盆。心思也要放在左膝朝相反的方向牽拉至左腳掌的上方。做一個深層集中的呼吸。在這一側重複執行動作 1 次。

▶ 換另一邊重複此動作。

◎ 臀部到腳後跟的施壓

▶ 左腳掌踩在地板上，讓膝蓋與臀部呈一直線。抬起右大腿，這樣膝蓋就會指向天花板。

▶ 右腿往前伸直，腳踝彎曲。以略為傾斜的角度讓骨盆貼壓在滾筒上，而且中段肋骨部位放鬆並貼壓在地上。

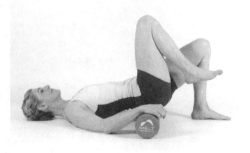

▶ 右腿打直，慢慢將彎曲的右腳
掌帶往天花板方向，並在膝蓋
呈彎曲之前停止動作（伸直腿
時，不要交鎖膝蓋或過度伸
展膝蓋，或者製造膝蓋的疼
痛）。

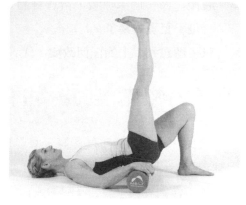

▶ 就算你的柔軟度再好，打直的
腿與地板的角度千萬別超過
九十度角。當腿朝鼻子的方向
伸時，你會損失掉腿背結締組織的延展能力。

▶ 在一次呼氣中朝兩個方向主動
彎曲你的腳踝，以及傾斜骨
盆，讓骨盆貼壓在滾筒上。在
感覺到從腳後跟一路到臀部的
牽拉感受時，做一個深層集中
的呼吸。

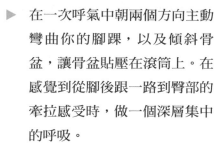

▶ 吸氣，然後腳掌放鬆。接著呼
氣，主動彎曲腳掌，讓骨盆陷
入滾筒內去感受傾斜的感覺。

當你要再加深牽拉的感受時，做一次深層集中的呼吸並暫停動作。接
著右側的所有動作再重複執行一次，然後將右腳掌帶到地板上。

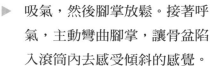

▶ 換另一腳，重複動作。

◎ 休息重新檢測

▶ 躺在地上，手和腳伸直張開、放鬆，掌心朝上。呼吸，讓身體輕鬆與地板接觸。閉上眼睛，花一點時間重新檢測。

▶ 回想四個常見的失衡。你有改變嗎？肋骨感覺比較貼壓地板？下背曲線的部位是否比較放鬆，而且較靠近骨盆？骨盆部位比較貼壓地板的是兩側臀瓣，而不是尾骨？大腿的後側已經貼壓地板了？

▶ 將注意力帶到骨盆。如果先前的休息檢測時，骨盆接觸地板的部位感覺最明顯的是在尾骨，那麼留意一下現在是否兩側臀瓣貼壓地板的感覺更顯著了？

▶ 留意你的雙腳。大腿的後側是否比較貼壓地板了？

▶ 最後，做一個深呼吸，留意身體是否感覺到比較大的動作嗎？做深呼吸是不是更容易了？

▶ 只要留意到以上的任何改變，代表身體已經回復到比較理想的姿勢了。

為什麼下半身補足水分這麼重要

　　走路，看起來似乎就是將一隻腳放到另一隻腳前面這麼簡單的動作，但其實它是相當複雜的。事實上，在你不知不覺當中，每走一步就有百分之八十的工作內容與平衡一條腿的任務相關。雖然是腿部肌肉讓你往前移動，但是那個讓你保持直立，又不會傷到身體眾多複雜移動部位的功臣，應該是結締組織系統內的整個液體流動溝通和穩定的機制。

　　當結締組織系統內有順暢的液體流動時，腿的活動會很扎實、不費力。溝通和振動的傳輸也會很清晰、迅速，這一點對身體相當重要。身體才有辦法在調整腳下的改變（例如：踩在不平的地面）當中適時的調配體重。你的腿才能柔軟靈活和穩定，而且關節的活動也會輕鬆容易。

　　當腿部有「卡住的壓力」，它會打斷全身的傳輸溝通，導致關節壓迫、不協調的動作、僵硬、平衡不佳、肌肉緊繃、發炎、軟骨破壞（cartilage breakdown）和疼痛。再者，腿部藏著從身體底部到骨盆、肋骨和頭部的溝通管道，下半身一旦有「卡住的壓力」就會造成「神經核心」不平衡與不穩定。

　　兩腿是人體最長的部位，當中有關節的部位在腳踝、膝蓋和髖部，它們彼此之間有一段距離。正因為如此，在穩定作用中，腿部的結締組織內有良好的「張力能量」相形之下就更重要了。少了適當的穩定，代償作用和關節磨損就會出現。腿部有脫水會改變骨盆、肋骨、頭部和全身張拉整體結構的位置。久而久之，脊椎不穩定就會跟著來，進而引發下半身和頸部的疼痛。

　　造成腿部有「卡住的壓力」的原因是什麼呢？不過這個問題若換個問法會更好：不會造成腿部有「卡住的壓力」的原因是什麼呢？除了躺在床上的時間之外，不管你是在移動中、站立或坐著，腿部時時都在支撐上半身大部分的重量，這就是造成水分流失的原因。基本上，一舉一動都會讓腿部脫水，但是最大的殺手是「久坐」。當你久坐一段時間，你的身體重量會壓迫整個背部，在結締組織「海綿」內的所有水分因而被擠壓出來；就算結締組織沒有脫水，過度的張力牽拉也會變成持久狀態。

　　在這個科技導向的社會中，「久坐」是常態，而它逐漸醞釀出的負面效應大到可能超乎你的理解。很多研究逐漸發現，一整天坐好幾小時會導致壽命減短的健康問題。「坐姿」也會阻礙膽固醇維護（cholesterol maintenance）。慢慢地，幫助分解脂肪的酵素分泌和利用也會降低將近百分之九十。同時，好的膽固醇會降低百分之二十，胰島素合成也會降低百分之二十五。長久下來，罹患糖尿病、心臟病和肥胖症的風險增加──就算你採取其他的健康生活方式也一樣。

　　當你坐了一整天，「神經核心」之間的傳輸溝通會大幅減少，調節器也會開始逐漸地失衡。再者，結締組織當中協助修復、復原和免疫的細胞也會

開始發炎，無法用來療癒。而且遺憾的是，解救的對策並不是運動。幾項研究已經顯示，一天運動一小時並無法抵銷大部分美國人每天坐八小時以上所造成的危害效應。

碰上擾人的蜂窩組織時

久坐會對你的結締組織製造身體破壞，要看證明就在你坐到的身體部位，該處皮膚的外觀是多塊凹凸不平、像卡達起司的模樣。是的，我講的就是很多人大腿上的蜂窩組織。

當腿背長期被壓迫，結締組織會開始流失水分，組織內的膠原網絡就會被破壞。海綿狀的淺層結締組織這時變得非常缺水，脂肪細胞就會困在膠原纖維之間了。這會更進一步破壞結締組織，在海綿狀的結締組織層內製造缺口，導致脂肪組織乘隙而出，結果就成了像卡達起司的樣子。

沒錯，之所以會有外觀凹凸不平的蜂窩組織，元凶是脫水的結締組織，所以這就是光用減重無法解決這個問題的原因所在。實際上，瘦身、減掉身體脂肪時，被破壞的結締組織依然存在。想要重新補足腿背的水分來對付這個問題，透過 MELT 療法就能幫你。 MELT 療法目前的宣傳訴求沒有提到它是能減少蜂窩組織的技術，不過或許未來應該拿它來宣傳一下。你想想，可以減少蜂窩組織耶，多棒的附加效果啊！

減少蜂窩組織之外，透過下半身的再水合作用可以在柔軟度、整體穩定度、身體舒緩度、呼吸和「身體意識」等方面得到迅速的改善。不斷補足腿部水分一段時日，原本經常會隨著年齡而退化的靈活度、平衡和協調度也會提升，並得到保養。如果你是運動員，結締組織的再水合作用會提升你的運動表現、降低受傷風險，並延長你的運動員生涯。它會成為你的競爭優勢。

針對腿部來恢復連貫的液體流動或「張力能量」，有助於你恢復背部的活動度和脊椎穩定度。而且，腿部重新補足水分了，明顯會強化整個結締組

織系統的「張力能量」，促成全身有更好的正位、運轉活動和機能。

上半身施壓的連續動作

休息檢測　　　　　　　上背刷掃

肋骨長度檢測　　　　　肋骨長度重新檢測

上背滑動與剪切施壓　　休息重新檢測

肩胛骨滑動與剪切施壓

◎ 休息檢測

▶ 躺在地上，手和腳伸直張開、放鬆，掌心朝上。做一個呼吸，讓身體輕鬆與地板接觸。

▶ 記住身體的感覺：上背貼壓在地板上重量最重的部位是否在肩胛骨？中段的後背是否呈拱形、未接觸地板？尾骨是否比較重壓地板，而不是兩側臀瓣？或者感覺一腳或雙腳的大腿後側沒碰觸到地板？一旦有上述感覺，代表你已經辨識到身體「卡住的壓力」。

▶ 閉上眼睛，利用「身體意識」留意當下的感受。

▶ 留意頭部接觸地板的部位在哪裡。頭部後傾了嗎？後腦杓接觸地板的部位感覺偏離中心位置了？

▶ 左右轉動頭部。你感覺到疼痛或活動範圍受限？

▶ 留意你的上半身。照理說，上背部位是放鬆的，而且貼在地板的區域是在肋骨處（或說背部的中段區域），不是肩胛骨。有感覺到一邊的肩胛骨比另一邊更貼地板嗎？有感覺到任一邊的肩胛線嗎？最下緣的肋骨是貼地，還是離地的？留意你的手臂。從左到右對比下來，前臂和上臂的重量是均衡的嗎？

▶ 留意你的下背的曲線。一路往肩胛骨處的部位感覺起來是不是有一個很大的彎曲弧度,或者完全沒有弧度?

▶ 最後,做一個深呼吸,留意當肺部吸飽空氣時,身軀的哪一個區域擴張了。是肚子、肋骨,還是兩者都會動?只要檢測哪一個動、哪一個不動即可。

▶ 記住一切的感覺,等一下執行完上半身施壓的連續動作之後可以做前後的對比。

○ 肋骨長度檢測(Rib Length Assess)

▶ 肩胛骨靠在滾筒上。膝蓋彎曲。

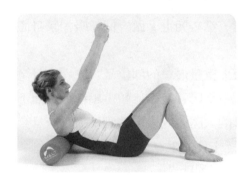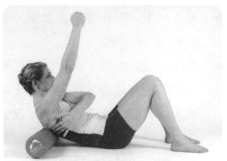

想要檢查自己的姿勢,可以抬高雙臂,然後朝天花板「用力出拳」。如果身體在滾筒上的位置是正確的,在活動雙臂時應該會感覺到兩邊肩胛骨輕碰到滾筒。另一個檢查方式,就是一隻手以環住身軀的方式碰觸到對側肩胛骨的下緣。該部位應該在滾筒的底側,而不是在滾筒的上端。必要時,調整一下位置。

▶ 雙手交疊放在頭後方,讓頸部放鬆。內縮骨盆。當你做以下的動作時,你的核心肌群、下背和頸部要維持穩定不動。

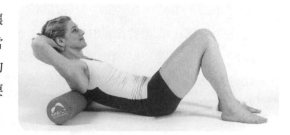

▶ 吸氣。在呼氣過程中，找到你的核心肌力，只讓肋骨部位在滾筒上擴展，然後胸骨朝天花板舒展。

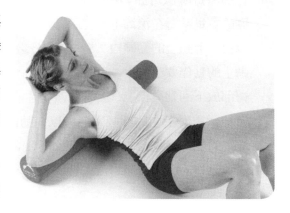

▶ 做 2 個深層集中的呼吸，讓氣直達肋骨。留意你的前胸部位是否有任何的緊繃感。

▶ 吸氣，接著在呼氣過程中，向前彎曲肋骨再回到起始姿勢。

▶ 再次重複此動作。在不動到下背或頸部時，你能夠活動肋骨嗎？

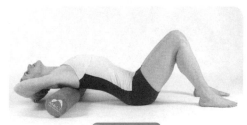

不正確動作

動作只要做正確，當你活動肋骨時，下背和頸部的彎曲仍會維持在相同的位置。一旦伸展頸部、頭後仰，或者讓最下緣的肋骨跑出來，就要放慢動作，而且動作要再小一點。

▶ 再次重複此動作。這一次，從延展姿勢、吸氣與呼氣過程中，慢慢往右邊側彎肋骨。做一個深層集中的呼吸，讓氣通達左側肋骨，並留意呼吸時的感覺。
下一個呼氣過程中，將身體回正，然後慢慢往左邊

側彎，並做一個深層集中的呼吸。是否感覺有一側的呼吸比較順暢？

▶ 兩邊再重複動作一次。留意是否有一邊或兩邊覺得呼吸受阻，或者是不是往其中一邊動作時，幅度比另一邊大。接下來，身體回正。

◎ 上背滑動與剪切施壓（Upper Back Glide and Shear）

▶ 上背靠在滾筒上。雙手放在頭後方當支撐。手肘朝天花板方向。緊縮核心肌群，臀部稍微提起，離開地板，讓滾筒帶到上背的最高點部位。骨盆保持收緊。

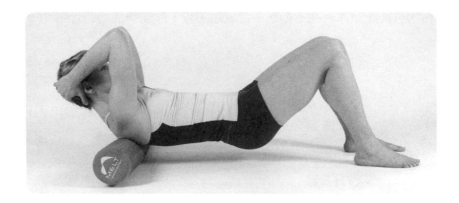

▶ 背部保持微微彎曲，才會維持在正確的姿勢位置。注意力集中在讓身體的重量貼壓在滾筒上。推踩腳掌，溫和地以滾筒上下「滑動」上背，每次「滑動」的範圍約 2.5 ～ 5 公分之間，重複次數為 6 ～ 8 次。「滑動」的動作要小。

▶ 臀部放下回到地板上，肋骨稍微再往前彎曲。手肘依然朝天花板方向。做一個深層集中的呼吸，然後以小動作慢慢往左邊和右邊側彎上半身 3 次的方式，執行「剪切施壓」。它的感覺會好像你是靠在滾筒上做搔背動作一樣。施壓力道要持續一致。

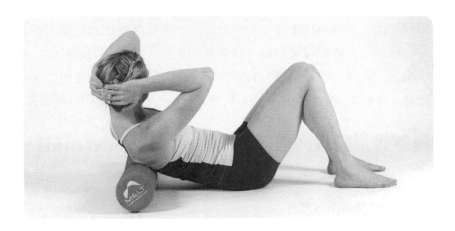

▶ 身體回正，暫停，並做一個深層集中的呼吸，讓脊椎更陷入滾筒中。

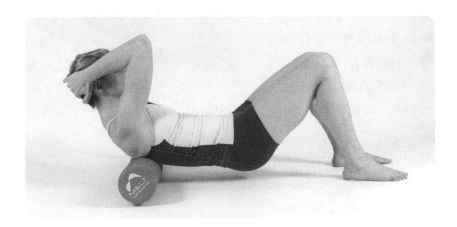

▶ 臀部稍微提起，離開地板，然後推踩腳掌，將背部的滾筒往下移 2.5～5 公分，肋骨處向前彎曲。為了完全支撐住身體，腳掌可以往身體方向走步。

▶ 以 2.5～5 公分的滑動範圍，上下「溫和滑動」背部的中段部位。接著臀部放下回到地板上，肋骨往前彎曲。然後以左邊到右邊做小幅度側彎的方式，執行「剪切施壓」。暫停，並做一個深層集中的呼吸。

▶ 提起臀部，滾筒再往下移 2.5 ～ 5 公分，置於女性內衣扣環處或正下方，確定一下位置就是在最下緣肋骨的上方，然後在此部位做「剪切施壓」。執行「滑動」與「剪切施壓」時，持續緊縮核心肌群來支撐脊椎，並稍微向前彎曲肋骨處。暫停，並做一個深層集中的呼吸。

○ 肩胛骨滑動與剪切施壓（Shoulder Blade Glide and Shear）

▶ 上背靠在滾筒上，雙手放在頭後方，膝蓋彎曲，腳掌平踩在地板上。核心肌群保持緊縮，而且上半身略微往右側轉，這樣滾筒會在右肩胛骨的底端部位，而不是在脊椎處。背部向前彎曲，臀部並提高 2.5 公分，不貼地板。

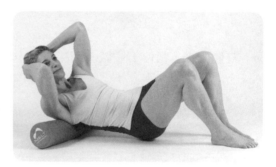

▶ 利用腳掌踩推方式，上下「滑動」右肩胛骨的內緣與底部。如果發現痛點或有感覺的地方，動作要愈來愈小，而且要慢慢靠近這個有「卡住的壓力」的區域，但又不能直接在痛點上滑動。

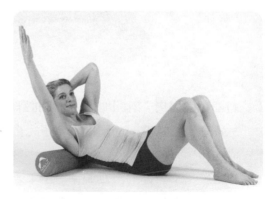

▶ 放下右側臀瓣回到地板上。
要做「剪切施壓」時，鬆
開放在頭後方的右手臂，
然後慢慢以手臂在身前畫
5～6個小圈或「8字形」。

▶ 將右手帶回到頭後方，暫
停動作，然後做一個深層
集中的呼吸，讓肩胛骨更陷入滾筒中。

▶ 身體回正。接著換左肩胛骨，重複這些動作步驟。

○ 上背刷掃（Upper Back Rinse）

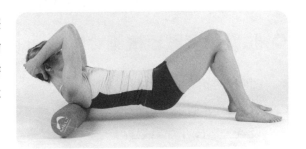

▶ 找到你的核心肌力，雙
腳腳掌在膝前，平踩的
位置稍微往前一點。臀
部也提高 2.5 公分，不
接觸地板。

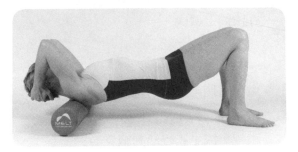

▶ 將雙膝帶到腳掌的正上
方位置，這樣滾筒就能
移動到背部的上半段。
做一個深層集中的呼
吸。

▶ 呼氣過程中，收縮核心
肌群，並輕輕踩推腳
掌，以持續輕微的施壓
力道讓滾筒慢慢順著背
部一路往下。當雙腿伸
長，臀部也放下回到地
板時，肋骨要向前彎
曲。

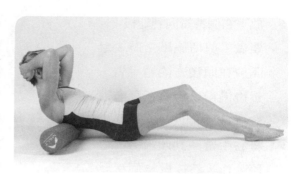

▶ 重新將雙腳腳掌放回雙膝前方一點的位置，接著找到你的核心肌力，
提臀離地，然後再度將雙膝帶到腳掌的正上方位置，這樣滾筒就能移
至你的上背。暫停動作，並做一個深層集中的呼吸。

▶ 重複「刷掃」動作 3 ～ 4 次，然後將滾筒重新放回肩胛骨下，彎曲雙膝。

○ 肋骨長度重新檢測（Rib Length Reassess）

▶ 肩胛骨的中間部位靠在
滾筒上，骨盆收縮，
吸氣，然後在呼氣過程
中，再一次只讓肋骨處
在滾筒上擴展。

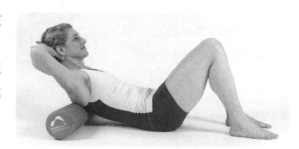

▶ 處在這個延展姿勢時，
留意你的動作是否比較
順暢，或是感覺活動範
圍更大了。
再重複一次動作。

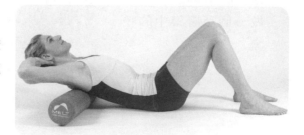

> 維持這個延展姿勢，然後肋骨部位慢慢向右側彎，並做 2 ～ 3 個深層集中的呼吸。接著慢慢向左側彎，重複動作。

> 每一側動作重複 2 次。

> 對比執行動作之前的感覺，留意你現在側彎時動作是否比較順暢了？或者是否感覺活動範圍變大了？

○ 休息重新檢測

> 躺在地上，手和腳伸直張開、放鬆，掌心朝上。做一個呼吸，讓身體輕鬆與地板接觸。閉上眼睛，花一點時間重新檢測。

> 回想四個常見的失衡。你有改變嗎？肋骨感覺比較貼壓地板？下背曲線的部位是否比較放鬆，而且較靠近骨盆？骨盆部位比較貼壓地板的是兩側臀瓣，而不是尾骨？大腿的後側已經貼壓地板了？

> 左右轉動頭部。你感覺到活動範圍變大了？轉動頭部時，疼痛或僵硬感減輕了？

> 留意上半身是否比較放鬆了。肋骨部位貼壓在地板的重量是否比先前多一點？下背曲線部位是否比較接近骨盆？

> 最後做一個深呼吸，留意肺部充飽氣時，身軀哪一個區域擴展了。你有感覺到活動範圍更大了嗎？深呼吸變比較順了嗎？

> 只要感覺到以上任何的改變，代表你身體已經回復到更理想的姿勢了。

上半身長度的連續動作

休息檢測　　　　　雙臂伸展
溫和擺動　　　　　休息重新檢測
肩胛骨伸展

○ 休息檢測

▶ 躺在地上，手和腳伸直張開、放鬆，掌心朝上。做一個呼吸，讓身體輕鬆與地板接觸。

▶ 記住身體的感覺：上背貼壓在地板上重量最重的部位是否在肩胛骨？中段的後背是否呈拱形、未接觸地板？尾骨是否比較重壓地板，而不是兩側臀瓣？或者感覺一腳或雙腳的大腿後側沒碰觸到地板？一旦有上述感覺，代表你已經辨識到身體「卡住的壓力」。

▶ 閉上眼睛，利用「身體意識」留意當下的感受。

▶ 留意頭部接觸地板的部位在哪裡。頭部後傾了嗎？後腦杓接觸地板的部位感覺偏離中心位置了？

▶ 感受一下騰空的頸部部位。它感覺是有曲線弧度，或是平直的？

▶ 左右轉動頭部。你感覺到疼痛或活動範圍受限？頸部是否感受到任何緊繃？

▶ 留意你的上半身。理論上，背部的上段區域是放鬆的，而且貼在地板的區域是在肋骨處（或說背部的中段區域），不是肩胛骨。有感覺到一邊的肩胛骨比另一邊更貼地板嗎？有感覺到任一邊的肩胛線嗎？最下緣的肋骨是貼地，還是離地的？留意你的手臂。從左到右對比下來，感覺是均衡的嗎？

▶ 最後，做一個深呼吸，留意當肺部吸飽空氣時，身軀的哪一個區域擴張了。是肚子、肋骨，還是兩者都會動？只要檢測哪一個動、哪一個不動即可。

▶ 記住一切的感覺，等一下執行完上半身長度的連續動作之後可以做前後的對比。

⊙ 溫和擺動

▶ 坐在滾筒底端的旁邊，身體斜靠滾筒。將雙手放在身後，接著轉移身體重量，這樣你就能在滾筒上面。確認雙膝是彎曲的，而且腳掌也平貼於地，兩腳距離要與臀部差不多寬。

▶ 利用雙手做支撐，然後順著滾筒的長度，慢慢做捲曲仰躺。

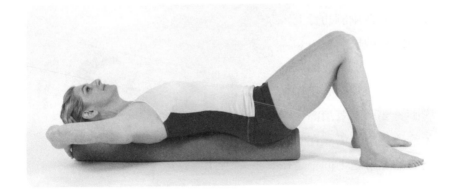

▶ 用手觸碰頭頂，確定頭部完全有滾筒支撐。也確認骨盆是在滾筒上。

▶ 雙手前臂置於地板上。做一個呼吸。

▶ 讓你的頭部、胸部和骨盆緩緩往一邊的地板偏傾，接著回正，再緩緩擺向另一邊。你必須感受到身體輕輕往下倒又被雙手前臂剎住的感覺，而且你的後腦杓、脊椎與骨盆的中心位置始終呈一直線，並重壓在滾

筒上。身體在滾筒上,溫和地從一邊到另一邊擺動,持續約三十秒。

▶ 留意你的感覺:是不是有一邊的身體重量比另一邊更容易轉移呢?

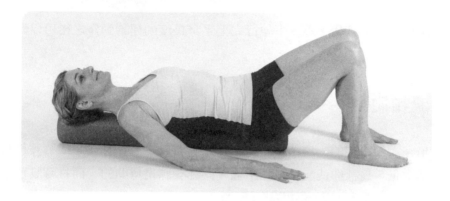

○ 肩胛骨伸展(Shoulder Blade Reach)

▶ 將雙手放在兩側肋骨上,
手肘碰觸地板。

▶ 伸直雙手手臂,並朝天花
板伸展。雙手掌心相對,
肩胛骨要重壓著滾筒。雙
手的位置應該仍然在肋骨
下緣的上方處,而不是在
雙肩的正上方。

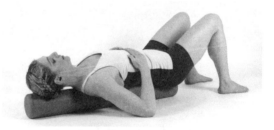

▶ 吸氣,雙臂打直並使力,
不要聳肩,而且指尖要指
向天花板。

▶ 在呼氣過程中,讓手臂的
重量慢慢落到有滾筒靠著
的肩胛骨處,手肘不彎。

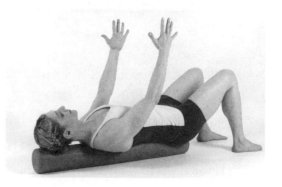

▶ 吸氣，雙臂再次打直往上
伸，不要聳肩。

留意你在執行動作時，是否容易聳
肩或移動肋骨，或者雙肩放鬆靠在
滾筒上時，有一側肩胛骨碰觸滾筒
的感覺會比另一側更明顯？

如果在執行動作時，察覺到任何喀
啦聲或不適感，速度要放慢，或者
動作幅度要更小。

▶ 重複動作 5 ～ 10 次。

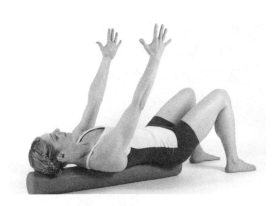

○ 雙臂伸展（Double Arm Reach）

▶ 將雙手放在兩側肋
骨上，手肘碰觸地
板。雙臂朝身側外
張開，呈現W字形。

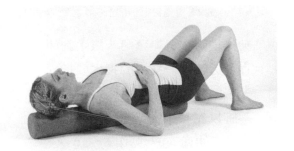

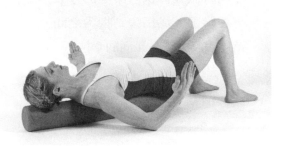

▶ 在不聳肩、鎖肘，或者肋骨不從滾筒處抬升之下，提高手肘離地，這時指尖要遠離胸部的中心位置。你的雙手會在身體的上方處。雙手手臂會與肋骨呈一直線，而不是從雙肩處直拉而出。

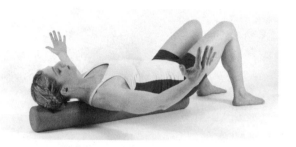

▶ 掌心朝上，慢慢伸直一隻手的手腕，並讓該手的指尖指向地板，這時另一隻手的手腕彎曲，指尖朝天花板。

骨盆和肋骨要貼壓在滾筒上，核心肌群也要保持緊縮。

▶ 動作換邊。慢慢讓另一隻手腕伸直，這時另一隻手的指尖要指向天花板。

▶ 手腕以左右手動作相反的方式做彎曲和伸直，重複動作 6～10 次，並同時做幾個深層集中的呼吸，直達胸部。從指尖到指尖之間，留意遍及上半身正面的牽拉。

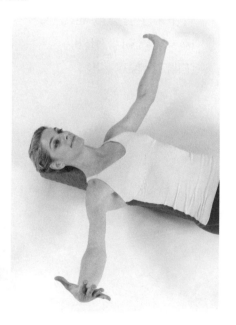

我稱這是「清潔神經」的動作。這項技巧會製造溫和的張力牽拉，它能讓神經、血管周遭的組織再水合。手的這些神經和血管經常受壓迫，會讓血流、緊握的力氣與手指靈巧度變小，導致手腕與手臂疼痛。

▶ 相同的動作，可以用握拳的方式試試。這對於手腕本身的結締組織再水合非常有幫助。你也可以再打開手心，然後掌心朝下，先以手心打開做手腕的彎曲和伸直，然後再握拳做。留意手臂上張力牽拉的變化。

◎ 休息重新檢測

▶ 躺在地上，手和腳伸直張開、放鬆，掌心朝上。做一個呼吸，讓身體輕鬆與地板接觸。閉上眼睛，花一點時間重新檢測。

▶ 回想四個常見的失衡。你有改變嗎？肋骨感覺比較貼壓地板？下背曲線的部位是否比較放鬆，而且較靠近骨盆？骨盆部位比較貼壓地板的是兩側臀瓣，而不是尾骨？大腿的後側已經貼壓地板了？

▶ 左右轉動頭部。你感覺到活動範圍變大了？轉動頭部時，疼痛或僵硬感減輕了？

▶ 留意上半身是否比較放鬆了。肋骨部位貼壓在地板的重量是否比先前多一點？下背曲線部位是否比較接近骨盆？

▶ 最後做一個深呼吸，留意肺部充飽氣時，身軀哪一個區域擴展了。你有感覺到活動範圍更大了嗎？深呼吸變比較順了嗎？

▶ 只要感覺到以上任何的改變，代表你已經減少身體「卡住的壓力」了。

為什麼上半身補足水分這麼重要

　　無論你是需要轉頭往車窗外看，還是伸手搆一個高書櫃、彎身揀東西，或者散步，上半身的活動輕鬆相當重要，尤其是肋骨和肩膀。肩胛骨、每一根肋骨之間的空間只要活動不輕鬆，這些區域的上方和下方部位，也就是頸部和下背就會開始受壓迫。事實上，肋骨中有「卡住的壓力」經常是頸部和下背這兩個「空隙」部位會疼痛的源頭。

　　頸部或下背有疼痛時，你或許會用伸展或按摩該部位的方式，嘗試想解

除緊繃和不舒服。然而，只要「卡住的壓力」和僵硬還在你的背部上段和中段部位，不管你做什麼，頸部和下背的壓迫仍舊無法完全解除。

上半身喪失活動力的主因是什麼呢？除了重複的動作和姿勢之外，氣喘、心臟因素、懷孕、胸部太大和長期情緒狀態等情況都會導致「卡住的壓力」和僵硬。

恢復肋骨和肩胛帶（shoulder girdle）周圍和內部的液體流動狀態，有助於緩解頸部、上背和下背的「卡住的壓力」。真的，重新補足這個區域的水分會明顯提升全身的「張力能量」，進而產生更好的正位、活動力和機能。除了疼痛緩解之外，肺活量、器官機能、上背肌力、下背與頸部的靈活度也會跟著提升，達到以 MELT 療法做自我療癒的目標。

你的 MELT 再水合計畫

施壓和長度的連續動作，一個星期在晚上持續做 1～3 次，可以讓你的「張力能量」回歸到連貫的流動，並消除「卡住的壓力」。當你愈來愈熟練再水合的技術時，做這些連續動作就能更快且駕輕就熟。但一定不能急。記住，要製造「再水合作用的效應」，結締組織需要的是溫和的施壓和放慢的動作。

接著，當然一定要在做 MELT 療法的前後階段喝水。這些 MELT 療法的動作會將新鮮的液體帶到肌肉和關節周圍的結締組織內──不過，水喝不夠就別想了。

「重新平衡的連續動作」和「手部或足部的治療」一個星期做三次以上；而「上半身或下半身的再水合連續動作」可以搭配以上任何一個連續動作，或者獨立做。這樣下來，你就已經做到一星期做三次、十分鐘的 MELT 療法了。

透過 MELT 療法，你就已經是自我療癒的主掌者了。你要怎麼知道自己

何時可以進展到全套的「MELT 療法的藍圖計畫」呢？就是「自我檢測」。做檢測時，你可以感覺到任何可以描述的身體改變嗎？或許第一次做連續動作時，你就能留意到立即的改變，或者可能必須等幾個星期才會有感覺。一旦留意到這些身體的改變，注意一下隔天身體的感覺狀況。你感覺到身體更加輕鬆或靈活嗎？你留意到僵硬、不舒服或疼痛減輕了嗎？這些持續的改變代表你的「自動導航器」正在對你的自我療癒起反應，而且變得更有效能。

只要從「再水合作用的連續動作」中感覺到持續的改變，你就準備好進入下一階段——釋放你的頸部和下背。

對了，我有提到要繼續喝水嗎？

12

釋放頸部和下背的壓力

你快要成為人體非手觸治療法的治療師，在自己的身體創造強大的改變了。早上一醒來，關節不太會僵硬，不舒服和疼痛也少了，身體更加輕鬆和靈活。睡得飽且能夠恢復健康的睡眠品質也增加了。或許你還留意到整個人的精神和心情也好轉了。

這些改變，表示身體正在對你做的 MELT 自我療癒法起反應。當你持續以這種新方法照顧自己時，改變會持續下去，且可能會與日俱增。如果這些改變你都還沒感受到，那麼繼續做 MELT 療法，再加上喝水，改變會降臨的。每個人的身體都不一樣，給自己的身體時間，它會對你的自我療癒做出回報的。

現階段，身體「卡住的壓力」減少，「身體意識」強化了，而且「張力能量」也更連貫。或許最重要的是，你的「自動導航器」運作更有效能了

——它更容易找到身體的引力中心和關節的位置。你的「反射根基」和「核心穩定肌群」機制會有更好的傳輸溝通。身體的自癒能力因而變強。

透過重新連結、重新平衡和再水合，你靠自己創造了這些改變。也表示你的身體適應性很強——這是達成且維持更年輕和更健康身體的關鍵要素。這實在令人振奮。因為你正在改善現階段的健康狀態，並降低和老化會聯想在一起的負面效應。而這只是開始。

現在你準備好要來對付「卡住的壓力」累積所造成的最後一個全身性效應——頸部和下背部的關節空間損失。如果你有頸部或下背疼痛和僵硬，或許會疑惑為何沒先處理這兩個區域。事實上，你已經處理過了。「手部和足部的治療」和「重新平衡」與「再水合」的連續動作已經逐漸恢復頸部和下背結締組織的流動狀態，而且有效自我療癒這兩個區域所需的內在傳輸溝通也跟著強化了。這就是頸部和下背一直缺少的一環。

接下來是「釋放」的連續動作，試著在晚上睡前的一小時做。而且試試一個晚上做「頸部釋放的連續動作」，然後另一個晚上做「下背釋放的連續動作」。這些連續動作一個星期做一次或兩次。可能的話，做「釋放」的連續動作之前先做上一章中對應的「施壓」的連續動作。舉例來說，做「頸部釋放的連續動作」之前先做「上半身施壓的連續動作」。為了得到更好的成效，再搭配對應的「長度」的連續動作。一星期持續做 1～3 次「重新平衡」的連續動作，以及「手部和（或）足部的治療」。

做 MELT 療法的前後，別忘了要喝水，而且躺在滾筒上或者身體任何部位在滾筒上的時間千萬別超過十分鐘。

當你做「手部和足部的治療」、「重新平衡」、「上半身與下半身施壓與長度」、「頸部釋放」和「下背釋放」等連續動作，不需要倚賴說明指示時，你就知道自己已經準備好可以嘗試下一章節的「MELT療法的藍圖計畫」，這些計畫是一系列連續動作的組合。藍圖計畫可能得練幾個星期或幾個月。操之過急不會有任何好處的，所以不用急，慢慢來。集中、溫和與緩慢的動作，對於你正在自我療癒的身體系統最為有效。追蹤進度，你會對自

己驚訝萬分，因為你一天不過才花幾分鐘，竟然就能夠創造這樣的改變。

頸部釋放的連續動作

轉頸檢測　　　　頸部減壓
顱底剪切施壓　　轉頸重新檢測

○ 轉頸檢測

▶ 仰躺，雙腿伸直打開。如果雙腿伸直躺下時會造成背部不必要的緊繃，你可以屈膝。檢測時要處在輕鬆狀態。

▶ 利用「身體意識」留意你的頸部彎曲。在不碰觸頸部之下，留意這個彎曲感覺起來的模樣，以及頸部空隙的大小。頸部彎曲的最高點理想位置是比較靠近頭部，而不是肩膀。

▶ 慢慢扭轉頭部，先往右邊再往左邊，下巴的位置要遠離肩膀。扭轉頭部時，是否覺得有一邊比另一邊更容易做到呢？有感覺到任何疼痛或緊繃嗎？在扭轉頭部時，是不是感覺到肩膀也跟著移動呢？

▶ 留意自己的一切感覺，這樣在做完釋放頸部之後，你就可以比較前後差別。

○ 顱底剪切施壓

▶ 右側臥，然後顱底、右耳後方的部位置於滾筒上。雙膝彎曲，右手臂向外伸直，這麼做，雙肩就會放鬆。

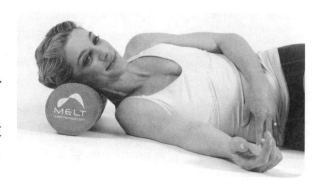

▶ 做一個深層集中的呼吸，然後開始以順時針、逆時針方向在頭部畫小圈 5 ～ 6 次的方式，對顱底做剪切施壓。接著暫停一會兒，做一個深層集中的呼吸，讓這個部位更貼陷入滾筒內。

▶ 朝天花板方向張開左腳膝蓋，這樣就變成你的右半部後背貼在地板。滾筒依然在右側的顱底，離耳後約 3 公分左右，比較靠近顱底的中心位置。

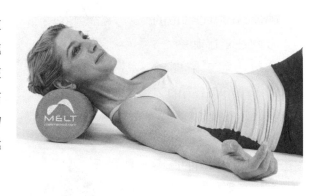

▶ 重複畫圈的剪切施壓動作。然後暫停一會兒，做一個深層集中的呼吸。
▶ 轉向左側，在左側顱底重複剪切施壓動作。在每一個部位的動作之後都要暫停一會兒，做一個深層集中的呼吸。
▶ 仰躺，雙膝彎曲，此時顱底的中心部位置於滾筒上。下巴稍微提高。
▶ 持續一定力道的施壓，在顱底中心點上執行畫小「8 字形」的動作 5 ～ 6 次。

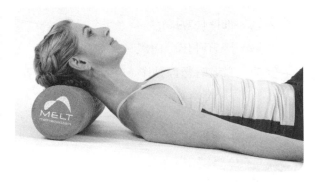

施壓要持續不斷，而且下巴要稍微提高。然後暫停一會兒，做一個深層集中的呼吸。

○ 頸部減壓

▶ 雙膝保持彎曲。雙手
放在滾筒上,將滾筒
朝後腦杓中心部位的
方向往上挪動約 2.5
公分。雙手離開滾
筒。鼻子朝上方的天
花板,然後頭輕輕在
滾筒上施壓。動作從
頭到尾所使用的施壓
力道必須持續一致。

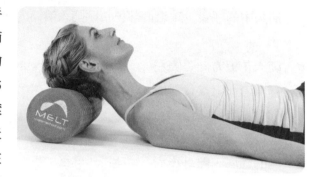

▶ 吸氣,然後在呼出一
口氣時慢慢將下巴稍
微朝下點頭。

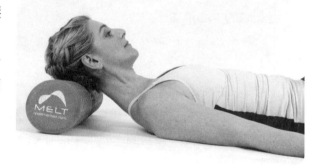

▶ 吸氣,維持住點頭的
姿勢。接著呼出一口氣時稍微提高下巴,回到鼻子朝上方的天花板的
姿勢。吸氣時暫停動作;呼氣時繼續執行動作。

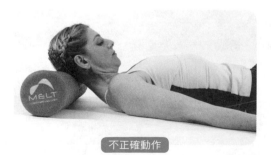

不正確動作

千萬別費力想讓下巴去碰觸胸腔。你做
的動作應該要小且慢。注意在頭往上提
時肩膀是否也抬高了。上背要保持不動
與放鬆。

▶ 點頭動作重複 4 次，而且吸氣時暫停動作；呼氣時繼續執行動作。

▶ 從後腦杓移開滾筒，再輕輕將頭擺回到地板上。

轉頸重新檢測

▶ 仰躺，雙腳伸直打開。如果背部覺得不舒服，雙膝可以彎曲。

▶ 檢測你的頸部彎曲，它有感覺比較輕鬆嗎？在比較靠近頭部的部位是否可以留意到比較明顯的彎曲弧度呢？

▶ 從左到右慢慢扭轉頭部。活動範圍是否變大了？頸部的疼痛或僵硬是不是減輕了？在扭轉頭部時，你的背部和肩膀是否感覺比較放鬆了？

▶ 只要感覺到以上任何的改變，你就已經成功幫自己的頸部減壓了。

下背釋放的連續動作

休息檢測	下背減壓
薦髂關節剪切施壓	休息重新檢測
骨盆收縮和傾斜的挑戰動作	

休息檢測

▶ 躺在地上，手和腳伸直張開、放鬆，掌心朝上。做一個深層集中的呼吸，讓身體輕鬆與地板接觸。

▶ 記住身體的感覺：上背貼壓在地板上重量最重的部位是否在肩胛帶？中段的後背是否呈拱形、未接觸地板？尾骨是否比較重壓地板，而不是兩側臀瓣？或者感覺一腳或雙腳的大腿後側沒碰觸到地板？一旦有

　　上述感覺，代表你已經辨識到身體「卡住的壓力」。

▶　閉上眼睛，利用「身體意識」留意當下的感受。

▶　特別留意下背的彎曲處。你覺得彎曲弧度的最高點落在哪一個位置
　　呢？它比較像是位在肚臍上方，還是下方呢？你底部的肋骨是碰觸地
　　板，還是離地呢？下背到肩胛骨之間是不是有一個很大的彎曲弧度，
　　或者完全沒有弧度呢？

▶　記住現在的感覺，等一下釋放下背後可以做前後對比。

● 薦髂關節剪切施壓

▶　緊縮核心肌群，提高臀部，然後讓骨盆在滾筒上。

▶　雙膝往胸部帶時，滾筒不能滑掉，或者位置不能正好在下背處。

要讓骨盆就正確的姿勢位置，如果對
你來說有困難，頭和上背底下可以墊
一條折疊的毛巾或瑜伽墊。

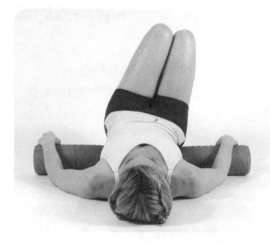

▶　膝蓋完全彎曲，雙腳的大
　　腿內側處相併攏，小腿和
　　腳掌也放鬆。核心肌群要
　　維持緊縮，肋骨放鬆並貼
　　壓地板。

▶ 慢慢將雙膝帶離胸部，讓膝蓋的位置對準天花板，不過在大腿快和滾筒完全垂直之前要停下來。這會有助於下背的放鬆。

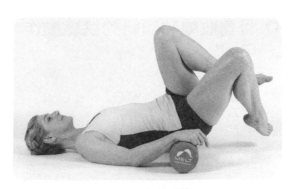

▶ 維持一定力道的施壓，慢慢將雙腳膝蓋在一點鐘和十一點鐘方向之間輕輕朝右和朝左擺動，探測薦髂關節的兩側。

切記：膝蓋擺動的幅度不要離任一對側太遠。你的目標是將重量放在背面骨盆、薦骨的位置，而不是在臀部。

移動時，試著不要拱起背或動到肋骨。透過持續收縮核心肌群的方式，你就可以將焦點集中在移動骨盆，而不是肋骨。

▶ 在雙膝移動到右邊時暫停，然後雙膝以順時針和逆時針方向畫小圈的方式做右邊薦髂關節的「剪切施壓」。兩個方向各重複 2 ～ 3 次。

▶ 接著，依照腳傾斜向哪一側，該側的腿就嘗試畫圈，圈圈要畫得稍微大一點，不過畫圈的動作要放慢。你也可以試著讓膝蓋以行進動作的方式往前和往後，慢慢重複動作 2 ～ 3 次。

▶ 雙腿保持朝右側傾斜，暫停一會兒，持續在滾筒上的施壓，然後做 2 個深層集中的呼吸。

▶ 雙膝回正，然後換到左邊，重複動作。

◎ 骨盆收縮和傾斜的挑戰動作（Pelvic Tuck and Tilt Challenge）

▶ 骨盆在滾筒上，讓掌心
貼在大腿正面、靠近膝
蓋的部位上。手輕輕將
雙膝推離胸部，直到手
臂打直。雙腳大腿要稍
微與滾筒側呈斜角。確
定一下雙腿是否放鬆，
而且雙膝要完全彎曲。

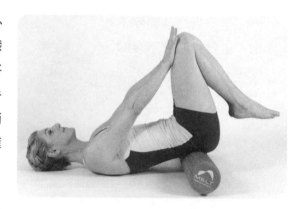

▶ 做一個深層集中的呼
吸，主動讓肩胛骨下的
肋骨部位往地板的方向
貼陷。肩膀保持放鬆。

▶ 吸氣，然後在呼氣過程
中，大腿輕輕朝兩手施
壓，這個動作的感覺很
像你試著要將雙膝帶向
胸部，但手臂會阻抗這

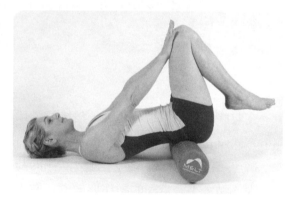

股壓力。可是不能彎曲手肘或聳肩。感覺一下腹部深層那股微微的緊
實集中。如果覺得大腿正面有乏力感，代表施壓力道太大了。

▶ 核心肌群維持緊縮，這樣肋骨的中段部位就會重壓在地板上。

▶ 吸一口氣，然後在呼氣過程中，試著朝滾筒側的方向收縮骨盆，這時
從大腿對兩手的施壓力道要持續一致，而且手臂要打直。這個動作會
將恥骨帶往肚臍方向。骨盆收縮時，雙膝應該會往天花板微微提高，

這時雙臂也會阻抗雙膝要往胸部方向移動。

▶ 吸氣的同時，持續大腿對雙手的施壓，接著呼氣，慢慢傾斜骨盆，這樣背面的骨盆（薦骨）現在會貼壓在滾筒上。肋骨一定要維持穩定不動，但是骨盆傾斜時，下背會稍微提起，非常接近骨盆。留意當你傾斜骨盆時，肋骨是否提高離地了？或者大腿對雙手的施壓是否消失了？在骨盆收縮和傾斜過程中，最重要的就是維持大腿對雙手的持續施壓。

▶ 持續一定的施壓，重複收縮和傾斜骨盆 4～5次，動作要慢。動作一旦做得正確，其實動起來的幅度是非常小的。傾斜的動作千萬不能太誇張。

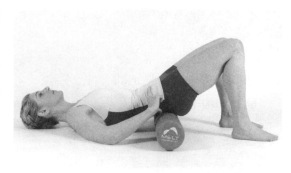

當試這個動作的頭幾次，要以腳掌踩地的方式練習骨盆收縮和傾斜。別忘了，肋骨一定要保持平穩不動。

◎ 下背減壓（Low Back Decompress）

▶ 你的骨盆背側重壓在滾筒上，維持骨盆傾斜的姿勢。吸氣，然後在呼氣的過程中，溫和地增加大腿對雙手的施壓，並讓背部的肋骨更貼地板，這時骨盆在滾筒上依然是傾斜的。

▶ 維持三個施壓點——大腿對雙手、背部中段部位對地板、背面的骨盆往下貼壓滾筒，留意它們製造出的腹部緊實集中程度。

▶ 利用聲音（噓、唏或哈）找到你的核心肌力，而且在持續三個點的施壓時，感受腹部內縮的感覺。

▶ 吸氣，然後稍微鬆掉三個點的施壓，但姿勢不變。當你呼氣時，不發出聲音，重新再著力於這三個施壓點──膝蓋對雙手、肋骨中段部位對地板、骨盆對滾筒。這個部分的技術，從頭到尾不會有看得見的大動作。重複此動作 1 ～ 2 次。

如果大腿正面或臀部有乏力感，代表你做得太過頭了。膝蓋稍微往頭部的方向帶，再試試這個連續動作。

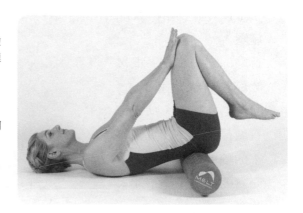

▶ 離開滾筒，腿伸長，仰躺在地板上。

○ 休息重新檢測

▶ 躺在地上，手和腳伸直張開、放鬆，掌心朝上。呼吸，讓身體輕鬆與地板接觸。閉上眼睛，花一點時間重新檢測。

▶ 回想四個常見的失衡。你有改變嗎？肋骨感覺比較貼壓地板？下背曲線的部位是否比較放鬆，而且較靠近骨盆？骨盆部位比較貼壓地板的是兩側臀瓣，而不是尾骨？大腿的後側已經貼壓地板了？

▶ 特別留意下背的彎曲處。彎曲弧度的最高點感覺似乎落在下方了？底部的肋骨碰觸地板了？下背彎曲的弧度感覺似乎很明顯，而且比較靠近骨盆了？

▶ 只要感覺到以上任何改變，代表你已經成功為下背減壓了。

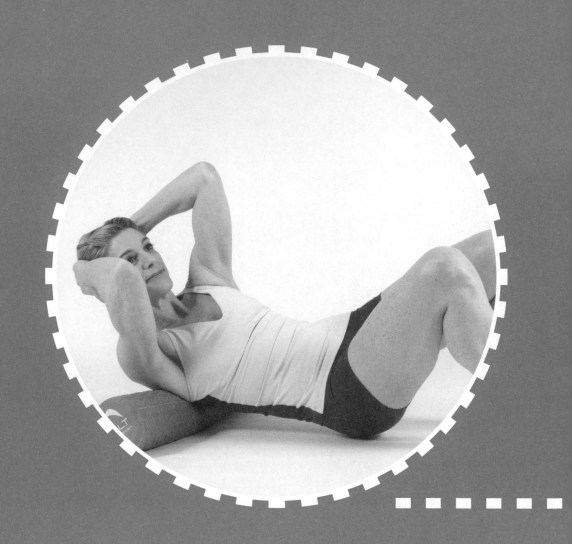

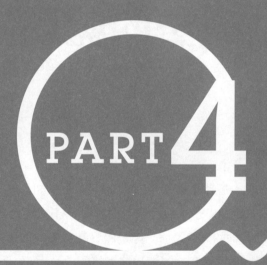

PART 4

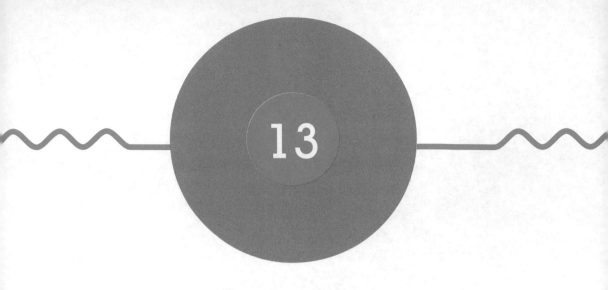

MELT 療法的藍圖計畫

恭喜你！現在你是人體非手觸治療法的治療師了。你已經學到 MELT 療法的語言，並熟悉 4R 了，而且還以原本覺得不太可能的方式主宰了自己的健康和壽命。其他的健康習慣，像是優質的營養、規律的運動、持續的水分攝取、足夠的睡眠……現在都能發揮更好的效益。

自從開始做 MELT 療法後，你或許已經留意到以下的一些改變：

● 日常活動時，身體更輕鬆舒服了。

● 動起來更不費力，而且感覺比較平穩和靈活柔軟。

● 身體感覺重心扎實，而且腦袋清楚。

● 呼吸更順暢了。

● 更容易入眠，而且睡得更熟了。

● 起床時，比較有睡飽的感覺，而且一整天的精力更充沛了。

● 身體的大小疼痛變少，而且整體的健康和心情也感覺更棒了。

● 身體更容易消化營養與排除廢棄物。

● 皮膚看起來更透亮柔嫩。

● 運動的耐力、表現和復原時間已經強化提升了。

以上就是處理累積的「卡住的壓力」和全身細胞脫水之後，外表最明顯看到的好處。MELT 療法持之以恆的時候，它帶來的這些好處，你會體驗到愈來愈多，並會發現這些改善可以維持比較久。身體會讓你對它的再生能力驚嘆不已。

你正在創造的改變是非常強力和正向的。往身體更深層看，內在有很多部分也正在醞釀改變中。透過重新補足結締組織的水分、釋放「卡住的壓力」，你創造的改變包括：

● 脫水的組織已經轉化為健康、含水的組織。

● 膠原間質已經恢復流動狀態，並改善組織的延展性，或彈性支撐度。

● 結締組織系統更有能力有效管理每天的張力和壓縮。

● 當肌肉不再負責「撐住」身體姿勢時，肌肉是會放鬆的。

● 身體每一個系統和細胞的周遭環境得到更好的支撐了。

● 反射穩定系統更有反應，而且有較好的平衡。

● 神經系統中累積的壓力已經減輕了。

● 內在的溝通傳輸更快、更清晰了。

● 破壞性的發炎已經逐漸減少。

● 關節更輕盈、有彈性、穩定，而且全身的體態處在較佳的正位。

歡迎來到輕鬆圈

　　當你再水合結締組織，並重新平衡壓力調節器與復原調節器，「自動導航器」會開始更有效能地運轉。它代表全身開始以更好的水準運作，你就可以花最少的力氣，做更多的事。多餘的精力，身體還可以用來再做更多自己喜愛的事。

　　這種更理想的狀態，我稱它為「有效率圈」或「輕鬆圈」。輕鬆圈是最佳的運轉範圍，「自動導航器」在這個範圍內，可以用最少的能量有效調節並穩定身體其他所有的系統。當「自動導航器」在輕鬆圈內運作時，它全天候做出的無數微調會讓身體回歸到平衡──不管那一天你承擔的壓力或要求有多重。

　　輕鬆圈對於每日的修復和療癒是必備的環境條件，它代表你的身體要處理的「卡住的壓力」和疼痛不多。日常生活中的重複壓力和緊繃不再累積，甚至不做 MELT 療法的那幾天也不必擔心。人年輕的時候，身體的機能運轉就是如此，而 MELT 療法會讓你的身體逆齡回春到這種狀態。

　　透過處理「卡住的壓力」所形成的四個效應，你已經幫「自動導航器」回到輕鬆圈。當你做 MELT 療法時，也是給復原調節器有機會在你清醒時成為主導者。這會啟動身體自我療癒的能力，並消除慢性疼痛和其他的症狀。

　　MELT 療法也是讓你停留在輕鬆圈狀態的工具喔！一個星期只要花三次、十分鐘的時間，就可以在疼痛和其他症狀發作之前，支援身體的持續保養修護，並抓到隱伏的小毛病。回歸到輕鬆圈，而且一直處在這種狀態，這種方式就已經為優質的健康、能量、活力和長壽敞開大門──而且不必與疼痛為伍。

你的自我療癒計畫

　　現階段，你準備好驗收自己所學，並開始要來混合搭配連續動作了。目前你對動作比較熟了，所以接下來的篇幅提到的連續動作說明會濃縮成速覽指南，照片是提醒你身體應該與滾筒或球對應的位置。需要完整的說明，你可以隨時回頭參考第十章至第十二章。

　　混合搭配的連續動作構成了一份 MELT 療法的藍圖計畫。藍圖計畫融合一系列的連續動作打造出完整的自我療癒法，當中囊括 4R 方程式：重新連結、重新平衡、再水合和釋放。這表示每次做 MELT 療法時，你就全面處理了「卡住的壓力」所造成的四個效應。

　　本章包含九份「十分鐘的藍圖計畫」、七份「十五～二十分鐘的藍圖計畫」。一開始，要完成藍圖計畫你或許花的時間會比預計時數長。等漸漸熟悉這些連續動作時，做這些藍圖計畫就能夠愈來愈快且駕馭自如了。千萬不能操之過急。

　　提醒你，身體任何部位在滾筒上施壓的時間上限是十分鐘。你可以反覆離開滾筒、重新檢測，然後再回到滾筒接著做原先的動作。

　　想維持你製造的改變，一星期要做 MELT 療法三次，每次是十分鐘。這是最低的標準。這種方式非常溫和，所以如果喜歡的話也可以每天做 MELT 療法。

　　想要在身體得到最棒的成效，並持續達到改變，關鍵重點在於每週例行的 MELT 療法必須融入多樣性。實行的方法就是每個星期挑兩個或三個不同的藍圖計畫來做，同樣的藍圖計畫不要連續重複第二次。

　　所有的藍圖計畫都嘗試，會發現對你來說有些藍圖計畫會比其餘的藍圖計畫有成效——你會在重新檢測和隔天留意到兩者的差異。這非常有助於找出自己特別屬意的藍圖計畫，而且更常做這些計畫也很好。繼續嘗試，然後挑幾個輪流做，達到最棒的成效，也能避免落入自我療癒的固定模式中。

　　在此之前，我要求各位如果可能的話就挑晚上做 MELT 療法，保養你的「自動導航器」。現在，我要你想在一天的不同時間做都可以，然後找到對自己最有效的時段。可以試試在起床時、下班後、運動前或運動後做 MELT 療法，只要它離睡覺時間至少有一小時即可。看哪一個時段對你的身體成效最好，又能配合自己的時間規畫。

　　每次做 MELT 療法的前後階段要有喝一杯水的習慣，而且為了以備萬一，在治療過程中，旁邊都要放一杯水。

　　想尋找更多的影片（包含「手部和足部治療DVD」與「MELT技巧DVD」），以及你住家附近的講師或課程，可以到以下網站：www.meltmethod.com。

藍圖計畫

　　以下列出 MELT 療法的藍圖計畫概要。在藍圖計畫之後，你會看到一張圖表，它能幫你找到每一個藍圖計畫裡的連續動作是在哪一頁。

十分鐘的藍圖計畫

1 用軟球做手部或足部的治療
重新平衡和上半身長度的連續動作

2 用軟球做手部和足部的治療

3 用迷你軟球做手部的治療
用迷你軟球做足部的治療
重新平衡和上半身長度的連續動作

4 用迷你軟球做手部的治療
重新平衡和上半身長度的連續動作
頸部釋放的連續動作

5 用迷你軟球做手部的治療
上半身施壓的連續動作
重新平衡和上半身長度的連續動作

6 用迷你軟球做足部的治療
下半身長度和下背釋放的連續動作

7 用迷你軟球做足部的治療
下半身施壓的連續動作
頸部釋放的連續動作

8 重新平衡和上半身長度的連續動作
頸部釋放的連續動作

9 重新平衡和上半身長度的連續動作
下半身長度和下背釋放的連續動作

十五～二十分鐘的藍圖計畫

❶ 用軟球做足部的治療
重新平衡和上半身長度的連續動作
下半身長度和下背釋放的連續動作

❷ 用軟球做手部的治療
重新平衡和上半身長度的連續動作
頸部釋放的連續動作

❸ 用軟球做足部的治療
重新平衡和上半身長度的連續動作
頸部釋放的連續動作

❹ 重新平衡和上半身長度的連續動作
頸部釋放的連續動作
下半身長度和下背釋放的連續動作

❺ 用迷你軟球做手部的治療
上半身施壓的連續動作
頸部釋放的連續動作
重新平衡和上半身長度的連續動作

❻ 用迷你軟球做足部的治療
下半身施壓的連續動作
下半身長度和下背釋放的連續動作
重新平衡和上半身長度的連續動作

❼ 用迷你軟球做足部的治療
下半身施壓的連續動作
上半身施壓的連續動作
頸部釋放的連續動作

連續動作的導覽表

　　利用連續動作的「精簡說明」對照前兩頁的藍圖計畫。這些指示說明包含了濃縮的動作解說，以及針對每項連續動作附上單獨一張照片。如果你想看到每項動作完整的說明，就參照右欄的頁碼。想要看到動態的動作，可以參考MELT的DVD，取得方式請至：www.meltmethod.com。

精簡說明	詳細說明
重新平衡和上半身長度的連續動作 （第 268 頁）	重新平衡的連續動作 （第 109 頁） 上半身長度的連續動作 （第 238 頁）
上半身施壓的連續動作 （第 272 頁）	上半身施壓的連續動作 （第 229 頁）
下半身施壓的連續動作 （第 277 頁）	下半身施壓的連續動作 （第 207 頁）
頸部釋放的連續動作 （第 282 頁）	頸部釋放的連續動作 （第 156 頁）
下半身長度和下背釋放的連續動作 （第 285 頁）	下半身長度的連續動作 （第 220 頁） 下背釋放的連續動作 （第 251 頁）
用軟球做足部的治療 （第 289 頁）	用軟球做足部的治療 （第 195 頁）
用軟球做手部的治療 （第 293 頁）	用軟球做手部的治療 （第 200 頁）
用迷你軟球做足部的治療 （第 296 頁）	用迷你軟球做足部的治療 （第 173 頁）
用迷你軟球做手部的治療 （第 299 頁）	用迷你軟球做手部的治療 （第 170 頁）

連續動作的說明

重新平衡與上半身長度的連續動作

休息檢測　　　　　　　3-D 呼吸

溫和擺動　　　　　　　肩胛骨伸展

骨盆收縮和傾斜動作　　雙臂伸展

3-D 呼吸分解動作　　　休息重新檢測

◎ 休息檢測

▶ 躺在地上，手和腳伸直張開、放鬆，掌心朝上。做一個呼吸，讓身體輕鬆與地板接觸。

▶ 記住身體的感覺：上背貼壓在地板上重量最重的部位是否在肩胛骨？中段的後背是否呈拱形、未接觸地板？尾骨是否比較重壓地板，而不是兩側臀瓣？或者感覺一腳或雙腳的大腿後側沒碰觸到地板？一旦有上述感覺，代表你已經辨識到身體「卡住的壓力」。

▶ 閉上眼睛，利用「身體意識」留意當下的感受。

▶ 左右轉動頭部。你感覺到疼痛或活動範圍受限？

▶ 檢測你的「自動導航器」。想像你將自己對分成左右兩半。留意身體是否有一邊的重量感覺比較貼地板。右邊或左邊會感覺貼壓得比較重，或一隻腳比另一隻腳長，或者兩邊感覺是平均的？

▶ 最後，呼吸，然後留意在做深呼吸時是否有任何受限？

◎ 溫和擺動

▶ 身體順著滾筒的長度，躺在滾筒上。

▶ 雙手前臂置於地板上。做一個深層集中的呼吸。

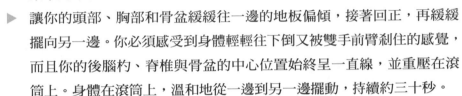

▶ 讓你的頭部、胸部和骨盆緩緩往一邊的地板偏傾，接著回正，再緩緩擺向另一邊。你必須感受到身體輕輕往下倒又被雙手前臂剎住的感覺，而且你的後腦杓、脊椎與骨盆的中心位置始終呈一直線，並重壓在滾筒上。身體在滾筒上，溫和地從一邊到另一邊擺動，持續約三十秒。

◎ 骨盆收縮和傾斜動作

▶ 身體回正。確定雙腳腳掌仍然與坐骨呈一直線。

▶ 兩手放在骨盆正面，指尖位置在恥骨，掌根位置在髖骨前段。

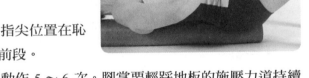

▶ 慢慢重複收縮和傾斜動作 5～6 次。腳掌要輕踩地板的施壓力道持續一致，而且肋骨要保持平穩不動。

◎ 3-D 呼吸分解動作

▶ 做 4～5 個深層集中的呼吸，氣到達每個方向——前後、兩側與上下，吸氣時讓橫膈膜往兩個方向擴展。

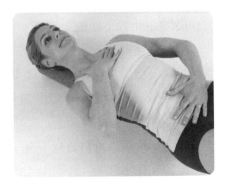

◎ 3-D 呼吸

▶ 將雙手放在肚子，然後做一個深層集中的呼吸，氣以 3D 立體的方式擴展，到達身軀的六個面。嘗試這個步驟 2 ～ 3 次。

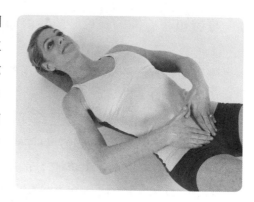

▶ 在下一次呼氣時，發出有力的「噓」、「唏」或「哈」聲音，感受在腹部深層的反射作用。重複這個步驟 3 ～ 4 次。

▶ 接下來，在不發出任何聲音或用力呼氣之下，觀察自己是否能以「身體意識」去感覺與遵循同樣的反射作用。嘗試這個步驟 2 ～ 3 次。

◎ 肩胛骨伸展

▶ 將雙手放在兩側肋骨上，手肘碰觸地板。

▶ 伸直雙手手臂，並朝天板伸展。雙手掌心相對，肩胛骨要重壓著滾筒。雙手的位置應該仍然在肋骨下緣的上方處，而不是在雙肩的正上方。

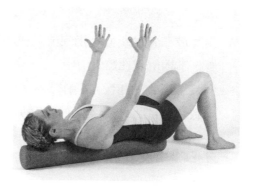

▶ 吸氣，雙臂打直並使力，不要聳肩，而且指尖要指向天花板。

▶ 在呼氣過程中，讓手臂的重量慢慢落到有滾筒靠著的肩胛骨處，不要彎曲手肘。

▶ 吸氣，雙臂再次打直往上伸，不要聳肩。

▶ 重複動作 5 ～ 10 次。

○ 雙臂伸展

▶ 將雙手放在兩側肋骨上，手肘碰觸地板。雙臂朝身側外張開，呈現W字形。

▶ 在不聳肩、鎖肘，或者肋骨不從滾筒處抬升之下，提高手肘離地，這時指尖要遠離胸部的中心位置。你的雙手會在身體的上方處。雙手手臂會與肋骨呈一直線，而不是從雙肩處直拉而出。

▶ 掌心朝上，慢慢伸直一隻手的手腕，並讓該手的指尖指向地板，這時另一隻手的手腕彎曲，指尖朝天花板。

▶ 動作換邊。手腕以左右手動作相反的方式做彎曲和伸直，重複動作 6～10 次，並同時做幾個深層集中的呼吸，直達胸部。從指尖到指尖之間，留意遍及上半身正面的牽拉。

▶ 相同的動作，可以用握拳的方式試試。你也可以再打開手心，然後掌心朝下，先以手心打開做手腕的彎曲和伸直，然後再握拳做。

▶ 將手掌放到地板上、伸直一隻腿，然後從那一邊滑下來──先是骨盆、再來是肋骨和頭，身體慢慢離開滾筒。

○ 休息重新檢測

▶ 躺在地上，手和腳伸直張開、放鬆，掌心朝上。呼吸，讓身體輕鬆與地板接觸。閉上眼睛，花一點時間重新檢測。

▶ 回想四個常見的失衡。你有改變嗎？肋骨感覺比較貼壓地板？下背曲線的部位是否比較放鬆，而且較靠近骨盆？骨盆部位比較貼壓地板的是兩側臀瓣，而不是尾骨？大腿的後側已經貼壓地板了？

▶ 左右轉動頭部。你感覺到活動範圍變大了？轉動頭部時，疼痛或僵硬感減輕了？

▶ 留意上半身是否比較放鬆了。肋骨部位貼壓在地板的重量是否比先前多一點？下背曲線部位是否比較接近骨盆？

▶ 檢測你的「自動導航器」。當你想像將身體對分成左右兩半時，左右兩邊感覺更平均了嗎？左右兩半的差異是不是感覺似乎變小了呢？

▶ 最後做一個深呼吸，留意肺部充飽氣時，身軀哪一個區域擴展了。你有感覺到活動範圍更大了嗎？深呼吸變比較順了嗎？

上半身施壓的連續動作

休息檢測　　　　　　　　上背刷掃
肋骨長度檢測　　　　　　肋骨長度重新檢測
上背滑動與剪切施壓　　　休息重新檢測
肩胛骨滑動與剪切施壓

◉ 休息檢測

▶ 躺在地上，手和腳伸直張開、放鬆，掌心朝上。做一個呼吸，讓身體輕鬆與地板接觸。

▶ 記住身體的感覺：上背貼壓在地板上重量最重的部位是否在肩胛骨？中段的後背是否呈拱形、未接觸地板？尾骨是否比較重壓地板，而不是兩側臀瓣？或者感覺一腳或雙腳的大腿後側沒碰觸到地板？一旦有上述感覺，代表你已經辨識到身體「卡住的壓力」。

▶ 閉上眼睛，利用「身體意識」留意當下的感受。

▶ 左右轉動頭部。你感覺到疼痛或活動範圍受限？

▶ 留意你的上半身。照理說，上背部位是放鬆的，而且貼在地板的區域是在肋骨處（或說背部的中段區域），不是肩胛骨。最下緣的肋骨是貼地，還是離地的？

▶ 留意你的下背的曲線。一路往肩胛骨處的部位感覺起來是不是有一個很大的彎曲弧度，或者完全沒有弧度？

⊙ 肋骨長度檢測

▶ 肩胛骨靠在滾筒上。膝蓋彎曲。確認一下肩胛骨的下緣是否在滾筒的底側。

▶ 雙手交疊放在頭後方，讓頸部放鬆。內縮骨盆。當你做以下的動作時，你的核心肌群、下背和頸部要維持穩定不動。

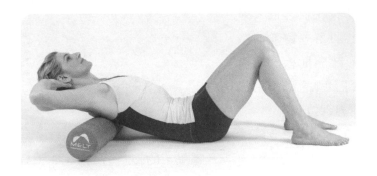

▶ 吸氣。在呼氣過程中，找到你的核心肌力，只讓肋骨部位在滾筒上擴展，然後胸骨朝天花板舒展。

▶ 做 2 個深層集中的呼吸，讓氣直達肋骨。留意你的前胸部位是否有任何的緊繃感。

▶ 吸氣，接著在呼氣過程中，向前彎曲肋骨再回到起始姿勢。

▶ 再次重複此動作。在不動到下背或頸部時,你能夠活動肋骨嗎?

▶ 再次重複此動作。這一次,從延展姿勢、吸氣與呼氣過程中,慢慢往右邊側彎肋骨。做一個深層集中的呼吸,讓氣通達左側肋骨,並留意呼吸時的感覺。

下一個呼氣過程中,將身體回正,然後慢慢往左邊側彎,並做一個深層集中的呼吸。是否感覺有一側的呼吸比較順暢?

▶ 兩邊再重複動作一次。留意是否有一邊或兩邊覺得呼吸受阻,或者是不是往其中一側彎的動作比起往另一側還多一點。接下來,身體回正。

◎ 上背滑動與剪切施壓

▶ 雙手放在頭後方當支撐。手肘朝天花板方向。緊縮核心肌群,臀部稍微提起,離開地板,讓滾筒帶到上背的最高點部位。骨盆保持收緊。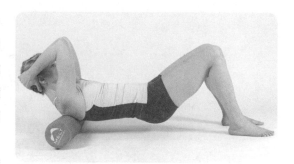

▶ 推踩腳掌,溫和地以滾筒上下「滑動」上背,每次「滑動」的範圍約 2.5 ～ 5 公分之間,重複次數為 6 ～ 8 次。「滑動」的動作要小。

▶ 臀部放下回到地板上,肋骨稍微再往前彎曲。做一個深層集中的呼吸,然後以小動作慢慢往左邊和右邊側彎上半身 3 次的方式,執行「剪切施壓」。它的感覺會好像你是靠在滾筒上做搔背動作一樣。施壓力道要持續一致。

▶ 身體回正,暫停並做一個深層集中的呼吸,讓脊椎更貼陷入滾筒中。

▶ 臀部稍微提起，離開地板，然後推踩腳掌，將背部的滾筒往下移 2.5 ～ 5 公分，然後重複「滑動」與「剪切施壓」。接著暫停，並做一個深層集中的呼吸。

▶ 提起臀部，滾筒再往下移 2.5 ～ 5 公分，然後執行「滑動」與「剪切施壓」。接著暫停，並做一個深層集中的呼吸。

○ 肩胛骨滑動與剪切施壓

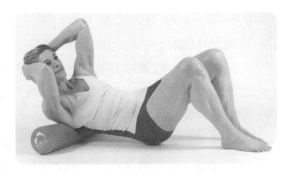

▶ 上背靠在滾筒上，雙手放在頭後方，膝蓋彎曲，腳掌平踩在地板上。核心肌群保持緊縮，而且上半身略微往右側轉，這樣滾筒會在右肩胛骨的底端部位，而不是在脊椎處。背部向前彎曲，臀部並提高 2.5 公分，不貼地板。

▶ 利用腳掌踩推方式，上下「滑動」右肩胛骨的內緣與底部。如果發現痛點或有感覺的地方，動作要愈來愈小，而且要慢慢靠近這個有「卡住的壓力」的區域，但又不能直接在痛點上滑動。

▶ 放下右側臀瓣回到地板上。要做「剪切施壓」時，鬆開放在頭後方的右手臂，然後慢慢以手臂在身前畫幾個小圈或「8 字形」。

▶ 將右手帶回到頭後方，暫停動作，然後做一個深層集中的呼吸。

▶ 身體回正。接著換左肩胛骨，重複這些動作步驟。

○ 上背刷掃

▶ 找到你的核心肌力，雙
腳腳掌在膝前，平踩的
位置稍微往前一點。臀
部也提高 2.5 公分，不接
觸地板。

▶ 將雙膝帶到腳掌的正上
方位置，這樣滾筒就能

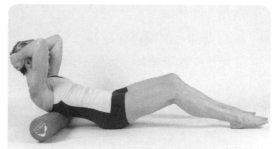

移動到背部的上半段。做一個深層集中的呼吸。

▶ 呼氣過程中，收縮核心肌群，並輕輕踩推腳掌，以持續輕微的施壓力
道讓滾筒慢慢順著背部一路往下。當雙腿伸長，臀部也放下回到地板
時，肋骨要向前彎曲。

▶ 重新將雙腳腳掌放回雙膝前方一點的位置，接著找到你的核心肌力，
提臀離地，然後再度將雙膝帶到腳掌的正上方位置，這樣滾筒就能移
至你的上背。暫停動作，並做一個深層集中的呼吸。

▶ 重複「刷掃」動作 3 ～ 4 次，然後將滾筒重新放回肩胛骨下，彎曲雙膝。

○ 肋骨長度重新檢測

▶ 肩胛骨的中間部位靠在滾筒上，骨盆收縮，吸氣，然後在呼氣過程中，
再一次只讓肋骨處在滾筒上擴展。接著再重複一次動作。

▶ 處在這個延展姿勢時，留意你的動作是否比較順暢，或是感覺活動範
圍更大了。接著再重複一次動作。

▶ 維持這個延展姿勢，然後肋骨部位慢慢向右側彎，並做 2 ～ 3 個深層
集中的呼吸。接著慢慢向左側彎，重複動作。

▶ 每一側動作重複 2 次。

▶ 對比執行動作之前的感覺，留意你現在側彎時動作是否比較順暢了？
或者是否感覺活動範圍變大了？

○ 休息重新檢測

▶ 躺在地上，手和腳伸直張開、放鬆，掌心朝上。做一個呼吸，讓身體
輕鬆與地板接觸。閉上眼睛，花一點時間重新檢測。

▶ 回想四個常見的失衡。你有改變嗎？肋骨感覺比較貼壓地板？下背曲
線的部位是否比較放鬆，而且較靠近骨盆？骨盆部位比較貼壓地板的
是兩側臀瓣，而不是尾骨？大腿的後側已經貼壓地板了？

▶ 左右轉動頭部。你感覺到活動範圍變大了？轉動頭部時，疼痛或僵硬
感減輕了？

▶ 留意上半身是否比較放鬆了。肋骨部位貼壓在地板的重量是否比先前
多一點？下背曲線部位是否比較接近骨盆？

▶ 最後做一個深呼吸，留意肺部充飽氣時，身軀哪一個區域擴展了。你
有感覺到活動範圍更大了嗎？深呼吸變比較順了嗎？

下半身施壓的連續動作

休息檢測　　　　　　　小腿肚刷掃
後大腿剪切施壓　　　　大腿內側與後大腿刷掃
小腿肚滑動與剪切施壓　休息重新檢測
大腿內側滑動與剪切施壓

○ 休息檢測

▶ 躺在地上，手和腳伸直張開、放鬆，掌心朝上。做一個深層集中的呼

吸，讓身體輕鬆與地板接觸。

▶ 記住身體的感覺：上背貼壓在地板上重量最重的部位是否在肩胛帶？中段的後背是否呈拱形、未接觸地板？尾骨是否比較重壓地板，而不是兩側臀瓣？或者感覺一腳或雙腳的大腿後側沒碰觸到地板？一旦有上述感覺，代表你已經辨識到身體「卡住的壓力」。

▶ 閉上眼睛，利用「身體意識」留意當下的感受。

▶ 左右轉動頭部。你感覺到疼痛或活動範圍受限？

▶ 將注意力帶到下背的彎曲處。從肚臍對應後方到肩胛骨的背部區域，感覺上是升起、沒碰觸到地板嗎？

▶ 留意到自己是否感覺是尾骨碰觸到地板，而不是兩側臀瓣？或者你的骨盆貼壓在地板的感覺是一邊比另一邊重？

▶ 感覺大腿是否碰觸地板了？或者兩側大腿的感覺是否平均？

○ 後大腿剪切施壓

▶ 將滾筒置於大腿後側下、臀窩下方的位置。雙腳要放鬆，並持續貼壓在滾筒上。

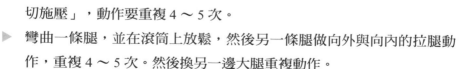

▶ 慢慢拖拉雙腿做開合動作，執行後大腿的「剪切施壓」，動作要重複 4 ～ 5 次。

▶ 彎曲一條腿，並在滾筒上放鬆，然後另一條腿做向外與向內的拉腿動作，重複 4 ～ 5 次。然後換另一邊大腿重複動作。

▶ 雙腿回正，做 2 個深層集中的呼吸，暫停動作，然後讓大腿上半部更貼陷入滾筒中。

▶ 再將滾筒往下挪動到大腿的中段位置，然後重複這項技術。接著再將滾筒往下挪動至膝蓋的正上方處，重複動作。

⊙ 小腿肚滑動與剪切施壓

▶ 將滾筒放在右小腿肚上半部位的底下，然後兩腳腳踝交叉，左腳踝在右腳踝上方。以可以忍受範圍內的施壓讓小腿肚完全貼陷入滾筒。

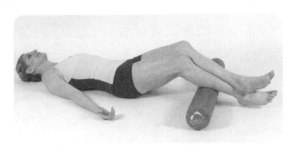

▶ 膝蓋慢慢彎曲再伸直 4 ～ 5 次，讓滾筒前後來回移動的幅度不超過 5 公分。腳掌與腳踝要保持放鬆，在你探索小腿肚上「卡住的壓力」部位時，要持續一定力道與可以忍受範圍內的施壓。

▶ 將小腿肚向外翻，然後重複做 3 ～ 4 次前後來回小幅度的「滑動」動作。

▶ 將小腿肚向內翻，繼續「滑動」的動作 3 ～ 4 次。

▶ 當你發現「卡住的壓力」部位時，要做「間接剪切施壓」，方式就是右腳踝彎曲、繃直 3 ～ 4 次，接著朝順時針、逆時針方向各打圈 3 ～ 4 次。

▶ 放鬆腳踝，透過右腿的內外翻執行「直接剪切施壓」，動作要小且範圍控制在 2 ～ 5 公分內，重複動作 4 ～ 5 次。

▶ 維持小腿肚在滾筒上的施壓，然後將雙腿輕輕地由左往右稍微轉動，感覺很像用小腿肚在刮滾筒。

▶ 暫停、等待，並做 2 個深層集中的呼吸，讓小腿肚更陷入滾筒內。

▶ 將滾筒往下挪到右小腿肚的下半段部位，也就是腳踝上方幾公分處。在此部位重複相同的「滑動」和「剪切施壓」技術。

▶ 換到左小腿肚，重複執行整套連續動作。

○ 大腿內側滑動與剪切施壓

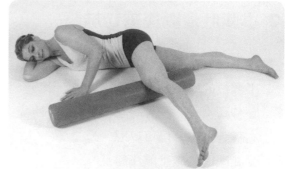

▶ 右側躺，滾筒置於身前。

▶ 將左大腿內側、膝蓋正上方的部位置於滾筒上。用手從滾筒的頂點將滾筒推離。將左手放在地板上。

▶ 透過讓身體稍微往前倒的方式，開始執行「滑動」。接下來，利用你的左手將身體往後推，如此一來，滾筒就會在下半部的大腿內側、膝蓋上方處執行 2 ～ 5 公分的上下移動，動作要重複 4 ～ 5 次。

▶ 為了執行「剪切施壓」，雙膝要慢慢彎曲和伸直 3 次。

▶ 呈彎曲的腿要做翻腿動作，這樣腳後跟就會上抬和落下至地板，重複此動作 3 次。

▶ 扭絞貼在滾筒上的大腿肌肉，這個緩慢刮擦的動作要重複 3 ～ 4 次。

▶ 暫停動作，等待，並做 2 個深層集中的呼。

▶ 接著將滾筒挪到大腿的中段部位，並重新調整身體的姿勢。將頭靠在右手臂上。左手放地上。

▶ 在此部位重複所有的技術。

▶ 將滾筒移至快接近骨盆的部位，然後重複所有的技術。

▶ 換邊重複所有的動作。

◎ 小腿肚刷掃

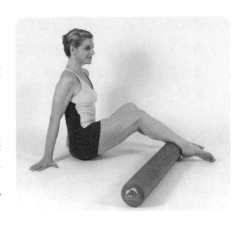

▶ 坐在地板上，雙臂置於身後當支撐。右膝彎曲，右腿往內翻，讓腳踝內側置於滾筒上。腳掌放鬆，大拇趾接近地面。

▶ 身體前傾，然後慢慢伸直右腿，讓滾筒以持續一致且輕微的壓力壓著小腿內側一路往上。萬一滾筒往上的移動無法遍及整個小腿，也沒關係。

▶ 翻腿，讓小腿後側在滾筒上。

▶ 身體後傾，然後慢慢彎曲膝蓋，讓滾筒以持續一致與輕微的壓力壓著小腿後側一路往下，動作到腳踝處為止。「刷掃」動作重複 3 ～ 4 次。

▶ 換到左小腿肚的「刷掃」。

◎ 大腿內側與後大腿刷掃

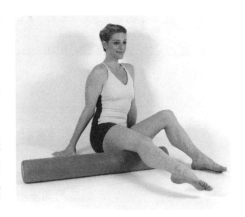

▶ 右大腿內側、膝蓋的正上方部位放在滾筒的左側上。

▶ 利用兩手手臂讓身體往前移動，以持續一致的施壓力道讓滾筒朝內側大腿的頂端移動。

▶ 當滾筒到達頂端時，注意力擺在扭絞大腿骨周圍的肌肉，而且翻腿時，就會變上半部的大腿後側在滾筒上。

▶ 利用雙手手臂讓身體往後，以持續一致的施壓力道讓滾筒在大腿上一路往下移動，到達膝蓋的正上方處就停止動作。

▶ 再度將注意力擺在扭絞大腿骨周圍的肌肉時翻腿，就會變成大腿的內側在滾筒上。以持續一致的施壓力道，慢慢往上刷掃大腿的內側。

▶ 這套掃刷流程要重複 3 ～ 4 次。

▶ 換到左大腿的「刷掃」。

○ 休息重新檢測

▶ 躺在地上，手和腳伸直張開、放鬆，掌心朝上。呼吸，讓身體輕鬆與地板接觸。閉上眼睛，花一點時間重新檢測。

▶ 回想四個常見的失衡。你有改變嗎？肋骨感覺比較貼壓地板？下背曲線的部位是否比較放鬆，而且較靠近骨盆？骨盆部位比較貼壓地板的是兩側臀瓣，而不是尾骨？大腿的後側已經貼壓地板了？

▶ 左右轉動頭部。你感覺到活動範圍變大了？轉動頭部時，疼痛或僵硬感減輕了？

▶ 將注意力帶到骨盆。如果先前的休息檢測時，骨盆接觸地板的部位感覺最明顯的是在尾骨，那麼留意一下現在是否兩側臀瓣貼壓地板的感覺更顯著了？

▶ 留意你的雙腳。大腿的後側是否比較貼壓地板了？左右兩腳貼壓地板的感覺也比較平均了？

頸部釋放的連續動作

轉頸檢測	頸部減壓
顱底剪切施壓	轉頸重新檢測

○ 轉頸檢測

▶ 仰躺，雙手和雙腿伸直打開。掌心朝上。如果背部覺得不舒服，你可以屈膝。

▶ 留意你的頸部彎曲。照理說，頸部彎曲的最高點理想位置是比較靠近頭部，而不是肩膀。

▶ 慢慢扭轉頭部，先往右邊再往左邊，下巴的位置要遠離肩膀。扭轉頭部時，是否覺得有一邊比另一邊更容易做到呢？有感覺到任何疼痛或緊繃嗎？在扭轉頭部時，是不是感覺到肩膀也跟著移動呢？

○ 顱底剪切施壓

▶ 右側臥，然後顱底、右耳後方的部位置於滾筒上。雙膝彎曲，右手臂向外伸直，如此一來，雙肩就會放鬆。

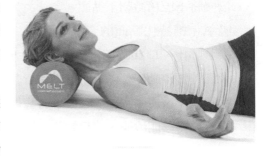

▶ 做一個深層集中的呼吸，然後開始以順時針、逆時針方向在頭部畫小圈 5 ～ 6 次的方式，對顱底做剪切施壓。接著暫停一會兒，做一個深層集中的呼吸，讓這個部位更貼陷入滾筒內。

▶ 朝天花板方向張開左腳膝蓋，這樣就變成你的右半部後背貼在地板。滾筒依然在右側的顱底，離耳後約 3 公分左右，比較靠近顱底的中心位置。

▶ 重複畫圈的剪切施壓動作。然後暫停一會兒，做一個深層集中的呼吸。

▶ 轉向左側，在左側顱底重複剪切施壓動作。在每一個部位的動作之後都要暫停一會兒，做一個深層集中的呼吸。

▶ 仰躺，雙膝彎曲，此時顱底的中心部位置於滾筒上。下巴稍微提高。

▶ 持續一定力道的施壓，在顱底中心點上執行畫小「8字形」的動作5～6次。施壓要持續不斷，而且下巴要稍微提高。然後暫停一會兒，做一個深層集中的呼吸。

○ 頸部減壓

▶ 將滾筒朝後腦杓中心部位的方向往上挪動約 2.5 公分。鼻子朝上方的天花板，然後頭輕輕在滾筒上施壓。

▶ 吸氣，然後在呼出一口氣時慢慢將下巴稍微朝下點頭。

▶ 吸氣，維持住點頭的姿勢。接著呼出一口氣時稍微提高下巴，回到鼻子朝上方的天花板的姿勢。吸氣時暫停動作；呼氣時繼續執行動作。

▶ 點頭動作重複 4 次，而且吸氣時暫停動作；呼氣時繼續執行動作。

▶ 從後腦杓移開滾筒，再輕輕將頭擺回到地板上。

○ 轉頸重新檢測

▶ 仰躺，雙腳伸直打開。

▶ 檢測你的頸部彎曲，它有感覺比較輕鬆嗎？在比較靠近頭部的部位是否可以留意到比較明顯的彎曲弧度呢？

▶ 從左到右慢慢扭轉你的頭部。活動範圍是否變大了？頸部的疼痛或僵硬是不是減輕了？在扭轉頭部時，你的背部和肩膀是否感覺比較放鬆了？

下半身長度和下背釋放的連續動作

休息檢測　　　　　　　骨盆收縮和傾斜的挑戰動作
薦髂關節剪切施壓　　　下背減壓
屈膝的施壓　　　　　　休息重新檢測
臀部到腳後跟的施壓

○ 休息檢測

▶ 躺在地上，手和腳伸直張開、放鬆，掌心朝上。做一個深層集中的呼吸，讓身體輕鬆與地板接觸。

▶ 記住身體的感覺：上背貼壓在地板上重量最重的部位是否在肩胛骨？中段的後背是否呈拱形、未接觸地板？尾骨是否比較重壓地板，而不是兩側臀瓣？或者感覺一腳或雙腳的大腿後側沒碰觸到地板？一旦有上述感覺，代表你已經辨識到可能造成下背不必要壓迫的「卡住的壓力」。

▶ 閉上眼睛，利用「身體意識」留意當下的感受。

▶ 花一點時間留意下背的彎曲。你覺得彎曲弧度的最高點落在哪一個位置呢？它比較像是位在肚臍上方，還是下方呢？你底部的肋骨是碰觸地板，還是離地呢？下背到肩胛骨之間是不是有一個很大的彎曲弧度，或者完全沒有弧度呢？

○ 薦髂關節剪切施壓

▶ 緊縮核心肌群，提高臀部，然後讓骨盆在滾筒上。雙膝往胸部帶時，要確認骨盆在滾筒上的位置。

▶ 慢慢將雙膝帶離胸部，讓膝蓋的位置對準天花板，不過在大腿快和滾筒完全垂直之前要停下來。

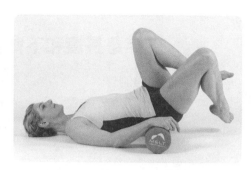

▶ 維持一定力道的施壓，慢慢將雙腳膝蓋在一點鐘和十一點鐘方向之間輕輕朝右和朝左擺動，探測薦髂關節的兩側。努力讓雙膝保持併攏。

▶ 雙膝移動到右邊暫停，然後雙膝以順時針和逆時針方向畫小圈的方式做右邊薦髂關節的「剪切施壓」。兩個方向各重複 2 ～ 3 次。

▶ 接著試著以小腿畫比較大與速度放慢的圓圈，然後讓膝蓋以行進動作的方式往前和往後，慢慢重複動作 2 ～ 3 次。

▶ 雙腿保持朝右側傾斜，暫停一會兒，持續在滾筒上的施壓，然後做 2 個深層集中的呼吸。

▶ 雙膝回正，然後換到左邊，重複動作。

○ 屈膝的施壓

▶ 滾筒的位置依然在骨盆下，腳掌平貼在地面上，兩腳掌打開的距離與臀同寬。

▶ 收縮骨盆，讓你的肋骨放鬆，並更貼陷在地板上。

▶ 緊縮核心肌群。將右腿提高，雙手輕輕交疊，放在右脛（右小腿）或後側大腿周圍。

▶ 左腳掌要穩穩踩在地上，而且左腳膝蓋要與臀部呈一直線。從左到右，確認臀部是在滾筒上維持穩定不動。

▶ 吸氣，然後在呼氣的過程中，加強收緊骨盆，並感覺一下在左大腿正面的張力牽拉。暫停時做一個深層集中的呼吸。

▶ 吸氣與放鬆，接著將右膝往身軀拉時呼氣與收縮骨盆。心思也要放在左膝上，讓它朝相反的方向牽拉至左腳掌的上方。做一個深層集中的呼吸。在這一側重複執行動作 1 次。

▶ 換另一邊重複此動作。

◎ 臀部到腳後跟的施壓

▶ 滾筒依然置於骨盆下，確認左腳掌踩在地板上，而且膝蓋與臀部呈一直線。抬起右大腿，這樣膝蓋就會指向天花板。

▶ 右腿往前伸直，腳踝彎曲。以略為傾斜的角度讓骨盆貼壓在滾筒上，而且中段肋骨部位放鬆並貼壓在地上。

▶ 右腿打直，慢慢將彎曲的右腳掌帶往天花板方向，並在膝蓋呈彎曲之前停止動作。

▶ 在一次呼氣中朝兩個方向主動彎曲你的腳踝，以及傾斜骨盆，讓骨盆貼壓在滾筒上。在感覺到從腳後跟一路到臀部的牽拉感受時，做一個深層集中的呼吸。

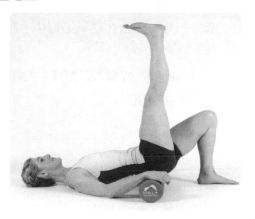

▶ 吸氣，然後腳掌放鬆。接著呼氣，主動彎曲腳掌，讓骨盆陷入滾筒內去感受傾斜的感覺。當你要再加深牽拉的感受時，做一次深層集中的呼吸並暫停動作。接著右側的所有動作再重複執行一次，然後將右腳掌帶到地板上。

▶ 換另一腳，重複動作。

◎ 骨盆收縮和傾斜的挑戰動作

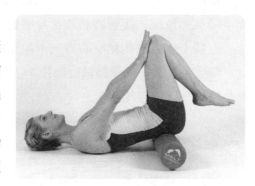

▶ 將雙膝朝胸部的方向帶。

▶ 掌心貼在大腿正面、靠近膝蓋
　的部位。手輕輕將雙膝推離胸
　部，直到手臂打直。雙腳大腿
　要稍微傾向你、與滾筒呈斜角。

▶ 做一個深層集中的呼吸，主動
　讓肩胛骨下的肋骨部位往地板
　的方向貼陷。

▶ 吸氣，然後在呼氣過程中，大腿輕輕朝兩手施壓，這個動作的感覺很
　像你試著要將雙膝帶向胸部，但手臂會阻抗這股壓力。可是不能彎曲
　手肘或聳肩。

▶ 吸一口氣，然後在呼氣過程中，試著朝滾筒上你這一側的方向收縮骨
　盆。

▶ 吸氣的同時，持續大腿對雙手的施壓，接著呼氣，慢慢傾斜骨盆。

▶ 重複收縮和傾斜骨盆 4 ～ 5 次，動作要慢。

◎ 下背減壓

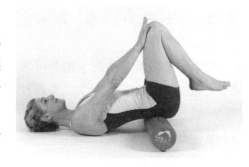

▶ 維持骨盆傾斜的姿勢。吸氣，
　然後在呼氣的過程中，溫和地
　增加大腿對雙手的施壓，並讓
　背部的肋骨更貼地板，這時骨
　盆在滾筒上依然是傾斜的。

▶ 吸氣，然後稍微鬆掉三個點的
　施壓，但姿勢不變。

▶ 呼氣過程中，重新再著力於這三個施壓點——大腿對雙手、肋骨中段部位對地板、骨盆對滾筒。重複此動作 1 次。

▶ 離開滾筒，腿伸長，仰躺在地板上。

○ 休息重新檢測

▶ 躺在地上，手和腳伸直張開、放鬆，掌心朝上。呼吸，讓身體輕鬆與地板接觸。閉上眼睛，花一點時間重新檢測。

▶ 回想四個常見的失衡。你有改變嗎？肋骨感覺比較貼壓地板？下背曲線的部位是否比較放鬆，而且較靠近骨盆？骨盆部位比較貼壓地板的是兩側臀瓣，而不是尾骨？大腿的後側已經貼壓地板了？

用軟球做足部的治療

身體掃瞄檢測	刷掃
「自動導航器」檢測	摩擦
定位點按壓	身體掃瞄重新檢測
滑動	最後的身體掃描重新檢測
剪切施壓	「自動導航器」重新檢測

○ 身體掃瞄檢測

▶ 雙腳對齊打開，與臀部同寬。閉上眼睛，運用你的「身體意識」留意足部。使用「身體意識」往上掃瞄你的腿。留意腳踝、膝蓋和臀部的關節，以及肌肉。

○ 「自動導航器」檢測

▶ 眼睛閉上，腿放鬆。十根腳趾頭上翹離地，然後做三次呼吸。在收尾的那次呼氣時，十根腳趾頭放下。留意自己是否會往前傾。同樣的檢測，睜開眼睛試試看。在可以依賴視覺維持平衡時，留意你前傾的幅度減少多少。

○ 定位點按壓

▶ 身體站直，雙腳打開與臀部同寬。將軟球放在你前方的地板上，然後一腳踩上去，將球調整到定位點 1 的位置。

▶ 讓兩腳腳掌對齊，輕輕將身體部分的重量轉移到球上，製造可以忍受範圍的按壓。

▶ 接著再將部分壓在球上的重量解除。做幾次集中的呼吸時，重複這個重壓轉移動作 2 ～ 3 次，可以舒緩壓力，讓它在可以忍受的範圍。

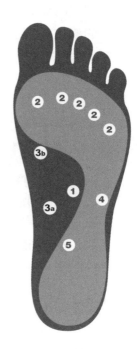

▶ 在一隻腳上做定位點按壓之前，另一腳後退一步，然後將重量轉移到這一隻腳。

▶ 將球置於定位點 2 的位置，也就是大拇趾關節的正下方。

▶ 輕輕往前滾動球，在這個定位點上施加可以忍受範圍的壓力。

▶ 換到下一個定位點時，要踩住往後的那隻腳，可以解除施壓。

▶ 持續以滾動的動作，在腳掌前緣的每一點做到施壓與解除施壓。

○ 滑動

▶ 將球置於定點 5 的位置，也就是腳後跟的前緣。蹠球部和腳趾貼在地板上，腳跟離地。

▶ 腳掌的前半部保持貼地，慢慢讓球在腳後跟前緣的兩邊來回移動。

▶ 在腳後跟後緣移動時，持續在兩邊來回「滑動」球，然後回到定點 5。

○ 剪切施壓

▶ 球置於定點 5 的位置，以稍微重的力道從左至右擺動腳掌。球應該不太會移動。

○ 刷掃

▶ 將球置於定位點 2，也就是大拇趾關節正下方。

▶ 腳後跟貼壓地板，以持續的壓力往腳掌外側，輕輕讓球按壓過所有腳趾關節。再抬起腳掌，將球放回到原始起點，再重複動作 2 次以上。別忘了，「刷掃」只能朝同一個方向做動作。

▶ 將球放回定位點 2，也就是大拇趾關節正下方。將球朝腳後跟按壓，動作要連貫，力道要一致，且在可以忍受的範圍。

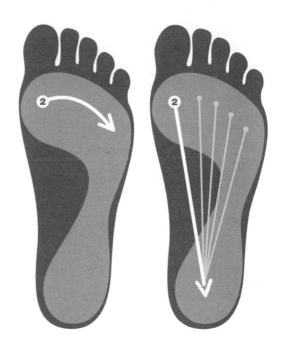

▶ 抬起腳掌,將球置於下一個腳趾關節,重複「刷掃」動作,直到五個
腳趾頭關節都做完。

○ 摩擦

▶ 以輕快任意的動作,一隻腳掌和五趾在球上隨意摩搓球。

○ 身體掃瞄重新檢測

▶ 完成一隻腳的足部自我療癒後,閉上眼睛,運用你的「身體意識」留
意剛做完治療的那隻腳。

▶ 留意腳掌部位。留意腿部的關節。你或許會發覺到腿部不會再感覺鬆
散,而是比較緊實。留意是否覺得著地力比較穩了。

接下來在另一隻腳重複所有的技術。

○ 最後的身體掃瞄重新檢測

▶ 現在身體兩邊都處理過了,閉上眼睛,運用你的「身體意識」留意腳
掌踩在地板上的感覺。留意關節部位。現在兩邊的腳是不是感覺比較
緊實了?兩腳著地力的穩定度是不是更平均?

○ 「自動導航器」重新檢測

▶ 閉上眼睛,重做一次「自動導航器」的檢測。十根腳趾頭上翹離地的
動作。腳趾再回到地面時,你的前傾是不是沒有之前那麼嚴重了?

用軟球做手部的治療

手腕檢測	刷掃
握拳檢測	手指刷掃
手指施壓	摩擦
定位點按壓	手腕重新檢測
滑動	握拳重新檢測
剪切施壓	

手腕檢測

▶ 兩手的手肘和手腕併攏。

▶ 手掌呈開花狀，讓掌心朝天花板。理想的情況是，你的手呈現的樣子應該看起來像字母 T。留意你的手是否看起來像字母 Y，或者小指彎曲了。

握拳檢測

▶ 將一顆軟球放在一手上，然後全力緊握住 3 ～ 4 次。

▶ 將球放到另一手上，並留意握拳的力道是否感覺起來是一樣的，或者有一邊的握拳力道比另一邊還大。記住這種感覺。

手指施壓

▶ 將球放在一手的掌心上。將這隻手的食指指腹壓在球上。

▶ 放掉壓球的施力，然後彎曲你的

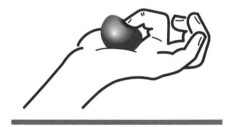

食指，換成是食指指尖碰觸球。食指指腹和指尖輪流按壓球，各做 4
次。在每一根手指和拇指重複彎曲和伸直的動作模式。

▶　換另一隻手重複動作。

◎ 定位點按壓

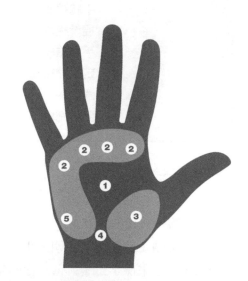

▶　手按壓球，按壓的位置如圖示，
　　從定位點 1 開始依序按壓每一
　　點。在可以忍受的範圍內做按
　　壓。你可以用另一隻輔助，製
　　造輕微的施壓。

▶　接著做定位點 2 至 5 的施壓。
　　要做每一個定位點時，在抬高
　　手移往下一點之前先做一個集
　　中的呼吸。一旦有太敏感的反應或疼痛，就鬆開按壓。動作不要太急。

▶　一按壓完每一個定位點，就換另一隻手重複動作。

◎ 滑動

▶　右手掌心朝下，將軟球從定位點 3「滑動」過掌根，到定位點 5，接
　　著以持續的按壓力道回到定位點 3。做「滑動」時，將中指的指尖貼
　　在桌上或地板。

▶　做 3～4 次集中呼吸，持續來回「滑動」的動作。

▶　換左手重複動作。

⊙ 剪切施壓

▶ 將軟球置於右手的定位點 3 下方，也就是大拇指下方肉墊處，然後打小圈，並做 3 ～ 4 次的集中呼吸。動作放慢，好好在大拇指下方肉墊處「剪切施壓」。

▶ 換左手重複動作。

⊙ 刷掃

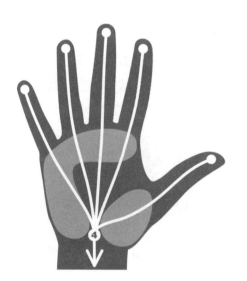

▶ 從右手的一根手指指尖開始，慢慢按壓軟球，一路從手指往下，過了定位點 4，再通過手腕。

▶ 換其他的手指，每一根手指都是從指尖開始重複此動作。

▶ 換左手重複此動作。

▶ 接下來，從指尖開始慢慢按壓軟球，經過手腕，再持續往上到前臂，直到手肘為止。

▶ 換其他的手指，每一根手指都是從指尖開始重複此動作。

▶ 換手重複此動作。

⊙ 手指刷掃

▶ 將左手平放在地板或桌上。右手在左手上，從指關節到指甲處朝同一個方向在每一個指尖之間摩搓軟球（這也會刺激在手上方的定位點 4）。

▶ 兩手交換，重複此動作。

◎ 摩擦

▶ 以輕快任意的動作，一隻手放在軟球上隨意摩搓球。連手指和手腕一定都要摩搓到。

▶ 換手重複摩搓動作。

◎ 手腕重新檢測

▶ 兩手的手肘和手腕併攏。

▶ 手掌呈開花狀，讓掌心朝天花板。你感覺到手腕柔軟度的改變嗎？有感覺到手臂的緊繃減輕了嗎？手指延展更完全了嗎？

◎ 握拳重新檢測

▶ 記得在一開始做「握拳檢測」時握拳力道的感覺。現在將軟球放在一手上，全力緊握住 3 ～ 4 次做重新檢測。現在握拳是不是不必費太大力氣就比較有力道了？從左邊到右邊對比下來，兩手握拳的感覺是不是很平均？

用迷你軟球做足部的治療

身體掃瞄檢測	刷掃
定位點按壓	摩擦
滑動	身體掃瞄重新檢測
剪切施壓	最後的身體掃瞄重新檢測

⭕ 身體掃瞄檢測

▶ 雙腳對齊打開，與臀部同寬。閉上眼睛，運用你的「身體意識」留意足部。使用「身體意識」往上掃瞄你的腿。留意腳踝、膝蓋和臀部的關節。並留意雙腿是否有任何緊繃。

⭕ 定位點按壓

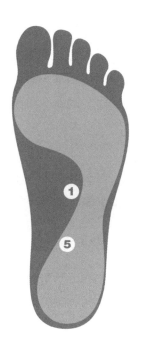

▶ 身體站直，雙腳打開與臀部同寬。將軟球放在你前方的地板上，然後一腳踩上去，將球調整到定位點 1 的位置。

▶ 讓兩腳腳掌對齊，輕輕將身體部分的重量轉移到球上，製造可以忍受範圍的按壓。

▶ 接著再將部分壓在球上的重量解除。做幾次集中的呼吸時，重複這個重壓轉移動作 2 ～ 3 次，可以舒緩壓力，讓它在可以忍受的範圍。

▶ 另一腳後退一步，然後將重量轉移到後腿的這隻腳。

▶ 將球置於定位點 5 的位置，也就是腳後跟的前緣。做一個集中的呼吸時，在這個點施加可以忍受範圍內的壓力。

⭕ 滑動

▶ 腳掌的前半部保持貼地，慢慢讓球在腳後跟前緣的兩邊來回移動。

▶ 在腳後跟後緣移動時，持續在兩邊來回「滑動」球，然後回到定點 5。

○ 剪切施壓

▶ 球置於定點 5 的位置，以稍微重的力道從左至右擺動腳掌。球應該不太會移動。

○ 刷掃

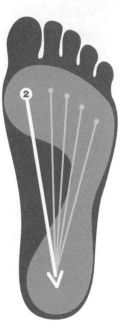

▶ 將球置於定位點 2，也就是大拇趾關節正下方。將球朝腳後跟按壓，動作要連貫，力道要一致，且在可以忍受的範圍。

▶ 抬起腳掌，將球置於下一個腳趾關節，重複「刷掃」動作，直到五個腳趾頭關節都做完。

○ 摩擦

▶ 以輕快任意的動作，一隻腳掌和五趾在球上隨意摩搓球。

○ 身體掃瞄重新檢測

▶ 完成一隻腳的足部自我療癒後，閉上眼睛，運用你的「身體意識」迅速留意剛做完治療的那隻腳是否有任何改變。

接下來在另一隻腳重複所有的技術。

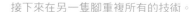

○ 最後的身體掃瞄重新檢測

▶ 現在身體兩邊都處理過了，閉上眼睛，運用你的「身體意識」留意腳掌踩在地板上的感覺。留意關節部位。現在兩邊的腳是不是感覺比較緊實了？兩腳著地力的穩定度是不是更平均？

用迷你軟球做手部的治療

握拳檢測　　　手指刷掃
滑動　　　　　摩擦
剪切施壓　　　握拳重新檢測

○ 握拳檢測

▶ 將一顆軟球放在一手上，然後全力緊握住 3 ～ 4 次。

▶ 將球放到另一手上，並留意握拳的力道是否感覺起來是一樣的，或者有一邊的握拳的力道比另一邊還大。

○ 滑動

▶ 將軟球放在檯面與掌根之間。

▶ 將球從定位點 3「滑動」過掌根，到定位點 5，接著以持續的按壓力道回到定位點 3。

▶ 做 3 ～ 4 次集中呼吸，持續來回「滑動」的動作。

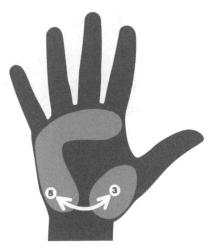

○ 剪切施壓

▶ 將軟球置於手的定位點 3 下方，也就是大拇指下方肉墊處，然後打小圈，並做 3 ～ 4 次的集中呼吸。動作放慢，好好在大拇指下方肉墊處「剪切施壓」，因為這個區域經常堆了很多「卡住的壓力」。

▶ 換手重複動作。

○ 手指刷掃

▶ 將左手平放在地板或桌上。右手在左手上,從指關節到指甲處朝同一個方向在每一個指尖之間摩擦軟球(這也會刺激上方那一隻手的定位點4)。

▶ 兩手交換,重複此動作。

○ 摩擦

▶ 以輕快任意的動作,一隻手放在軟球上隨意摩搓球。連手指和手腕一定都要摩搓到。

○ 握拳重新檢測

▶ 記得在一開始做「握拳檢測」時握拳力道的感覺。現在將軟球放在一手上,全力緊握住 3 ～ 4 次做重新檢測。現在握拳是不是不必費太大力氣就比較有力道了?從左邊到右邊對比下來,兩手握拳的感覺是不是很平均?

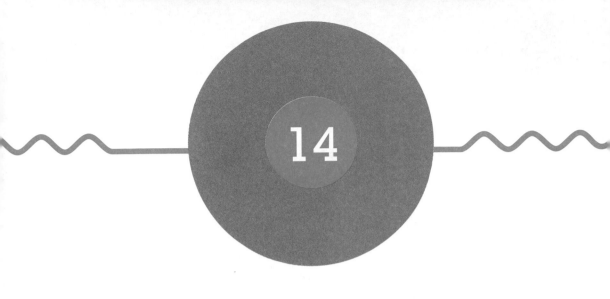

以 MELT 療法作為
自我照護的輔助

無論你是因為受傷或手術造成的急性或慢性疼痛，還是被診斷出有失調或疾病，或者懷孕、產後，可能都會想知道「MELT療法有幫助嗎」、「它安全嗎」？兩個問題的答案都是肯定的。

不管你目前正在經歷什麼狀況，MELT療法會有助於提升身體治癒的可能性，而且在身體承受任何事件和相關醫藥治療時，它也能幫你減輕當中所累積的壓力。此外，MELT療法可以和醫學、藥物與另類療法照護等一切形式的治療相輔相成，並不會取代這些直接介入的治療。

在每個人身上每天都會累積「卡住的壓力」，所以想像哪天當你多了創傷、生病或懷孕的壓力時，你的身體必須應付哪些事呢？身體內在環境陷在長期、有時是極度壓迫中，你的「自動導航器」必須處理不斷進來的請求。疼痛──這項身體需要幫助時的警告前兆必然會出現，而且症狀開始演

變成慢性的。逐漸增加的發炎更助長神經和結締組織累積更多的「卡住的壓力」，讓症狀更加嚴重，還抑制身體自我修護的能力。

身體不斷努力處理避不掉的內在和外在壓力源，能量就會耗盡。就在你身體療癒最需要能量時，反而能量已經所剩無幾。

這就是 MELT 療法發揮作用的所在了。它將會幫你減輕累積的壓力、發炎和由此造成的能量消耗。這會在你的免疫反應和「自動導航器」的調節中製造重新平衡的效應。這兩者在結締組織的發炎演變成慢性時會完全失衡。MELT 療法會改變身體的效能和自身的修復和療癒能力，讓疼痛和其他症狀可以被對治，而且經常能夠被消除。

你已經往好的起點出發了。你不斷做「重新平衡」的連續動作和「手部和足部的治療」，支援「自動導航器」恢復效能。接下來如何繼續做「再水合」和「釋放」的技術也非常重要，才能在不造成結締組織或神經系統非必要壓力之下，讓你得到正向持久的改變。

為了減輕和消除從慢性疾患而來的症狀，你每個星期做 MELT 療法的頻率要更多一點，但每次的時間不用太長。一開始的任何療程，十分鐘就是你做 MELT 療法的上限。有些狀況，還必須少於這個時間上限──就算你做起來的感覺再好。做 MELT 療法時，你隨時都可以等一會兒再回來做，用它來補強身體的療癒，當身體正向改變的後盾。持續往下做 MELT 療法，你會加進新的連續動作和時數來達成期盼的成效。在相當短的時間內，你就能轉變到「保養維護階段」；這時你做 MELT 療法的頻率可以不必多，就能維持成效了。

要多久時間你才會發現改變呢？身為人體非手觸療法的治療師，感受改變和改善是自我療癒過程中的一部分。起先會看到的改變是在 MELT 療法過程中做檢測發現的。當身體開始對你的自我療癒起反應時，顯示它調適好了，然後其他更長久持續的改變就要降臨。

接下來，就會看到一天又一天的「自動導航器」調節改善了。有個可以

留意到的跡象就是睡眠改善了——比起先前，你更容易入睡且熟睡，而且起床時比較有神清氣爽的感覺。另一個跡象就是，你的精力提高了，特別是到下午的時候。這些改變代表身體的調節、穩定和修復系統能夠開始處理疼痛和其他症狀背後的元凶了。

有些特定的改變和來臨的時機，會依據當下事件的嚴峻度和持續時間、當前的身體效能狀態、健康病史和年齡等而定。也要考慮你的慢性疼痛和其他症狀已經有多久了。給身體時間，並關注它要好轉所必須完備的事項。現在，別花太多精力去想身上疼痛和症狀帶來的挫敗感，我想要你將精力和念頭轉移到排除問題上。每天告訴你的身體：「我已經要幫助你了」、「我不是受害者」。

要有耐心，堅持下去，身體的療癒能力會讓你吃驚的。記住，MELT 療法不是治百病的仙丹，也不是用來「修理」你。它只是支援你身體與生俱來的療癒程序，讓身體可以自我療癒，就此遠離疼痛。

善用你的感覺

除了使用「身體意識」留意做 MELT 療法時的正向改變，你也必須關注疼痛。別忘了，MELT 療法的任何環節應該都不會受傷，所以疼痛是你的壓力計，告訴你何時動作太快了，或者施加的力道太過了。

由於慢性疼痛會讓你的「身體意識」變鈍，所以你可能會搞不清楚自己已經用力過頭了。如果感覺到不舒服，即使它可能看起來是好的，也就是看起來很像是你終於抓到一直讓你痛苦的地方了。人的本能就會想要在一直痛苦的地方製造痛苦，但這不是 MELT 療法的方式。記住，MELT 療法要有成效，是透過溫和刺激結締組織和神經系統的方式，而不是對它們過度施壓或是觸發疼痛的反應。

治癒的過渡期

在本章，針對特定問題會有自我療癒的循序漸進計畫，這些都是根據我的客戶、學生和講師實行後有用而來的計畫。在開始你的療癒程序時，有一些必須注意的考慮事項。

重點在於，遵循針對你的特別狀況所列出的指示說明，這樣才不會觸動不必要的免疫反應。身體如果真的啟動免疫反應，它會釋出大量囤積的毒素和廢棄物到結締組織和血管，可是身體無法一下子迅速排掉。結果會造成你覺得精疲力盡、疼痛和症狀更多，或者很像快感冒一樣覺得疲累和痠痛。儘管你通常很快就能恢復，但這會耗盡你的精力和內在能量。

你可能聽過這叫做「治癒的危險期或崩潰期」，但我比較喜歡稱它為「治癒的過渡期」（healing transition）。它是一個徵兆，告訴你雖然創造了正向的改變，但對身體來說你的速度太快了。這提醒你要放慢速度，對身體再溫柔一點。

如果你遇到這些徵象，並不是 MELT 療法不適合你的訊號。而是我一而再，再而三發現的現象，那就是在一個療程中做了太多的動作，或者在滾筒上的施壓太過了。

或許這樣講似乎不符合常理，可是如果你碰上「治癒的過渡期」，MELT 療法是會幫你減輕症狀的，包括疼痛。它會支援「自動導航器」有能力排除湧入系統的毒素。身體正吃力地做修復，而持續做 MELT 療法會幫你更快度過這段轉折期。

當你第一次開始做 MELT 療法時，你還必須注意到自己可能暫時會感受到更高的疼痛感。這是因為身心的傳輸溝通和連結已經增強了，這是療癒和健康必備的條件。好轉的傳輸溝通，也代表你的大腦現在會接收到身體一直失聯無法直達的疼痛信號。這些沒被處理的疼痛警告就是原先造成身心失去連結的環節。

　　如果開始做 MELT 療法出現疼痛增加，請縮短你的療程、使用溫和的施壓，並告訴身體你正在為它提供必要的照護。繼續做 MELT 療法，你會明白任何疼痛症狀的增加通常只會維持幾天而已。將你的意圖集中在自己已經找到真正的解決辦法這項事實上，況且它還是對上千名和你有類似狀況的人有成效。你的信心和投入會成為身體療癒過程中的後盾。不久之後，你的大腦和身體感受到的疼痛會比你長久以來一直承受的還要少了。

你的輔助自我療癒計畫

　　針對輔助照護的 MELT 自我療癒計畫歸納成以下三個主要範圍：

源自創傷、傷害或手術
被確診為全身性狀況、失調和疾病
懷孕和產後

　　無論你的狀態歸屬哪一個範圍，你都可以執行本書裡的每一項技術。然而，做 MELT 療法的次數和花費的時數，以及加入「再水合」和「釋放」技術的順序和步調，必須依狀況做變更。

　　乍看之下，好像這些說明指示應該就只是交代你要謹慎。其實它們不是交代事項，而是通則定律。是我發現最有效引導你恢復身體自我療癒能力，以及在最短期內讓你擺脫疼痛的通則定律。跟著計畫，給身體必要的時間和關注，這樣你就能過個更健康且零疼痛的日子。

　　以下是自我療癒計畫中所涉及的連續動作。參照頁碼，就可以看到完整的動作說明，以及每項動作附上的照片。想要看動作的動態示範，請參考MELT法的DVD，取得方式請至：www.meltmethod.com。

源自創傷、傷害或手術的疼痛

目標：

● 支援療癒並減輕疼痛和僵硬。

● 在身體沒有疼痛感之下，增加你能夠坐著、活動和休息的時數。

● 改善關節和脊椎結構的完整度和靈活柔軟度。

● 減少關節腫脹和發炎，促進康復的過程。

● 增加軟組織、關節、盤和脊椎的支撐。

● 強化身心整體的平衡、穩定和全身舒緩。

● 減少因手術而來的不必要沾黏和疤痕。

● 支援調節睡眠週期。

● 輔助物理治療法。

● 減少復原時間且更快恢復行動能力。

　　為了在你的患部達到以上的目標，你必須先在身體的其他部位做 MELT 療法。儘管你可能很想要在受傷部位立即取得成效，尤其是疼痛如果已經有好長一段時日。但我要你等待。理由在於：如果一開始就從患部下手，或許你會得到一些立即的疼痛緩解，但緩解不會持久，還可能讓患部問題更糟。沒有足夠的液體，你會刺激已發炎或損傷的組織，其實是助長疼痛發作。

　　你的自我療癒計畫會引導你，這樣才能快速達到持久的成效。對於你的患部，只要遵循療癒計畫，你會邁向好轉之路的。針對來自創傷、傷害或手術而來的疼痛，這裡以脊椎患部和非脊椎患部劃分出五項自我療癒計畫。至於脊椎疾病和失調的狀況，本章在後面也提出了相應的療癒計畫。

脊椎患部

● 慢性頸部疼痛的自我療癒計畫

● 慢性下背疼痛的自我療癒計畫

非脊椎患部

● 上半身疼痛的自我療癒計畫

● 下半身疼痛的自我療癒計畫

● 骨盆或髖部疼痛的自我療癒計畫

○ 慢性頸部疼痛的自我療癒計畫

　　這項自我療癒計畫的對象是有慢性頸部疼痛的人。他們碰到的相關（但

不限）創傷或問題來自於椎間盤突出、隆起或滑出、脊椎融合術、椎間盤切除術、椎板切除術（laminectomies）、神經壓迫（pinched nerves）、脊椎骨折、背部痙攣或揮鞭式頸部損傷（whiplash）[1] 等。為了有最好的成效，一個星期最少要做三次的 MELT 療法。以下的藍圖計畫挑你要做的計畫。提醒你，做 MELT 療法最佳的時間是一天結束後、上床睡覺前的一個小時。一旦你在「保養維護階段」已經達一個月，或許就可以嘗試第十三章的 MELT 療法的藍圖計畫。

　　每次使用 MELT 的軟滾筒執行一項連續動作時，開始與結束都要做一次檢測。執行 MELT 的前後都一定要左右轉轉頭，這樣你才能感受自己達成的改變。

第一週

用軟球做手部或足部的治療
重新平衡的連續動作

第二週

用軟球做手部的治療
上半身施壓的連續動作
上半身長度的連續動作

1　揮鞭式頸部損傷（whiplash），是由於在突然加速或減速之下，頭頸往一個方向移動後，再反彈回另一個方向，過程猶如鞭子般抽動，進而造成肌肉、韌帶等結締組織損傷。常見於車禍、衝撞式運動傷害。

第三週～第四週

藍圖計畫 ❶

用軟球做足部的治療

下半身施壓的連續動作

重新平衡和上半身長度的連續動作

下背釋放的連續動作

藍圖計畫 ❷

用軟球做手部的治療

上半身施壓的連續動作

重新平衡和上半身長度的連續動作

下半身長度的連續動作

保養維護的藍圖計畫

藍圖計畫 ❶

用迷你軟球做手部的治療

上半身施壓的連續動作

重新平衡和上半身長度的連續動作

頸部釋放的連續動作

藍圖計畫 ❷

用迷你軟球做手部或足部的治療

上半身施壓的連續動作

下半身長度和下背釋放的連續動作

重新平衡和上半身長度的連續動作

◎ 慢性下背疼痛的自我療癒計畫

　　這項自我療癒計畫的對象是有慢性下背疼痛的人。他們碰到的相關（但不限）創傷或問題來自於椎間盤突出、隆起或滑出、脊椎融合術、椎間盤切除術、椎板切除術、神經壓迫、脊椎骨折、背部抽筋等。

　　為了有最好的成效，一個星期最少要做三次的 MELT 療法。以下的藍圖計畫挑你要做的計畫。提醒你，做 MELT 療法最佳的時間是一天結束後、上床睡覺前的一個小時。在第三週時，會帶入下半身長度的連續動作，這會要求你執行提臀上滾筒的動作。萬一發覺這對你來說有挑戰性，你可以使用MELT半圓軟滾筒（它的高度只有一半），或在頭部與上背底下放幾條折疊好的毛巾，降低高度落差。一旦你在「保養維護階段」已經達一個月，或許就可以嘗試第十三章的 MELT 療法的藍圖計畫。

　　最新的 MELT 研究中，所採用的就是這套自我療癒計畫。有非特異性下背痛（nonspecific low back pain）的患者因此在下背組織減輕了疼痛與僵硬、增加柔軟度，達到顯著的改變。

第一週
　用迷你軟球做足部的治療
　重新平衡的連續動作

第二週
　藍圖計畫 ①
　用迷你軟球做足部的治療
　上半身施壓的連續動作
　下半身施壓的連續動作
　藍圖計畫 ②

用迷你軟球做足部的治療

上半身施壓的連續動作

下半身施壓的連續動作

重新平衡的連續動作

第三週

藍圖計畫 ❶

用迷你軟球做足部的治療

下半身長度的連續動作

下背釋放的連續動作

藍圖計畫 ❷

用迷你軟球做足部的治療

上半身施壓的連續動作

重新平衡的連續動作

下半身長度的連續動作

下背釋放的連續動作

第四週

藍圖計畫 ❶

用迷你軟球做足部的治療

重新平衡的連續動作

下半身長度和下背釋放的連續動作

藍圖計畫 ❷

用迷你軟球做足部的治療

重新平衡的連續動作

上半身施壓的連續動作

下半身長度與下背釋放的連續動作

藍圖計畫 ❸

用迷你軟球做足部的治療

上半身施壓的連續動作

重新平衡的連續動作

保養維護的藍圖計畫

藍圖計畫 ❶

用軟球做足部的治療

上半身施壓的連續動作

下半身長度和下背釋放的連續動作

藍圖計畫 ❷

用迷你軟球做手部或足部的治療

下半身施壓的連續動作

下半身長度和下背釋放的連續動作

每個星期加入1～2 次的「重新平衡的連續動作」，它搭著一項保養維護的藍圖計畫，在足部治療之後執行或獨立做都可以。從第三週至第四週開始，持續跟著任一項藍圖計畫，一星期做 1 次。

◎ 上半身疼痛的自我療癒計畫

這項自我療癒計畫的對象是有上半身創傷或問題的人。他們碰到的相關（但不限）創傷或問題來自於肋骨斷裂或挫傷、鎖骨或手臂骨折、肩關節唇、肩旋轉袖或二頭肌腱撕裂傷、五十肩、網球肘、肺部或心臟手術，或者上半身的骨關節問題等。（關於頸部的疼痛，請參照本章前述「慢性頸部疼痛的自我療癒計畫」）。為了有最好的成效，一個星期最少要做三次的 MELT 療法。從以下的藍圖計畫挑選你要做的。提醒你，做 MELT 療法最佳

的時間是一天結束後、上床睡覺前的一個小時。一旦你在「保養維護階段」
已經達一個月，或許就可以嘗試第十三章的 MELT 療法的藍圖計畫。

第一週
用軟球做手部或足部的治療
重新平衡的連續動作

第二週
藍圖計畫 ❶
用迷你軟球做手部或足部的治療
下半身施壓的連續動作
下半身長度的連續動作
重新平衡的連續動作
頸部釋放的連續動作
藍圖計畫 ❷
重新平衡的連續動作
下半身施壓的連續動作
下半身長度與下背釋放的連續動作
（做這些技術的時候，要小心你的手臂動作方式，並記得肩膀要保
持放鬆）
用迷你軟球做手部或足部的治療

第三週～第四週
藍圖計畫 ❶
用迷你軟球做手部的治療
下半身施壓的連續動作

上半身長度的連續動作

（做「雙臂伸展」時要小心，如果有任何疼痛，就跳過這項動作）

頸部釋放的連續動作

藍圖計畫 ❷

用迷你軟球做手部的治療

上半身施壓的連續動作

上半身長度的連續動作

頸部釋放的連續動作

保養維護的藍圖計畫

藍圖計畫 ❶

用迷你軟球做手部的治療

上半身施壓的連續動作

重新平衡和上半身長度的連續動作

頸部釋放的連續動作

藍圖計畫 ❷

上半身施壓的連續動作

下半身長度和下背釋放的連續動作

重新平衡和上半身長度的連續動作

頸部釋放的連續動作

每個星期加入 1～2 次的「用軟球或迷你軟球做足部的治療」，它搭著一項藍圖計畫做，或者獨立做都可以。從第三週至第四週開始，持續跟著任一項藍圖計畫，一星期做 1 次

◎ 下半身疼痛的自我療癒計畫

　　這項自我療癒計畫的對象是有下半身創傷或問題的人。他們碰到的相關（但不限）創傷或問題來自於阿基里斯腱、半月板（meniscus）[2]、十字韌帶或其他的膝蓋韌帶撕裂、肌腱炎、腿骨折、腿部肌肉拉傷、髂脛束摩擦症候群、不寧腿症候群、腔室症候群（compartment syndrome）[3]、膝關節置換手術，或下半身的骨關節問題。（關於下背的疼痛，請參照本章前述「慢性下背疼痛的自我療癒計畫」）。為了有最好的成效，一個星期最少要做三次的 MELT 療法。以下的藍圖計畫挑你要做的計畫。提醒你，做 MELT 療法最佳的時間是一天結束後、上床睡覺前的一個小時。一旦你在「保養維護階段」已經達一個月，或許就可以嘗試第十三章的 MELT 療法的藍圖計畫。

第一週

用軟球做手部或足部的治療

重新平衡的連續動作

第二週

用軟球做手部或足部的治療

重新平衡的連續動作

2　半月板（meniscus），為新月形狀的軟骨組織。在膝關節共有兩塊半月板，分別位於關節內側與外側。能幫助膝關節平均分擔負荷並穩定活動中的膝關節。

3　腔室症候群（compartment syndrome），指肌肉、血管及神經包在較無彈性的筋膜腔室中，當腔室內壓力增加，靜脈流出受到阻礙，會造成微血管灌流不足，細胞因此缺氧壞死而導致細胞腫脹，使得肌肉瞬間腫大，進而更造成腔室內的壓力增加，缺氧與腫脹跟著惡性循環。腔室症候群最常發生在前臂和小腿。

上半身施壓的連續動作

下半身長度的連續動作

第三週～第四週

藍圖計畫 ❶

用迷你軟球做足部的治療

重新平衡

上半身施壓的連續動作

下半身長度與下背釋放的連續動作

藍圖計畫 ❷

用迷你軟球做足部的治療

下半身施壓的連續動作

下半身長度和下背釋放的連續動作

重新平衡的連續動作

保養維護的藍圖計畫

藍圖計畫 ❶

下半身施壓的連續動作

下半身長度和下背釋放的連續動作

頸部釋放的連續動作

藍圖計畫 ❷

重新平衡的連續動作

上半身施壓的連續動作

下半身施壓的連續動作

下半身長度和下背釋放的連續動作

◎ 骨盆或髖部疼痛的自我療癒計畫

這項自我療癒計畫的對象是有下半身創傷或問題的人。他們碰到的相關（但不限）創傷或問題來自於骨盆腔痛、髖關節唇撕裂、髖關節置換手術或表面重建術、坐骨神經痛、薦髂關節錯位、尾骨骨折、失禁、子宮切除、從骨盆部位摘除腫瘤或囊腫，或是子宮肌瘤摘除手術等。（關於下背的疼痛，請參照「慢性下背疼痛的自我療癒計畫」，第 293 頁）。為了有最好的成效，一個星期最少要做三次的 MELT 療法。以下的藍圖計畫挑你要做的計畫。提醒你，做 MELT 療法最佳的時間是一天結束後、上床睡覺前的一個小時。一旦你在「保養維護階段」已經達一個月，或許就可以嘗試第十三章的MELT 療法的藍圖計畫。

第一週
用軟球做手部或足部的治療
重新平衡的連續動作

第二週
藍圖計畫 ❶
用軟球做手部或足部的治療
重新平衡的連續動作
上半身施壓的連續動作
下半身長度的連續動作
藍圖計畫 ❷
用軟球做手部或足部的治療
重新平衡

下半身施壓的連續動作

下半身長度的連續動作

第三週～第四週

藍圖計畫 ❶

用迷你軟球做手部或足部的治療

重新平衡

上半身施壓的連續動作

下半身施壓的連續動作

頸部釋放的連續動作

藍圖計畫 ❷

用迷你軟球做手部或足部的治療

下半身施壓的連續動作

上半身施壓的連續動作

上半身長度的連續動作

頸部釋放的連續動作

保養維護的藍圖計畫

藍圖計畫 ❶

重新平衡和上半身長度的連續動作

上半身施壓的連續動作

下半身長度和下背釋放的連續動作

頸部釋放的連續動作

藍圖計畫 ❷

用迷你軟球做足部的治療

上半身施壓的連續動作

下半身施壓的連續動作

下半身長度和下背釋放的連續動作

被確診為全身性狀況、失調和疾病

這些自我療癒計畫所針對的對象，是已確診為罹患神經或免疫系統疾病、癌症、結締組織失調和疾病、代謝疾病，以及脊椎疾病或失調的患者。

目標：

● 支援你的神經系統。

● 減輕藥物的負面效應。

● 支援調節睡眠週期。

● 輔助器官的機能。

● 提高廢棄物排出。

● 降低「不順」或「崩潰」的頻率。

● 提升身體的平衡，讓你可以維持自理能力。

● 行動更自如。

● 增強每天的精力。

● 減少關節整體僵硬。

針對被確診為全身性狀況、失調和疾病的人，以下有三項自我療癒的計畫：

● 神經或免疫失調，以及癌症的自我療癒計畫

● 結締組織失調和相關疾病的自我療癒計畫

● 脊椎疾病和失調的自我療癒計畫

◎ 神經或免疫失調，以及癌症的自我療癒計畫

　　這項自我療癒計畫針對的對象，為罹患癌症、多發性硬化症（multiple sclerosis, MS）、帕金森氏症、肌張力不全症（dystonia）、貝爾氏麻痺（Bell's palsy）、紅斑性狼瘡，以及其他神經或免疫疾病的患者。

　　身體如果有接受化療、放射治療或任何的藥物治療，就是承受著相當高的風險經歷「治癒的過渡期」。萬一這樣的事降臨在你身上，就只要明白這不是一件「壞事」，而是對你的提醒，讓你知道身體的細胞需要更多時間重新啟動，結締組織也需要更多的時間調整適應。

　　如果罹患的是惡性腫瘤，你當然還是可以做 MELT 療法。只要遵循這裡列出的指示說明，而且不要在腫瘤所在部位，或者容易有副作用的淋巴水腫或脂肪瘤等癌症治療時期使用施壓的技術。

　　如果你是多發性硬化症，或是癌症損及脊椎的患者，要做「重新平衡的連續動作」，只有在覺得不舒服時才能跳過這個技術。你可以在滾筒外再包一層毛巾，增加額外的緩衝保護。這些技術對組織並非禁忌，不過或許執行時要限制在五分鐘。你可以利用計時器掌握自己能否把在滾筒上的時間控制在五分鐘。

　　我建議將一天的 MELT 療程限制在十分鐘，且開始做時距離上床睡覺時間至少要有一小時。接下來，如果沒有破壞或不必要的反應，你就可以在早上另外增加十分鐘的 MELT 療法。

　　面對全身性的疾患，和你處理任何問題的方式一樣，最好就是在起先的三至四星期以分段的方式做連續動作，做完後觀察身體二十四小時有何反應。如果感覺不錯，再增加連續動作，但仍然要限制自己做 MELT 療法的時間。

　　開始時我們會慢慢來，因此第一項藍圖計畫不會囊括全部的 4R 動作。為了有最好的成效，一個星期最少要做三次的 MELT 療法。以下的藍圖計畫

挑你要做的計畫。一旦你在「保養維護階段」已經達一個月，或許就可以嘗
試第十三章的 MELT 療法的藍圖計畫。

第一週
藍圖計畫 ❶
用軟球做手部或足部的治療
藍圖計畫 ❷
重新平衡的連續動作

第二週
藍圖計畫 ❶
用迷你軟球做手部的治療
重新平衡的連續動作
藍圖計畫 ❷
用迷你軟球做足部的治療
重新平衡的連續動作

第三週
藍圖計畫 ❶
重新平衡的連續動作
用迷你軟球做手部的治療
上半身長度的連續動作
藍圖計畫 ❷
用軟球或迷你軟球做手部的治療
重新平衡和上半身長度的連續動作

第四週

藍圖計畫 1

用迷你軟球做手部的治療

重新平衡和上半身長度的連續動作

頸部釋放的連續動作

藍圖計畫 2

用迷你軟球做足部的治療

重新平衡和上半身長度的連續動作

後大腿剪切施壓（請見下半身施壓的連續動作）

下背釋放的連續動作

第五週～第六週

如果身體的狀態感覺愈來愈好，而且沒有處在「治癒的過渡期」，你已經準備好嘗試加進「施壓」的技術了。現在你的療程持續時間增加了五分鐘。十五分鐘是你現階段做 MELT 療法的時間上限。

藍圖計畫 1

用迷你軟球做手部的治療

上半身施壓的連續動作

重新平衡和上半身長度的連續動作

下半身長度的連續動作

頸部釋放的連續動作

藍圖計畫 2

用迷你軟球做足部的治療

重新平衡和上半身長度的連續動作

下半身施壓的連續動作

下半身長度和下背釋放的連續動作

如果你逐漸感覺到正向的改變，可以繼續做這兩項藍圖計畫。如果碰到隨「治癒的過渡期」而來的症狀，就回到第四週的藍圖計畫，做兩個星期後再試一次。如果你的身體還能應付「下半身和上半身施壓的連續動作」，且沒添增其他症狀，那麼你甚至可以將 MELT 療程時間增加到二十分鐘，然後往下做保養維護藍圖計畫。

保養維護的藍圖計畫

藍圖計畫 ❶

用迷你軟球做手部的治療

重新平衡和上半身長度的連續動作

上半身施壓的連續動作

頸部釋放的連續動作

下半身長度和下背釋放的連續動作

藍圖計畫 ❷

用迷你軟球做足部的治療

下半身施壓的連續動作

下半身長度和下背釋放的連續動作

重新平衡和上半身長度的連續動作

頸部釋放的連續動作

○ 結締組織失調和相關疾病的自我療癒計畫

有超過兩百種的失調疾病會衝擊結締組織，包括：類風濕性關節炎、慢性疲勞症、纖維肌痛、埃勒斯當洛症候群（Ehlers-Danlos syndrome）[4]、馬凡氏症候群（Marfan syndrome）[5]、硬皮症、脂肪瘤和掌肌膜攣縮症。而相關的

代謝疾病則包括糖尿病。

　　開始時我們會慢慢來，因此第一項藍圖計畫不會囊括全部的 4R 動作。為了有最好的成效，一個星期最少要做三次的 MELT 療法。以下的藍圖計畫挑你要做的計畫。提醒你，做 MELT 療法最佳的時間是一天結束後、上床睡覺前的一個小時。一旦你在「保養維護階段」已經達一個月，或許就可以嘗試第十三章的 MELT 療法的藍圖計畫。

　　面對慢性疲勞、纖維肌痛或其他任何的結締組織失調疾病，困難點在於大面積的結締組織損壞、神經干擾和疼痛。所以不管是 MELT 療法或其他任何技術的自我療法，你絕對都不能過度。如果人「垮」了，就算做十分鐘依然還是太多。一天做一次或兩次的五分鐘 MELT 療法，先試一個星期，接著再嘗試十分鐘的療程。

第一週至第二週

每天從以下列出的三項藍圖計畫中挑一個來做。一天別超過十分鐘，而且一天只能做一項藍圖計畫！

藍圖計畫 ❶

用迷你軟球做足部的治療

藍圖計畫 ❷

用迷你軟球做手部的治療

---

4 埃勒斯當洛症候群（Ehlers-Danlos syndrome），也稱為「橡皮人症候群」，最早是由丹麥的埃勒斯和當洛兩位皮膚學家發現的遺傳疾病。此症是由於體內合成膠原出現障礙，導致膠原不足或品質不好，皮膚因而彈性過度，可以牽拉很長，關節的活動範圍也會過大。

5 馬凡氏症候群（Marfan syndrome），也稱為「麻煩症」或「蜘蛛人症」。最早由法國小兒科醫師馬凡提出臨床報告，目前已知為人體第十五對染色體的纖維基因發生異常所造成。患者往往給人第一眼的印象便是又高又瘦。古時的劉備（傳言其雙手過膝）及高瘦的美國總統林肯均被懷疑為馬凡氏症候群的病患。

藍圖計畫 ❸
重新平衡的連續動作

第三週

重新平衡的連續動作
用迷你軟球做手部或足部的治療
上半身長度的連續動作
現在你已經準備好做綜合的連續動作了！

第四週

藍圖計畫 ❶
用迷你軟球做手部的治療
重新平衡和上半身長度的連續動作
頸部釋放的連續動作
藍圖計畫 ❷
用迷你軟球做足部的治療
重新平衡和上半身長度的連續動作
下背釋放的連續動作

第五週～第六週

如果身體狀態感覺愈來愈好，且沒有處在「治癒的過渡期」，你已經準備好可以在其他天中嘗試加進「施壓」技術了。在休息日可以做「用軟球做足部的治療」。你的療程依然只能維持十至十五分鐘。
藍圖計畫 ❶
重新平衡和上半身長度的連續動作

上半身施壓的連續動作

頸部釋放的連續動作

藍圖計畫 ②

重新平衡和上半身長度的連續動作

下半身施壓的連續動作（在大腿內側上的動作只做到開頭的兩個部位即可，也就是下半段與中段的大腿內側部位）

下背釋放的連續動作

保養維護的藍圖計畫

藍圖計畫 ①

用迷你軟球做手部的治療

重新平衡和上半身長度的連續動作

上半身施壓的連續動作

下半身長度的連續動作

頸部釋放的連續動作

藍圖計畫 ②

用迷你軟球做足部的治療

下半身施壓的連續動作

下半身長度和下背釋放的連續動作

重新平衡和上半身長度的連續動作

◯ 脊椎疾病和失調的自我療癒計畫

有脊椎失調或疾病的人，起先的四個星期，要限制自己在滾筒上的時間、只做針對十分鐘的藍圖計畫。或許在前兩個星期，你必須將「重新平衡的連續動作」持續時間限制在五分鐘。利用計時器掌握自己能否把在滾筒上

的時間控制在五分鐘。

　　如果你有脊椎失調或疾病，會建議剛開始就採用MELT半圓軟滾筒，它有一側是柔軟的平坦面，當你直躺在整個滾筒上時可以提供更好的支撐。MELT半圓軟滾筒可至以下網站購得：www.meltmethod.com。

第一週
用軟球做手部或足部的治療
重新平衡的連續動作

第二週～第三週
藍圖計畫 ❶
重新平衡的連續動作
用軟球或迷你軟球做足部的治療
上半身長度的連續動作
藍圖計畫 ❷
用軟球或迷你軟球做手部的治療
重新平衡和上半身長度的連續動作
藍圖計畫 ❸
用軟球做足部的治療
下半身施壓的連續動作
重新平衡和上半身長度的連續動作

保養維護的藍圖計畫
藍圖計畫 ❶
用迷你軟球做手部的治療
重新平衡和上半身長度的連續動作

下半身長度的連續動作

頸部釋放的連續動作

藍圖計畫 ❷

用迷你軟球做足部的治療

重新平衡和上半身長度的連續動作

下半身施壓的連續動作

下半身長度和下背釋放的連續動作

懷孕和產後

　　女人在懷孕四十週，以及被我客戶稱為「漫長第四孕期」[6] 的產後過程中，身體經歷的改變是挑戰重重。每天結構上的改變和荷爾蒙的波動會影響女人的器官、關節、姿勢、睡眠、消化和精神狀態。 MELT 療法可以幫助妳的身體更順地度過這些改變，帶給妳體力並為身體打底。花一點點時間做 MELT 療法，妳就是給自己和寶寶很大的支持。

◎ 懷孕的自我療癒計畫

　　這裡針對懷孕的自我療癒計畫是以「孕期」（各三個月）來規畫安排。如果目前的妳是在「第一孕期」，就從第一週的計畫開始做，後面整個妊娠期就按照計畫做。如果妳是在「第二孕期」才開始做 MELT 療法，就從第一週的計畫開始做，不過做「上半身施壓的連續動作」時要略過和「肋骨長

6　第四孕期（the fourth trimester），在美國，寶寶在母親孕期的四十週成長，共分成三個孕期，而在出生後的前三個月則被稱為「第四孕期」。

度」有關的動作。如果妳是在「第三孕期」才開始做 MELT 療法，那麼剩下的妊娠期就重複做第一週的計畫選項。

目標：

● 讓妳的身體準備好應付每一個孕期要經歷的改變。

● 骨盆能夠保持柔軟又穩定，度過每一個孕期。

● 當腹部的器官往上移時，維持橫膈膜的活動。

● 減少常見的胃灼熱、便祕和胃酸逆流的症狀。

● 保持脊椎的完整度。

● 降低手腳水腫。

● 支援調節睡眠週期，晚上可以睡得更安穩。

● 在身形不斷改變時提供支撐，並幫助妳熟悉妊娠期必然會有的新構造適應。

● 與逐漸轉移的身體引力中心維繫良好的連結，降低頸部和下背的疼痛和損傷。

開始時我們會慢慢來，因此第一項藍圖計畫不會囊括全部的 4R 動作。為了有最好的成效，一個星期最少要做三次的 MELT 療法。以下的藍圖計畫挑你要做的計畫。提醒你，做 MELT 療法最佳的時間是一天結束後、上床睡覺前的一個小時。一旦你在「保養維護階段」已經達一個月，或許就可以嘗試第十三章的 MELT 療法的藍圖計畫。

第一孕期

第一週

用軟球做手部或足部的治療

重新平衡的連續動作

第二週

藍圖計畫 ❶

用軟球做手部和足部的治療

藍圖計畫 ❷

重新平衡的連續動作

上半身施壓的連續動作

上半身長度的連續動作

藍圖計畫 ⓭

下半身施壓的連續動作

下半身長度的連續動作

第三週～第一孕期結束

藍圖計畫 ❶

用軟球做足部的治療

下半身施壓的連續動作

下背釋放的連續動作

重新平衡和上半身長度的連續動作

藍圖計畫 ❷

重新平衡和上半身長度的連續動作

上半身施壓的連續動作

頸部釋放的連續動作

用軟球做手部的治療

第二孕期

　　注意：第二孕期時，「上半身施壓的連續動作」中的「肋骨長度」動作
要拿掉。

在第二孕期時，針對「下半身長度和下背釋放的連續動作」或許妳會想以MELT半圓軟滾筒執行，欲購可至以下網站www.meltmethod.com。

藍圖計畫 ❶

用迷你軟球做足部的治療

上半身施壓的連續動作（不做「肋骨長度」檢測或重新檢測）

重新平衡和上半身長度的連續動作

下半身長度和下背釋放的連續動作

頸部釋放的連續動作

藍圖計畫 ❷

用軟球做足部的治療

下半身施壓的連續動作

下半身長度和下背釋放的連續動作

重新平衡和上半身長度的連續動作

藍圖計畫 ❸

重新平衡和上半身長度的連續動作

上半身施壓的連續動作（不做「肋骨長度」檢測或重新檢測）

頸部釋放的連續動作

用軟球做手部的治療

第三孕期

第三孕期是寶寶開始占比較大的空間，而且你的體重也隨之增加的時期，試試這裡的連續動作。注意：這些計畫裡不會有「下半身長度和下背釋放的連續動作」。

藍圖計畫 ❶

用迷你軟球做手部或足部的治療

下半身施壓的連續動作

重新平衡和上半身長度的連續動作（如果妳在第三孕期時覺得躺在滾筒上不舒服，就要限制自己在滾筒上的時間。這不像躺在地板上，它是安全的）

頸部釋放的連續動作

藍圖計畫 ❷

用迷你軟球做手部或足部的治療

上半身施壓的連續動作（不做「肋骨長度」檢測或重新檢測）

頸部釋放的連續動作

◎ 產後的自我療癒計畫

分娩之後的幾天和幾星期，是開始（或繼續）做 MELT 療法計畫的絕佳時機。很多女性已經發現 MELT 療法幫她們從懷孕和生產中更快恢復身體。因為 MELT 療法相當溫和，所以就算在醫師尚未同意妳可以回復到完全活動之前，還是可以將 MELT 療法加入每天的活動中。妳會發現 MELT 療法會幫妳更快脫離產後的疼痛，且讓妳恢復懷孕前的體態。

如果整個妊娠期妳已經做了 MELT 療法，可以沒有限制的放心繼續做。「用軟球做手部和足部的治療」是很好的起頭點。傾聽身體，妳會知道自己何時準備好躺到地板與回到滾筒上。如果妳是 MELT 療法的新手，或在妊娠期間沒做 MELT 療法，建議可從第十章的「開始練習 MELT 療法」起步。

目標：

● 幫助受損的軟組織癒合。

● 支援身體恢復正位，以及骨盆穩定和定位的復原。

● 恢復器官的位置和良好機能，包括消化和排除過程。

● 協助自然瘦身。

● 降低因哺乳和抱小孩引起的頸部和肩膀重複緊繃。

● 在睡眠時間難免會減少的情況下，提升睡眠品質。

後記

　　恭喜你！看看你從開始讀這本書之後，走完多少路呀。不管你決定來學 MELT 療法的理由是想擺脫疼痛、改善健康，或者是想讓自己的模樣、感覺或運動表現更好，你都已經開始和自己身體建立新關係了。或許你也已經感受到一些 MELT 療法的立即好處，比方說，疼痛變少、睡得更好、更有體力、行動更自如，以及更高的幸福感。身體正在感謝你給它需要的照顧。

　　你已經完成許多事囉。學了 MELT 療法的語言和技術，又嘗試過藍圖計畫。現在你知道如何做 MELT 療法，就可以用一點點的時間和精力將它融入你的生活中。一星期只要持之恆地做十分鐘的 MELT 療法三次以上，更多的改變就會到來。至於它到底有沒有發揮作用，或者自己到底做得是不是正確，你都不必太顧慮。你會看到和感覺到改變的。

　　當你把成效告訴一些沒試過 MELT 療法的朋友，他們或許會很難相信竟然有這麼簡單就創造出這麼大改變的事。你可能甚至還會對自己創造出的這些改變驚訝連連呢。人的感覺舒服了，就比較容易有動力，改變自然而然跟著出現。或許你會發現自己在生活其他層面上能夠輕而易舉地做出正向的抉擇，並建立新的健康習慣。挖掘並實行對你有用的事吧。

　　我見識過很多人在身體和生活上創造出很棒的改變，也一次又一次聽到「人生逆轉」這樣的說法了。你也可以是成功案例的一員，只要持續用這種新方法照顧自己，你就能夠改變身體和人生。

　　如果感受到 MELT 療法對你的幫助，而你想告訴我，請寄電子郵件給我，分享心得的電子郵件信箱是：info@meltmethod.com。我非常樂意知道你的故事，以及 MELT 療法是如何為你創造出改變。

　　儘管已經來到本書的結尾，但我們一同要走的路才剛開始。我知道各位還是會碰到問題，而且我也有很多事想和大家分享。我們繼續學習的美好園地就在 MELT 的網站：www.meltmethod.com。你會在網站上找到資訊、說明

指示、資源、產品、可以供下載的影片、課程、講師、訓練，以及人體非手觸治療法工作者的社群。有任何關於 MELT 療法的問題，請寄電子郵件至：info@meltmethod.com。也邀請你加入我們的臉書，我定期會放 MELT 療法的資訊、到訪各地的時間訊息，以及一些有用的祕訣。我們保持聯繫的管道愈多，你的 MELT 之路就會更平順。

我要感謝各位來學習如何用 MELT 療法幫自己感覺更好，也期待能拜讀到你的成功故事。在此之前，請保持健康、開心和水水的……而且繼續不斷做 MELT！

MELT 療法的論文研究

有一項研究名為「MELT療法對胸腰部結締組織的作用」（Effect on the MELT Method on the Thoracolumbar Connective Tissue），目的是要確認有慢性下背疼痛的患者因採用 MELT 療法而在筋膜組織的厚度與其他生物力學性質上所產生的改變。這是與紐澤西理工學院合作進行的研究，由生物醫學工程研究生法里婭‧桑賈納（Faria Sanjana）主導，指導教授為物理治療醫師湯瑪斯‧芬德利（Thomas Findley, Ph.D）與生物醫學工程系教授漢斯‧喬杜里（Hans Chaudhry, Ph.D）。

研究結果發現，研究參與者在執行MELT四週後，有相當顯著的成效，包括：減輕疼痛、增加靈活度，也在結締組織上引發「增厚減少」之類的改變。相形之下，本研究的對照組（也就是沒有執行MELT的人）並沒有看到明顯的改變。

本研究的對象為 25 歲至 65 歲的男女，患有慢性非特異性下背痛：

- 22 位研究對象為使用 MELT 的受試組。
- 22 位研究對象為對照組。

研究參與者的身體質量指數（BMI）不能超過 30，不能有憂鬱症或焦慮症。此外，他們的脊椎也不能打類固醇注射，或者有嚴重的下背部傷害或動了手術。

測試的方法包含了使用一台超音波設備、歐氏下背痛量表（Oswestry Low Back Pain Scale）、前屈測試，以及首度採用一部名為「MyotonPRO」的手持式數位觸診器：

- 超音波：用來測量下背結締組織的厚度，使用的測試參數和分析全是神經學家海倫娜‧蘭格文博士（Helene Langevin, Ph.D）先前建立的
- MyotonPRO：用來測量生物力學性質，包括：僵硬、彈性、張力和應

力鬆弛時間（stress relaxation time，施加應力時的復原時間）。

◎ 過程

這項研究本身進行四週。研究對象前往測試機構分別做兩套測量，然後在研究結束時又回來做另一套試驗。

● 初次試驗：超音波、MyotonPRO、髖關節鉸鏈（Hip Hinge）姿勢做柔軟度測試，以及疼痛量表。

後續：

MELT受試組：觀看一支MELT影片執行三十分鐘的MELT自我療癒，在重新測試之前先休息五分鐘。

對照組：在同樣的時段中做閱讀或放鬆休息。

● 緊接的重新試驗：超音波、MyotonPRO、髖關節鉸鏈（Hip Hinge）姿勢做柔軟度測試，以及疼痛量表。

後續：

MELT受試組：實施四週 MELT 法的自我療癒方案。

對照組：日常生活一切照舊。

● 最後試驗：一個月後重複做初次試驗；MELT受試組在重新測試日不執行MELT法。

◎ 結果

我們相當興奮地要告訴大家：執行四週 MELT 法的研究參與者得到相當顯著的成效！你可以試試這項研究採用的「慢性下背疼痛的自我療癒計畫」。這項計畫的內容請見本書第310頁。

MELT受試組：

疼痛明顯減輕

–43% 立即　　–31% 長期

柔軟度明顯增強

+9% 立即　　+24% 長期

筋膜層的厚度，以及皮下層與筋膜層的綜合厚度明顯減少

–26% 立即　　–34% 長期

左側脊椎處的肌肉組織在下段部位（第12對肋骨以下）的應力鬆弛時間明顯增加。

+8% 立即　　+7% 長期

脊椎處的肌肉組織僵硬也有減少的趨勢

對照組：

對照組在疼痛、柔軟度、筋膜層厚度、應力鬆弛時間或僵硬度等方面，並沒有呈現顯著的改變。

以下是其中一名研究參與者的心得：

> 煥然新生——至少就我的狀況是如此。過去二十年來，我飽受下背痛折磨，為了緩解疼痛已經使盡千方百計。去年還曾考慮去動背部手術。然後有天我就收到一項 MELT 的調查研究。一切也就此改變。每天只要十五分鐘，使用手、腳和背部的治療方式，每個新的一天，我都完全脫離背痛的苦海——完全自由！！！真是可喜可賀呀！！！
>
> —— Brad O.

致謝

我想把這本書獻給我的恩師、客戶和學生,他們一直是我的老師,也讓我成為老師。這一路走來,我都不是孤身一人。我想對太多人說聲感謝了,感激他們無止境的信念、信賴、指引和教導。

謝謝在 MELT 一切事務上當我的寫作夥伴和共同研究者的黛比・卡契（Debbie Karch）。儘管本書中的很多概念和技術早在十年以前就已經開發,但最大的挑戰任務就是簡化概念和琢磨語言。一開始只是六年前執行FAQ 小冊子撰寫的簡單計畫,竟然轉變成這本一應俱全的合著作品。黛比在訓練和開發的技巧與背景深厚,一直是這個方法能夠展現在大家面前的幕後可貴人才。黛比的協助下,已經讓很多人有可能從我這裡學到複雜的資訊,就算他們沒有任何人體科學的背景也行。這本書之所以能夠以對任何人都有用的面貌呈現,背後就是她多年來在工作的投入和友情相挺。

我也相當有福氣和莫大的榮幸,在背後還有一群過去二十年來掘起成長的筋膜社群當我的後盾。這個國際社群裡有開創先鋒的「羅夫按摩治療師轉型研究者」,當中有不少人都是我最棒的夥伴。

雖然我不是研究人員或臨床醫師,可是在筋膜學和先進人類科學領域的關鍵人物都很歡迎我,在我的工作上也會分享訊息、給予挑戰和指點。特別要感謝湯瑪斯・芬德利（Thomas Findley, MD, PhD）、吉爾・赫德利（Gil Hedley, PhD）、湯姆・梅爾斯（Tom Myers）、羅伯特・史萊普（Robert Schleip, PhD）、尚克勞德・甘貝爾特爾（Jean Claude Guimberteau, MD）、尚皮耶・巴洛（Jean Pierre Barral, DO）和戴安・李（Daine Lee）。當你們不斷挖掘發現多年來學校一直沒教的事時,我很榮幸能學到這些新知。你們對我的仁慈,以及在我工作上的貢獻是難以回報的。

這個社群已經有長足的進展,因為在湯瑪斯・芬德利的願景和推動之下,他從世界各地集結筋膜科學家和臨床醫師,分享最新和最好的人體筋膜

研究。

要特別感謝離經叛道的身體宇航員（somanaut）吉爾・赫德利。沒有你的聆聽和教學技巧，我不確定自己今天會變成怎樣。看到你在追求人體表層底下的連結闖出自己的一條路，也讓我在尋求「如何才能活出一種健康、有活力，而且零疼痛的生活方式」這個問題上獲得啟發。感謝你教我用簡單的模式達到最棒的結果。你對我的信賴將我和我的工作推到極致。對你和我們之間的友誼，我心中那份感恩是難以衡量的。

要感謝很多研究者和科學家，窮究一生在突破傳統研究的界線，這些人包括：卡拉・史塔克（Carla Stecco）、安東尼奧・史塔克（Antonio Stecco）、海倫・朗之萬（Helen Langevin）、坎蒂絲・珀斯（Candace Perth）、詹姆士・奧修曼（James Oschman），以及杰拉爾・波拉克（Gerald Pollack）。透過你們的著作、論文、期刊和文章，以及提供給我的具體證據證實我過去幾年來的觀察，你們每一位都豐厚了我的知識教育。

我也想感謝每一位讓我分享自己徒手治療和人體非手觸治療技術的人。我打從心底敬愛你們。你們對我的相信是 MELT 療法打下穩健根基的一部分。你們每一天都在教導和鼓勵我。

謝謝上百位的 MELT 療法講師，以開放的心智來花時間學習和訓練我的方法。你們是上天賜給我和受過你們幫助的數以萬人的福氣。

也感謝 MELT 療法起源地美國曼哈頓 JCC 健身中心的員工和會員。二〇〇四年，在我突發奇想地要在團體課教 MELT 療法時，大部分的健身俱樂部還沒準備好接收這樣的課程。但身心健康部的資深總監卡洛琳・科勒斯（Caroline Kohles）二話不說就同意了。她當時的認可和持續的支持，我永生感激。現在這個機構是 MELT 療法在紐約的主要教學據點，每天都有MELT 療法課程。

感謝 IDEA International 的持續支持，特別要感謝節目部的總監愛普莉・培雪（Aprile Peishel）給我一個平台，可以把這項開創性的自我照護技術帶

回到健康和健身的舞台上。

特別感謝莎拉・貝塞爾（Sara Bethell），身為本書的第二智慧把關者，也是可貴的人才。黛比和我非常感謝妳這位完美的文字包裝大師兼 MELT 療法講師。感謝妳跨刀開發本書，還幫忙管理網站、當顧客與講師的溝通橋梁，並在每週指導 MELT 療法。

還有感謝我團隊裡的其他成員：吉恩・卡拉克（Gene Clark）、凱莉・凱姆（Kelly Kamm）、亞曼達・施錫克（Amanda Cizek）、蜜雪兒・迪多納托（Michelle Didonato）和克莉絲汀・桑德博格（Kristen Sundberg），協助打造 MELT 世界的根基。你們為這個事業付出的才能和支持，讓我可以專注更多的精力做我喜愛的事，並把 MELT 療法推廣給更多的群眾。

感謝依蓮・德博波爾（Elaine de Beauport）和奧拉蘇菲亞・戴茲（Aura Sofia Diaz）撥空來談 MELT 療法如何影響神經系統調節。黛比和我仍然記得你們的堅持，讓我們不再擔心別人怎麼想，專注在「單純寫書」上。你們讓我感覺安全！

如果沒有 HaperOne出版社的資深副總裁兼發行人馬克・騰堡（Mark Tauber）、執行主編南茜・漢考克（Nancy Hancock）和副主編艾爾莎・迪克森（Elsa Dixon）；DSM版權代理公司總裁桃樂絲・麥克斯（Doris S. Michaels）與前作家經紀人戴莉亞・貝瑞根・費克斯（Delia Berrigan Fakis）；Krupp Kommunications的老闆海蒂・克拉普利斯坦（Heidi Krupp-Lisiten），就沒有這本書的誕生。我的願景是「MELT療法可以成為改變人們對自我照顧，從此零疼痛過生活的一股力量」，感謝你們將我的願景分享出去。

我也對許多照料我身心的治療者滿懷感激。你們幫我治療受傷，以及從瘋狂的出差旅行後恢復健康，讓我有精力和身體底子在寫書的同時，還能做訓練、教課和做療程。要特別感謝芭芭拉・張（Barbara Chang）、泰瑞・威廉斯（Terry Williams）、艾力克・海納（Alec Helner）、黛比・帕

森斯（Debbie Parsons）、賈妮絲・帕里斯（Jenise Parris）、傑米・康普頓（Jamie Compton）、約翰・果內瑟利（John Guarneselli）和詹姆士・林登貝格（James Lindenberg）。你們用雙手、針、知識和瘋狂的技巧持續教導我。

謝謝菲爾・維德蘭斯基（Phil Widlanski），讓我完成擁有工作室的想法，我的私人治療事業興旺和 MELT 療法開發的起源地就在這裡。感恩你將我當成家裡的一分子，畢生感激你的慷慨。我的工作室大門永遠為你而開。

沒有我一生的好友布萊恩・萊登（Brian Leighton）和戴倫・利斯坦（Darren Lisiten），我不知道自己會怎樣。你們會用各種方式一直給我建議，讓我不必「學得那麼辛苦」。我的事業和人生少了你們持續的輔導和愛，就沒有如今的光景。你們無條件的支持讓我步步踏實，並想起自己的人生是走在正確的路上。

我也由衷感激母親、家人和親友的支持，你們總是無條件地為我的熱情和追求加油。因為你們的信任和愛，我成了更棒的人。

推薦閱讀

Books and Articles

Banes, A. J., M. E. Wall, J. Garvin, and J. Archambault. "Cytomechanics: Signaling to Mechanical Load in Connective Tissue Cells and Role in Tissue Engineering." In *Functional Tissue Engineering*, edited by F. Guilak, D. L. Butler, S. A. Goldstein, and D. J. Mooney, 318–334. New York: Springer-Verlag, 2003.

Biel, Andrew. *Trail Guide to the Body: How to Locate Muscles, Bones, and More.* 3rd ed. Boulder, CO: Books of Discovery, 2005.

Chaitow, Leon, ND, DO. *Soft Tissue Manipulation: A Practitioner's Guide to the Diagnosis and Treatment of Soft Tissue Dysfunction and Reflex Activity.* Rochester, VT: Healing Arts Press, 1988.

Chaitow, L., D. Bradley, and C. Gilbert. *Multidisciplinary Approaches to Breathing Pattern Disorders.* New York: Churchill Livingstone, 2002.

Findley, T., and R. Schleip. *Fascia Research: Basic Science and Implications for Conventional and Complementary Health Care.* Munich: Elsevier GmbH, 2007.

Franklin, Eric, *Dynamic Alignment Through Imagery.* Champaign, IL: Human Kinetics, 2012.

Greenman, Philip E. *Principles of Manual Medicine.* 2nd ed. Baltimore, MD: Lippincott, Williams & Wilkins, 1996.

Kapandji, I. A. The Physiology of the Joints. New York: Churchill Livingstone, 1971.

Kendall, F. P., E. K. McCreary, and P. G. Provance. *Muscles: Testing and Function.* 4th ed. Baltimore, MD: Lippincott, Williams & Wilkins, 1993.

Lindsay, Mark. *Fascia: Clinical Applications for Health and Human Performance.* Independence, KY: Delmar Cengage Learning, 2008.

Madore, A., and J. R. Kahn. "Therapeutic Massage in Integrative Pain Management." In *Integrative Pain Medicine: The Science and Practice of Complementary and Alternative Medicine in Pain Management*, edited by J. Audette and A. Bailey, 353–378. New York: Humana Press, 2008.

Myers, Thomas W. *Anatomy Trains: Myofascial Meridians for Manual and Movement Therapists.* Edinburgh: Elsevier, 2001, 2009.

Upledger, John E., DO, OMM. *Craniosacral Therapy: Touchstone for Natural Healing.* Seattle: Eastland Press, 1999.

Weintraub, William. *Tendon and Ligament Healing: A New Approach Through Manual Therapy.* Berkeley, CA: North Atlantic Books, 1999.

Yoo, H., D. R. Baker, C. M. Pirie, B. Hovakeemian, and G. H. Pollack. "Characteristics of Water Adjacent to Hydrophilic Interfaces." In *Water: The Forgotten Biological Molecule*, edited by D. LeBihan and H. Fukuyama, 123–136. Singapore: Pan Stanford, 2011.

Research Papers and Abstracts

Aukland, K., and R. K. Reed. "Interstitial-Lymphatic Mechanisms in the control of Extracellular Fluid Volume." *Physiological Reviews* 73, no. 1 (1993): 1–78.

Banes, A., A. J. Banes, J. Qi, J. Dmochowski, D. Bynum, M. Schramme, and M. Patterson. "Tenomodulin Is Down-Regulated in Wounded and Strained Bioartificial Equine Tendons In Vitro." Paper presented at the 57th Annual Meeting of the Orthopaedic Research Society, Long Beach, CA, January 2011.

Borgini, E., A. Stecco, J. A. Day, and C. Stecco. "How Much Time Is Required to Modify a Fascial Fibrosis?" *Journal of Bodywork and Movement Therapies* 14, no. 4 (2010): 318–325.

Bouffard, N.A., K. R. Cutroneo, G. J. Badger, S. L. White, T. R. Buttolph, H. P. Ehrlich, D. Stevens-Tuttle, and H. M. Langevin. "Tissue Stretch Decreases Soluble TGF-Beta1 and Type-1 Procollagen in Mouse Subcutaneous Connective Tissue: Evidence from Ex Vivo and In Vivo Models." *Journal of Cellular Physiology* 214, no. 2 (2008): 389–395.

Bove, G. M. "Focal Nerve Inflammation Induces Neuronal Signs Consistent with Symptoms of Early Complex Regional Pain Syndromes." *Experimental Neurology* 219, no. 1 (2009): 223–227.

Bove, G. M., W. Weissner, and M. F. Barbe. "Long Lasting Recruitment of Immune Cells and Altered Epi-Perineurial Thickness in Focal Nerve Inflammation Induced by Complete Freund's Adjuvant." *Journal of Neuroimmunology* 213 (2009): 26–30.

Chaitow, L. "Chronic Pelvic Pain: Pelvic Floor Problems, Sacroiliac Dysfunction and the Trigger Point Connection." *Journal of Bodywork and Movement Therapies* 11 (2007): 327–339.

Chaudhry, H., Z. Ji, N. Shenoy, and T. Findley. "Viscoelastic Stresses on Anisotropic Annulus Fibrosus of Lumbar Disk under Compression, Rotation, and Flexion in Manual Treatment." *Journal of Bodywork and Movement Therapies* 13, no. 2 (2009): 182–191.

Day, J. A., C. Stecco, and A. Stecco. "Application of Fascial Manipulation Technique in Chronic Shoulder Pain—Anatomical Basis and Clinical Implications." *Journal of Bodywork and Movement Therapies* 13, no. 2 (2009): 128–135.

Dilley, A, and G. M. Bove. "Resolution of Inflammation Induced Axonal Mechanical Sensitivity and Conduction Slowing in C-Fiber Nociceptors." *Journal of Pain* 9, no. 2 (2008): 185–192.

Falla, D., G. Jull, T. Russell, B. Vicenzino, and P. Hodges. "Effect of Neck Exercise on Sitting Posture in Patients with Chronic Neck Pain." *Physical Therapy* 87, no. 4 (2007): 408–417.

Ferreira, M. L., P. H. Ferreira, and P. W. Hodges. "Changes in Postural Activity of the Trunk Muscles Following Spinal Manipulative Therapy." *Manual Therapy* 12, no. 3 (2007): 240–248.

Gabbiani, G. "Evolution and Clinical Implications of the Myofibroblast Concept." *Cardiovascular Research* 38, no. 3 (1998): 545–548.

Holm, S., A. Indahl, and M. Solomonow. "Sensorimotor Control of the Spine." *Journal of Electromyography and Kinesiology* 12, no. 3 (2002): 219–234.

James, H., L. Castaneda, M. E. Miller, and T. Findley. "Rolfing Structural Integration Treatment of Cervical Spine Dysfunction." *Journal of Bodywork and Movement Therapies* 13, no. 3 (2009): 229–238.

Langevin, H. M. "Connective Tissue: A Body-Wide Signaling Network?" *Medical Hypotheses* 66, no. 6 (2006): 1074–1077.

Langevin, H. M., C. J. Cornbrooks, and D. J. Taatjes. "Fibroblasts Form a Body-Wide Cellular Network." *Histochemistry and Cell Biology* 122, no. 1 (2004): 7–15.

Lee, D. G., L. J. Lee, and L. McLaughlin. "Stability, Continence, and Breathing: The Role of Fascia Following Pregnancy and Delivery." *Journal of Bodywork and Movement Therapies* 12, no. 4 (2008): 333–348.

Lee, D. G., and A. Vleeming. "Impaired Load Transfer through the Pelvic Girdle—A New Model of Altered Neutral Zone Function." Paper presented at the 3rd Interdisciplinary World Congress on Low Back and Pelvic Pain, Vienna, Austria, 1998.

Leusen, I., "Regulation of Cerebrospinal Fluid Composition with Reference to Breathing." *Physiology Review* 52 (1972): 1–56.

Liebsch, D. "Fascia Is Able to Actively Contract and Thereby to Influence Musculoskeletal Mechanics." Paper presented at the 5th World Congress of Biomechanics, Munich, Germany, July–August, 2006.

O'Rourke, C., I. Klyuzhin, J. S. Park, and G. H. Pollack. "Unexpected Water Flow Through Nafion-Tube Punctures." *Physical Review E: Statistical, Nonlinear, and Soft Matter Physics* 83, no. 5 (2011).

Pollack, G. H. "Water, Energy and Life: Fresh Views from the Water's Edge." *International Journal of Design & Nature and Ecodynamics* 5, no. 1 (2010): 27–29.

Qi, J., L. Chi, D. Bynum, and A. J. Banes. "Gap Junctions in IL-1beta-Mediated Cell Survival Response to Strain." *Journal of Applied Physiology* 110, no. 5 (2011): 1425–1431.

Reed, R. K., A. Lidén, and K. Rubin. "Edema and Fluid Dynamics in Connective Tissue Remodelling." *Journal of Molecular and Cellular Cardiology* 48, no. 3 (2010): 518–523.

Schleip, R. "Fascial Plasticity—A New Neurobiological Explanation: Part 1." *Journal of Bodywork and Movement Therapies* 7, no. 1 (2003): 11–19.

——. "Fascial Plasticity—A New Neurobiological Explanation: Part 2." *Journal of Bodywork and Movement Therapies* 7, no. 2 (2003): 104–116.

Schleip, R., W. Klingler, and F. Lehmann-Horn. "Active Fascial Contractility: Fascia May Be Able to Contract in a Smooth Muscle-Like Manner and Thereby Influence Musculoskeletal Dynamics." *Medical Hypotheses* 65, no. 2 (2005): 273–277.

Schleip, R., I. L. Naylor, D. Ursu, W. Melzer, A. Zorn, H. J. Wilke, F. Lehmann-Horn, and W. Klingler. "Passive Muscle Stiffness May Be Influenced by Active Contractility of Intramuscular Connective Tissue." *Medical Hypotheses* 66, no. 1 (2006): 66–71.

Shah, J. P., J. V. Danoff, M. J. Desai, S. Parikh, Y. Nakamura, T. M. Phillips, and L. H. Gerber. "Biochemicals Associated with Pain and Inflammation Are Elevated in Sites Near to and Remote from Active Myofascial Trigger Points." *Archives of Physical Medicine and Rehabilitation* 89, no. 1 (2008): 16–23.

Sikdar, S., R. Ortiz, T. Gebreab, L. H. Gerber, and J. P. Shah. "Understanding the Vascular Environment of Myofascial Trigger Points Using Ultrasonic Imaging and Computational Modeling." Paper presented at the 32nd Annual International Conference of the Institute of Electrical and Electronics Engineers, Engineering in Medicine and Biology Society, Buenos Aires, Argentina, August–September 2010.

Sikdar, S., J. P. Shah, E. Gilliams, T. Gebreab, and L. H. Gerber. "Assessment of Myofascial Trigger Points (Mtrps): A New Application of Ultrasound Imaging and Vibration Sonoelastography." Paper presented at the 32nd Annual International Conference of the Institute of Electrical and Electronics Engineers, Engineering in Medicine and Biology Society, Vancouver, Canada, August 2008.

Stecco, C., V. Macchi, A. Porzionato, A. Morra, A. Parenti, A. Stecco, V. Delmas, and R. De Caro. "The Ankle Retinacula: Morphological Evidence of the Proprioceptive Role of the Fascial System." *Cells, Tissues, Organs* 192, no. 3 (2010): 200–201.

Stecco, A., V. Macchi, C. Stecco, A. Porzionato, J. Ann Day, V. Delmas, and R. De Caro. "Anatomical Study of Myofascial Continuity in the Anterior Region of the Upper Limb." *Journal of Bodywork and Movement Therapies* 13, no. 1 (2009): 53–62.

DVDs

Guimberteau, Jean-Claude, MD. *Strolling Under the Skin (Promenade sous la peau): Images of Living Matter Architectures* DVD. Directed by Jean-Claude Guimberteau. Amsterdam: Elsevier, 2004.

Hedley, Gil. *Integral Anatomy Series.* DVD series. Beverly Hills, FL: Integral Anatomy Productions, n.d.

Websites

Anatomy Trains, Thomas Myers, www.anatomytrains.com

Fascia Research, Robert Schleip, www.fasciaresearch.com

J. C. Guimberteau, www.guimberteau-jc-md.com/en

Integral Anatomy, Gil Hedley, www.integralanatomy.com

Diane Lee, www.dianelee.com

Other research papers, abstracts, and posters regarding fascial contractility, responsiveness, hydration, and other compelling concepts and studies can be found at www.fasciaresearch.com and www.fasciacongress.org.

國家圖書館出版品預行編目資料

風靡全美的MELT零疼痛自療法：一天10分鐘，跟著頂尖專家筋膜自療，
不靠醫藥解除全身的痛！/ 蘇.希茲曼(Sue Hitzmann) 著；林淑鈴譯. -- 二
版. -- 臺北市：臉譜, 城邦文化出版：家庭傳媒城邦分公司發行, 2018.05
　　面；　　公分. -- (生活風格；FJ1030X)
譯自： 譯自：The melt method : a breakthrough self-treatment system to
　　　　eliminate chronic pain, erase the signs of aging, and feel fantastic in
　　　　just 10 minutes a day!
ISBN 978-986-235-661-6(平裝)

1.疼痛醫學
415.942　　　　　　　　　　　　　　　　　　　　　　　107004902

臉譜　生活風格：FJ1030X

風靡全美的**MELT零疼痛自療法**（全新增訂版）──
一天**10分鐘**，跟著頂尖專家筋膜自療，不靠醫藥解除全身的痛！

The MELT Method: A Breakthrough Self-Treatment System to Eliminate Chronic Pain, Erase the Signs of Aging, and Feel Fantastic in Just 10 Minutes a Day!

原 著 作 者　蘇・希茲曼（Sue Hitzmann）
譯　　　者　林淑鈴
責 任 編 輯　胡文瓊（一版）；許舒涵（二版）
封　　　面　萬亞雰
排　　　版　漾格科技股份有限公司
行 銷 企 劃　陳彩玉、陳玫潾、朱紹瑄
發 　行　 人　涂玉雲
出　　　版　臉譜出版
　　　　　　城邦文化事業股份有限公司
　　　　　　台北市民生東路二段141號5樓
　　　　　　電話：886-2-25007696　傳真：886-2-25001952
發 　　　行　英屬蓋曼群島商家庭傳媒股份有限公司城邦分公司
　　　　　　台北市中山區民生東路141號11樓
　　　　　　客服服務專線：886-2-25007718；2500-7719
　　　　　　24小時傳真專線：886-2-25001990；25001991
　　　　　　服務時間：週一至週五上午09:30-12:00；下午13:30-17:00
　　　　　　劃撥帳號：19863813　戶名：書虫股份有限公司
　　　　　　城邦花園網址：http://www.cite.com.tw
　　　　　　讀者服務信箱：service@readingclub.com.tw
香港發行所　城邦（香港）出版集團有限公司
　　　　　　香港灣仔駱克道193號東超商業中心1樓
　　　　　　電話：（852）2508-6231　傳真：（852）2578-9337
　　　　　　E-mail：hkcite@biznetvigator.com
馬新發行所　城邦（馬新）出版集團
　　　　　　【Cite（M）Sdn.Bhd.（458372U）】
　　　　　　41, Jalan Radin Anum, Bandar Baru Sri Petaling,
　　　　　　57000 Kuala Lumpur, Malaysia.
　　　　　　電話：（603）9057-8822　傳真：（603）9057-6622
　　　　　　E-mail：cite @ cite.com.my

一版一刷　　2013年12月
二版一刷　　2018年5月
二版三刷　　2022年7月

I S B N　　978-986-235-661-6
版權所有・翻印必究（Printed in Taiwan）

售價：400**元　HK$133**

The MELT Method: A Breakthrough Self-Treatment System
by Sue Hitzmann
Copyright © 2013 by Sue Hitzmann
Photographs by Brian Leighton, Illustrations by Gene Clark
Complex Chinese translation copyright: ©2018
by Faces Publication, a division of Cite Publishing Ltd., Published by arrangement with the author through
Doris S. Michaels Literary Agency,Inc., with BARDON-Chinese Media Agency
ALL RIGHT RESERVED